中医文化导论

刘霁堂◎编著

广东高等教育出版社
Guangdong Higher Education Press
·广州·

图书在版编目（CIP）数据

中医文化导论/刘霁堂编著. —广州：广东高等教育出版社，2022.3
ISBN 978 - 7 - 5361 - 7154 - 1

Ⅰ. ①中… Ⅱ. ①刘… Ⅲ. ①中国医药学－文化 Ⅳ. ①R2－05

中国版本图书馆 CIP 数据核字（2021）第 247387 号

ZHONGYI WENHUA DAOLUN

出版发行	广东高等教育出版社
	社址：广州市天河区林和西横路
	邮编：510500　　营销电话：(020) 87554152　87551163
	http://www.gdgjs.com.cn
印　刷	广州市番禺区友联彩印厂
开　本	787 毫米×1 092 毫米　1/16
印　张	14.5
字　数	320 千
版　次	2022 年 3 月第 1 版
印　次	2022 年 3 月第 1 次印刷
定　价	48.00 元

目 录 ✑

绪 论 ………………………………………………………………………… 1

第一节 中医文化概念 …………………………………………………… 1

一、文化定义 ……………………………………………………… 1

二、文化分类 ……………………………………………………… 2

三、中医文化定义 ………………………………………………… 3

第二节 中医文化特征 …………………………………………………… 4

一、中医概念 ……………………………………………………… 4

二、中医内在含义 ………………………………………………… 4

三、中医文化特点 ………………………………………………… 5

第三节 中医文化诞生背景 ……………………………………………… 7

一、中医文化诞生存在的地理环境因素 ………………………… 7

二、中医文化诞生及续存的社会因素 …………………………… 7

三、中医文化诞生及续存的人文因素 …………………………… 8

第一章 中医经典和中医传统学派 ………………………………………… 9

第一节 中医经典 ………………………………………………………… 9

一、中医经典释义 ………………………………………………… 10

二、中医四大经典概述 …………………………………………… 11

第二节　中医传统学派 ·· 17

　　一、中医传统学派概述 ·· 18

　　二、主要中医传统学派介绍 ······································ 19

第二章　中医中的儒家文化 ·· 27

第一节　儒家经典为建构中医理论提供了素材和原理 ·················· 27

　　一、儒家经典中的中医元素 ······································ 28

　　二、儒家中庸之道与中医学术 ···································· 29

　　三、儒家元气论与中医理论 ······································ 31

　　四、周易理论与中医学 ·· 35

第二节　儒家"仁"学理论塑造了中医学特有体系 ···················· 38

　　一、儒家仁孝文化使中医老年医学备受关注 ························ 38

　　二、儒家仁孝观念对中医养生学之影响 ···························· 39

　　三、儒家仁学理论催生医学伦理学说 ······························ 40

　　四、儒家乐礼观念对中医理论形成之影响 ·························· 40

　　五、儒学政治伦理对中医理论形成之影响 ·························· 41

第三节　儒家文化对中医学发展的社会影响 ·························· 42

　　一、儒家积极入世的人生态度改变了医学的社会认知 ·············· 42

　　二、儒医优化医生结构，推动医学发展 ···························· 43

　　三、儒生对中医文献的整理，抢救和保存了医学经典 ·············· 43

　　四、儒学教育理念引入医学，促进了医学知识的普及 ·············· 44

　　五、儒家思想对中医学发展有制约作用 ···························· 44

第四节　中医中的儒医 ·· 45

　　一、儒、医关系的历史演变 ······································ 45

　　二、儒医分类和儒医特征 ·· 46

　　三、宋代儒医阶层出现的社会原因 ································ 48

第三章　中医中的神话宗教文化 ·· 50

第一节　中医的神话宗教渊源 ·· 50

　　一、医源于巫说 ·· 50

　　二、医源于圣贤说 ·· 53

　　三、中医的宗教特质 ·· 55

第二节　道教与中医 ··· 57
　一、道教学说与中医思想 ·· 58
　二、道教方术与中医实践 ·· 61
　三、道教经典与中医药思想 ······································ 64
第三节　佛教与中医 ··· 66
　一、佛教学说与中医理论 ·· 66
　二、佛教伦理与中医卫生实践 ···································· 68
　三、佛教医学对中医学贡献 ······································ 70

第四章　中医语言艺术文化 ·· 72
第一节　中医术语语言艺术 ··· 72
　一、中医术语命名 ·· 73
　二、中医惯用语的语言艺术 ······································ 76
第二节　中医诊疗语言艺术 ··· 78
　一、中医诊疗理论语言修辞 ······································ 79
　二、中医诊疗操作语言艺术 ······································ 81
第三节　中医知识传播语言艺术 ····································· 83
　一、诗词与中医学传播 ·· 83
　二、对联与中医学传播 ·· 84
　三、谜语与中医学传播 ·· 86
　四、谚语与中医学传播 ·· 87

第五章　中医医事道德文化 ·· 90
第一节　中医道德意识 ··· 90
　一、医学本质 ·· 91
　二、医生责任 ·· 93
　三、医德关系 ·· 95
　四、医德修养 ·· 98
第二节　中医道德实践 ··· 99
　一、优化医德关系的实践原则 ···································· 99
　二、规范医学组织的医德实践 ···································· 102
　三、诊治医德实践 ·· 103

四、育人医德实践 ……………………………… 104

第三节 中医道德评价 ……………………… 106

一、医德评价形式 ……………………………… 106

二、医德评价内容 ……………………………… 108

第六章 中国古代医事管理文化 ………………… 112

第一节 我国古代中医管理体制 ……………… 112

一、中国古代政府中医管理体制变迁 ………… 113

二、我国古代官办医学教育体系演变 ………… 117

三、中国古代政府其他医药卫生机构设置及制度 …… 119

第二节 我国古代政府医药法制 ……………… 122

一、周、秦、汉医药法制端倪 ………………… 122

二、魏晋隋唐医药法律雏形 …………………… 122

三、宋元时期医药法律的完善 ………………… 123

四、明清医药法制的发展 ……………………… 124

第三节 我国古代政府医药管理理念和特点 … 125

一、中国古代政府医药管理理念 ……………… 126

二、中国古代政府医药管理特点 ……………… 127

第七章 中医食疗气功养生文化 ………………… 131

第一节 中医食疗养生观念的形成与发展 …… 131

一、药食同源之说 ……………………………… 132

二、饮食医疗养生观念的形成和发展 ………… 133

第二节 中医食疗养生观念的内容 …………… 135

一、中医饮食医疗理论基础 …………………… 135

二、《黄帝内经》中医食养观 ………………… 138

三、饮食疗养理论 ……………………………… 139

第三节 气功养生理论及其中医学基础 ……… 141

一、气功概念 …………………………………… 142

二、气功理念的起源与发展 …………………… 142

三、养生气功的中医学基础 …………………… 144

四、养生气功原理 ……………………………… 146

　　五、养生气功文化传说 ……………………………………………… 148

　　第四节　岭南中医食疗养生文化概说 ……………………………… 149

　　　一、广府食疗养生文化 …………………………………………… 149

　　　二、潮汕食疗养生文化 …………………………………………… 151

　　　三、客家食疗养生文化 …………………………………………… 153

第八章　中医本草文化 ………………………………………………… 154

　　第一节　中医本草经典著作的历史变迁 …………………………… 154

　　　一、《神农本草经》的诞生 ……………………………………… 155

　　　二、《本草经集注》的规范整理 ………………………………… 155

　　　三、首部官修本草《新修本草》 ………………………………… 156

　　　四、首部印本本草《开宝本草》 ………………………………… 157

　　　五、新创意本草《嘉祐补注神农本草》《本草图经》 ………… 157

　　　六、集大成本草《证类本草》 …………………………………… 158

　　　七、中华本草之最《本草纲目》 ………………………………… 159

　　第二节　中医本草药效药理观念的形成 …………………………… 160

　　　一、本草药效的发现 ……………………………………………… 160

　　　二、本草药理观念形成 …………………………………………… 163

　　第三节　中医本草主要用药方式 …………………………………… 168

　　　一、汤剂 …………………………………………………………… 168

　　　二、散剂 …………………………………………………………… 169

　　　三、丸剂 …………………………………………………………… 170

　　　四、膏剂 …………………………………………………………… 172

　　第四节　传统药业演变 ……………………………………………… 173

　　　一、药业孕育 ……………………………………………………… 174

　　　二、药业发展 ……………………………………………………… 176

　　　三、药业成熟：药店、药帮、药市 …………………………… 177

第九章　中医对外交流传播文化 …………………………………… 181

　　第一节　中医在古代亚洲诸国的交流传播 ……………………… 181

　　　一、中医在朝鲜的传播 …………………………………………… 181

　　　二、中医在日本的传播 …………………………………………… 183

三、中医在越南的传播 ……………………………………… 186

四、中医在印度和阿拉伯国家的传播 …………………… 187

第二节 中医在欧美主要国家的传播 …………………………… 188

一、古代中医在欧洲主要国家的传播 …………………… 188

二、现代中医在欧美等国家的传播 ……………………… 191

第三节 中医文化传播事例 ……………………………………… 195

一、古代中医药文化传播举例 …………………………… 195

二、现代中医文化传播事例 ……………………………… 197

第十章 近代中医图存发展文化 ……………………………… 200

第一节 晚清时期的中西医学观 ………………………………… 200

一、西学东渐与医学一元结构的破缺 …………………… 201

二、洋务派的中西医学态度 ……………………………… 201

三、中医学者的中西医学参合论 ………………………… 202

第二节 清末民初时期的医学改良运动 ………………………… 204

一、医学改良论 …………………………………………… 205

二、中体西用论 …………………………………………… 205

三、全面欧化论 …………………………………………… 206

四、国粹保存论 …………………………………………… 207

五、中西折中论 …………………………………………… 208

第三节 20世纪20至30年代的医学科学化思潮 ……………… 209

一、中医科学化论 ………………………………………… 209

二、废止中医论 …………………………………………… 211

三、保存中医论 …………………………………………… 212

第四节 民国时期我国中医界的几次抗争活动 ………………… 214

一、"教育系统漏列中医案"——中医药界的首次抗争活动 …… 214

二、江苏中医界反抗北洋政府《管理医士暂行规则》 …… 215

三、反对"废止中医案"的斗争 ………………………… 215

四、20世纪30年代中医药界的三次抗争活动 ………… 216

参考文献 ………………………………………………………… 219

后 记 ………………………………………………………… 222

绪　　论

第一节　中医文化概念

一、文化定义

《说文解字》讲："文，错画也，象交文。"意思是"文"字的创意是纵横交错的笔画，或纹理，像是交错的纹。《说文解字》继续解释曰："仓颉之初作书，盖依类象形，故谓之文。……文者，物象之本。""文"的最初指象形字，所重是物象之本。《周易·系辞下》讲："物相杂，故曰文。"物体相互交错放置，形成纹理，即是"文"，同于"紊"。可见，文即物象的纹彩、纹理。花纹锦绣称之"文"，天空星辰穿梭如画为天文，地上高山河流交错如棋为地文，人世间君臣父子联系不紊为人文。

"文"是物体交错放置后产生的现象，显然是次生物，作用后的结果。基于此，"文"的含义在以后社会里有相似的取意。《论语·雍也》说："质胜文则野，文胜质则史。文质彬彬，然后君子。"即与"质"或"野"相对，称之"文"。《国语·楚语下》说："天事武，地事文。"即与"武"相对，称之为"文"，为柔和之义。古代以礼乐教化治民，称为"文治"；负责文治、教化的官员，称为文官；态度温和，举止有节，称为文雅。

"化"的含义是改易、生成，与"变"联系，常有"变化"一词。但"变"和"化"有别。宋代词人秦观《论变化》说："变者，自有入于无者也；化者，自无入于有者也……是故物生谓之化，物极谓之变。"凡事物形态或性质的改变，均称之"化"。《礼记·中庸》曰："动则变，变则化，唯天下至诚为能化。"运动就是变，渐变也是变，但质变则是化。《周易》曰："男女构精，万物化生。"《礼记·乐记》曰："乐者，天地之和也……和，故百物皆化。"均是质变、生成的意思。

"文化"的起源之意是文治教化。"文"，形象人，通过对人的教育教化活动，使人掌握新的行为方式，改变原来的风俗习惯，形成新的气象面貌。《周易》曰："刚柔交错，天文也；文明以止，人文也。观乎天文，以察时变；观乎人文，以化成天下。"天文指的是天道规律，即日月往来、星辰密布、纵横交错的天象；人文指人伦社会规律，即社会中人与人之间纵横交错的关系。古代治国者须观察天文，以明时序变化；观察人文，以明天下之礼仪行止，以教化天下百姓。"人文"与"化成天下"紧密相连，形成"以文教化"思想。文化二字并用，并在西汉以后以文治教化之意使用。《说苑·指武》说："凡武之兴，为不服也，文化不改，然后加诛。"西晋束皙《补亡诗》曰："文化内辑，武功外悠。"前蜀杜光庭《贺鹤鸣化枯树再生表》："修文化而服遐荒，耀武威而平九有。"所用"文化"二字均体现文治教化意思。

文化的现代定义。显然，传统的"文化"定义更多的是强调作用方式，强调人的精神意象和成功的社会规则在民众中推行、内化的方式。另外，"文化"作为一个动词，强调行动的意义，即是说，通过对象性、传播性，客体得以改变或提升的教育意义。今天，人们对"文化"一词的关注，不仅仅在动词的一面，更多强调其作为名词的意义。其一，状态。即通过认识、实践等活动获得知识、能力，具备了一定的素质的那种自由状态。如我们说一个人有文化是因为他有知识、有能力、有修养，可自为；我们所说的提高全社会成员的文化水平，实际上是增加全社会成员的知识储备和能力储备，提升社会的自主状态。其二，成果。即通过认识、实践等活动形成的可感的精神和物质成果。如各种人文知识、社会知识、自然知识、工程技术知识，以及在获取这些知识或利用这些知识过程中建立的制度、组织，发明的生产资料和生活资料等。其三，过程。即认识、实践活动操作环节及其联系，和主体在过程中的感受。在具体的认识和实践过程中，人们真正实现了社会人的价值，文化概念在过程中才能赋予特有的含义。所以，我们认为文化是人特有的，是人认识、实践的过程，以及通过该过程所达到的一些成果和状态。

二、文化分类

从行为客体出发谈及文化，我们可把人类文化分为天文文化、地文文化和人文文化。天文文化指人们对天或宇宙的认识和实践的成果与过程，如天文学、宇宙学、天体物理学、宇航学及其人类航空、航天的技术成就。地文文化指人们对人类生存的地球及其生物圈层的认识和实践的成果与过程，如地质学、地理学、物候学、生态学、土壤学、水力学等及其人类对地球作用和加工形成的诸如运河、矿山等工程成就。人文文化指人类对人本身及其社会认识和作用产生的精神与物质成就，如心理学、历史学、语言学、社会学、法学等及其国家、军队、政权、学校、医院等实体。

从行为主体出发，人类文化可分为中国文化和外国文化，中国文化又可分为汉文化和中华少数民族文化，汉文化再分儒家文化、道家文化、墨家文化等。

从文化自身内容来看，人类文化又由三个层面组成。第一，观念文化。即思想、意识等精神要素组成的各种知识体系，如经验、原理、学说、信念等。第二，器物文化。即材料、设备等物质要素组成的各种可视实体体系，如矿产品、工具、设备、工程等。第三，制度文化。即各种社会组织形式，如大学、军队等，以及维系该形式存在的纪律、惯例、规章、法律等。在对文化进行微观研究时，必须从三个层面及其作用出发。

由于任何时期每一个民族都有占主导地位的社会意识形态，该种社会意识形态是当时社会公众处各种社会关系的基本原则，当然也确实存在一些非主流的社会意识形态，由此从影响范围，或深广度来看，文化有显、潜两种文化类型，如中华人民共和国成立以来，唯物主义文化成为显性文化，而唯心主义文化则成为潜性文化。

从文化发展的时序上看，不同时期的文化内容都有本质不同，基于文化内容在不同时期的稳定性，可以根据历史先后顺序把我国古代的文化归类为：先秦文化、秦汉文化、魏晋文化、唐宋文化、金元文化、明清文化。

在对文化的深入探讨中，还有一种具体而微观的文化研究，即以具体人为现象，或对人工物的文化追问。由此出现丰富多彩的文化研究类型，如茶文化、陶瓷文化、服饰文化、医学文化等。

三、 中医文化定义

由如上文化的定义和分类的探讨，我们可知中医文化是中华民族长期以来对人体生理、心理、生命过程进行认识、干预所形成的一切成果和过程。首先，作为一种思维形式，中医学与其他诸如科学、哲学、宗教、文学、语言学等思维形式有着密切的联系，人们对人体生命过程的思维不可避免地镶嵌有其他诸多思维范式的内容，由此形成医学思维的多元化，出现医学学术的复杂性，这就是中医的学术文化。其次，作为诊病、治病、保健的操作技术，有关这些技术的结构、功能的形成、演变、创新、传播等过程构成了中医临床技术文化。最后，作为有组织的研究、开发、经营实体，中医有着建制化的制度和规范，这些制度、规范与经济、政治、法律、伦理有着紧密的关系，由此形成了中医产业文化或组织文化。

第二节　中医文化特征

一、中医概念

"中医"之意最普遍的认识是发源于中国这片土地，以中国人文生态和地理生态为背景形成的，适用于中国人的医学。事实上，在中国的文化史上，中医的内涵是指中医医生。有两种基本理解，其一指中等医术的医生。如唐代柳宗元《愈膏肓疾赋》曰："夫上医疗未萌之兆，中医攻有兆之者。"宋代叶梦得《避暑录话》曰："不服药，胜中医。此语虽不可通行，然疾无甚苦，与其为庸医妄投药，反害之，不得为无益也。"清代唐甄《潜书·除党》说："何必扁鹊？苟达其故，中医皆能治之。"其二指中国传统医学。郑观应《盛世危言》说："日本素学中医，今亦参用西法，活人无算。"今天我们所说的中医更多是这个意思。

二、中医内在含义

中医学的基本理念和精神主要包括如下几个方面。

第一，辨证论治，养主治辅。中医诊病治病的原则是整体地、过程地把握人体的生理、病理变化，对诸多症候的内在联系通盘考虑，提出变通的、有全局性的治疗方案。基于辨证论治的整体性理念，中医十分重视治未病。在人体生理正常运行情况下，对构成人体生理的成分和环节进行保护、优化，对整个人体生理运行环境及其变化进行预测和防范，使生理的不和谐尽可能提前消除。保养是中医的长处，也是中医的精华。嵇康《养生论》载"故神农曰'上药养命，中药养性'者，诚知性命之理，因辅养以通也"，中医用中药治疗疾病，而中药主要是养性，对命不起决定作用，但养性能更好地保命。

第二，内服中药，内部调理，内治为主，外治为辅。中医辨证论治的本质是通过对内藏各器官功能关系的调理，实现其内在的和谐。其基本理论是脏腑学说。对内在脏腑的调理主要靠内服中药，以中药之性修补脏腑之性。中医强调内治，治本，即使是外伤，中医也认为完全可内服中药治愈。人们常说中医治本又治标，西医则治标不治本，其意是内治的功能体现。中医与内服中药是密切相关的，所以一些患者看病后，认为中医医生未给予内服中药疗法，而采用了其他疗法，是不可思议的事情。

第三，中和原则是中医诊病、论治和处方的基本指南。《礼记·中庸》说："喜怒哀乐之未发，谓之中；发而皆中节，谓之和。中也者，天下之大本也；和也者，天下之达道也。致中和，天地位焉，万物育焉。"在有些专家认为，所谓中医，其本意是诊病、论治和处方要以中和为依据，是靠中和原理诊病、治病的医生。中医理论处处以中和思想为中轴来发掘和表达人体疾病发生、诊治和康复的道理。无论何病皆以阴阳平衡来解释。脏腑辨证、六经辨证、八纲辨证等都是中和原则的扩展。

第四，因人而异，因人制宜，重个体特殊性。中医认为导致人体疾病的原因十分复杂，每个人的疾病状态千差万别，没有两个完全一样的疾病状态，由于每个人的体质又有不同，医治疾病的方法、手段应该互不相同。同时，中医生诊断、治疗时，由于辨证的角度不同，提出的治疗方案也有别。所以，中医是个体医学，不是类医学。我们经常看到同一个患者面对不同的中医生，其治疗方案有差别。

第五，人体内外物质、精神环境变化成为中医诊病、治病的重要依据，中医学也可说是环境医学。人体主要由精神和肉体两方面构成，而具有身心统一性的人体与人体内外环境是有机统一的。中医学把体外社会变化、自然环境变化与人体精神、肉体的变化视为是有机统一的。通过内外环境变化的互动作用，发现疾病原因、诊治疾病，是中医学的又一基本特征。

三、 中医文化特点

第一，中医文化是一种肯定、保守性文化。中医文化是中华文化的亚文化，中华文化的基本特征在中医文化中有突出的表现。中国人有强烈的历史意识，尊古复古思想及其历史实践时隐时现。文化圣人老子提出回到"结绳时代"，孔子一心想着恢复周礼，墨子处处以大禹时代为最高理想，……从民族心理角度可窥见出中华文化的保守性。而事实上，我国古代文化思想从内容上也引导人进一步地肯定它、依赖它。作为文化核心内容的中国古代哲学，从开始就以宇宙、生命和思想的内在同一性（统一性）为出发点，其思想一出就有着圆融与丰满的特性，这就使后来的人一时难以有所发展，加之长期的尊古和复古心理，人们更是不敢萌生异想。《黄帝内经》面世几千年来，中医界一直奉为圣典，更多的是注释、编译、传诵、发挥，很少有质疑、否定和修补。言医者，动辄高语黄帝神农，侈谈《灵枢》《素问》，视神农、黄帝为儒家之二帝，将张仲景、华佗比作儒家之孔孟。

第二，中医文化是一种实用理性文化。中国优越的农耕条件使居住在这里的先民们很早进入定居式的农业文明时代，并以强大的历史惯性，成为人类历经农业文明最长的民族。农业文明是一种自然生存文明，在严格的宗法血亲基础上形成的伦理规范，以及依赖自然节拍的农耕生产，使人们的生活方式、思维习惯自然化、实用化。实用理性成为人们的行为指南。这种理性不讲究精确概念的辩证法，也不是否定的辩证法，而是讲究人生哲理、社会续存和学以致用的辩证法。它不追求严格推理形式和抽象的理论探索，而是满足于对事物的笼统模糊的整体直观把握。中医学的成长和发展充分体现了这一理性精神。其使用作风使得中医始终将其注意力放在实用化和临床化上。

中医理论的发展总是隶属于临床医学的进步，其理论要么是对经验的理论概括，要么是治疗学上的理论。中医书库里，除了有关对《灵枢》《素问》的临床解释性著作外，就是汗牛充栋的医家病案。

第三，中医文化是一种有机自然主义文化。农业文明这一自然生存方式，使人们的思维习惯钟爱于一种联系的、有机的整体主义的思维方式。中庸、中和的和文化，和享受人生、和谐社会、与自然为一、追求生生的乐观文化，是有机自然主义文化的基本表现。中国哲学家无论儒墨老庄还是佛教禅宗都非常重视感性心理和自然生命。"未知生焉知死"，"天地之大德曰生"，"生生之谓易"，有机自然主义核心是"天人合一"，认为整个自然存在是一个有机系统，天、地、人三才都遵循同一规律而充满盈盈生机，万事万物在这个有机体中相互配合，支撑其有机体的生长不息。这种有机自然观使得几千年的中国医道虽老而不衰，始终保持着非凡的、旺盛的活力。

第四，中医文化是一种人本文化。中国文化受儒学思想影响较深，儒学是以人人关系为核心研究内容的道德哲学。儒家重视人与人之间的道德规范研究，提倡对现实人的关注，以仁义礼智信为五行的仁学思想教化和感染公众，提倡通过教育能改变人的人性，强调通过建立一种仁爱的社会，使人们享受人间乐土。这种对人性的关爱的人本思想，在中医学中也有很好的体现。中医强调治人不是治病，认为病的形成是由人的心理、精神等多种因素引起，病的治疗和康复离不开医生与患者的精神交流。治病的目的是使人回到阴平阳秘的状态，医生关心的是病床上有生命的人，而不是可分解的肉体、骨架。在中医理论中有关心理治疗、情志治疗的内容很多，在诊治伦理中有关尊重患者、怜悯患者的医德规范也比比皆是。中医理论始终把人放在宇宙的中心。《礼记》曰："人者，天地之心也，五行之端也，按禽兽草木皆天地所生，而不得为天地之心，唯有人为天地之心，故天地之生此为极贵。天地之心，谓之人，能与天地合德。"在关爱人、延长人的生命方面，中医学重视对生生的研究，并从道家那里借鉴诸多思想，来发掘生命的本质，以延长生命，养生也成为中医文化的基本内容。

第五，中医文化是一种关于"道"的文化。《周易·系辞上》说："形而上者谓之道，形而下者谓之器。"道和器在研究对象、方法，以及理论、概念范畴上都有极大的不同。"道"所强调的是运动过程与状态变化，认识"道"需要理性与直觉，需要一种系统的方法，且语言描述上多用类比概念，描述的是事物本质"象"什么；"器"为盛受之物，强调的是物质的结构性能与功能，认识"器"需要借助物理、化学等科技手段，需要一种还原的方法，且语言描述上多用具体概念，明确指出事物的本质"是"什么。"道的医学"从来都没有明确指出"心"是什么，而是如同"君主之官，神明出焉"，也没指出"肝"是什么，而是如同"将军之官，谋略出焉"。"道医学"的直觉性是中医文化的特色。它重视具象的直觉和感觉，习医者应先培养自己感觉事物。

第三节　中医文化诞生背景

一、　中医文化诞生存在的地理环境因素

一种文化根植于特定的地理环境。事实上，文化本身就是对特定地理环境的反映和描绘，而地理环境是文化的对象和构成部分。地理环境影响着文化的内容和架构。黑格尔曾说：平凡的土地，平凡的平原流域，把人们束缚在土地上，把他们卷入无穷的依赖性之中。黑格尔所说的是地理对人性的影响，而人性又是人类创造文化的动力和模板，主导着文化的特质。中华文化与中华地理环境不无关系。中华地理环境又是如何呢？中华文化的核心是汉文化，汉人居住地主要分布于黄河、长江流域。黄河、长江均由西向东流去，西部源于世界最高的青藏高原，高山横亘，雀燕难飞；东头是浩瀚的大海，水海连天，望洋兴叹。那么，在两条大河的阴阳两边呢？供人们活动的边界也受到限制。北边是蒙古戈壁，黄沙滚滚；南边是一望无际的太平洋。尽管天然屏障并未完全阻塞汉民族的对外交流，譬如在西、北地区，与游牧民族有交往，在东、南地区，与洋人有沟通，但是这些交流更多是不情愿的、被动的。因为在长江、黄河之间，以及长江、黄河流域有着开阔的腹地，这里地理辽阔，土地肥沃，气候宜人，适合定居农业。稳定的收成、无衣食之忧的生活，使人们养成了内向地享受生活并且追求稳定的文化特质。

地理特征使中国文化有着封闭、保守的特质，这在中医文化方面表现得十分突出。中医著作被后人视为经书，如《黄帝内经》《难经》《针灸甲乙经》等，所谓经书就是永久不变，只有信仰，不能更改之书。后世医学家对医学的贡献主要表现在对医学经书的编注和诠释。所有先贤医人，都会得到纪念和尊重，其诊疗手段、处方、病案，甚至经营方式都得到珍传。作为中医经典的《黄帝内经》既是中医理论之书，也是规范医生行为之书。在选人学医方面，这些医学经书在书中也多次强调"非其人无传，非其人无教"。

二、　中医文化诞生及续存的社会因素

与世界其他文明不同，特殊地理环境使人们对天地神人的态度有着自身的个性。希腊文明与大海为伴，大海的浩瀚和威力使希腊人最早关注人与自然的关系；巴比伦文明与沙漠、干旱为伍，寻找食物获取生存权利成为第一需要，他们在游荡和觅食中度过，希望神施，人与神的关系成为他们永久话题。中国长期定居型农业厉行自给自

足的自然经济，稳定的人人关系成为发展农业生产力的基本条件。农业社会将中国人束缚在土地上，宗法制的延绵不断与社会组织中的专制政体的混合，进一步加强了社会生活层面的结合。家国同构，君父一体，人们消融在群体中，中庸、求同心态成为社会心理。以伦常规范和道德教化为手段，以历史经验和人际情感为理性原则，来实现社会和谐目标是农业文明的基本社会意识形式。中医医道中处处体现着这一社会意识。

另外，中国文化最关注人人关系，是一种人本文化，而政治也是中国文化钟爱的话题。法国思想家伏尔泰曾说中国"政体实际上是最好的、是世界上唯一完全按父权建立起来的帝国"，德国思想家赫尔德也认为，在中国，一切都就范于政治文化，从而无法摆脱政治文化的模式。的确如此，中国的实用理性，对现世的关注超过了来世，对宗教的狂热在中国未能形成。国外宗教的传入并未能影响中国传统文化，相反都被同化在中国文化中。因为中国人对宗教始终是一种实用主义的态度，对中国人来说，"百神之殿永远不会客满"。在中国，医学的目的、医学道德、养生手段等都体现了政治伦理和实用理性的精神。

三、 中医文化诞生及续存的人文因素

中国文化非科学型文化，而是有整体性思维和人文特色的混合型文化，它并非将宇宙论、认识论和道德论分门别类的探求，而是将它们混为一体，"近取诸身，远取诸物"地建立理论体系。中医学以活生生的人为基点，从自然环境、社会生活、精神生活全方位出发思考人体的生理、病理、养生和治疗。中医学就是关于人生命的哲学。它习惯取象比类揭示人体生命规律，并用朴实语言阐述之，通俗易懂。中医对于中国人而言几乎不是高深的学问，百姓人人皆知。中国人在日常衣食住行的行为中，都不由自主地践行着中医理念，在日常用语中都印记有中医元素。人们学中医、用中医，中医思维已成为普通百姓日常生活的习惯思维。

中国文化是一种政治主导性文化，对社会成员进行等级定位，并对各个等级规定相应的权利和责任。我国古代社会有"士农工商"的分类，近代有"商士工农"，后来又有"工农兵士商学"。"士"作为其中的一分子在不同的时代都给予了应有的重视。事实上士阶层有深厚的文化知识、良好的修养和社会责任感，对社会变化敏感，善于与社会各阶层交往，其优越地位在社会各阶层中有目共睹。孔子说学而优则仕，实际上告诉了人们成为士阶层的条件。士阶层的优越性在于他们可以进退自如，而且无论何种选择都是社会所尊重的。"达则兼济天下，穷则独善其身"，进而为政，退而修身。为政创造政治文化，为世人所敬慕；修身创造了学术文化或养生文化，成为儒雅之士，为世人所尊重。信奉医道，修炼静养体内之气，达到浩然和谐的表象，是每位知识分子提升精神涵养和实现美好人生的关键。在这种人文背景下，知医、学医已成为士阶层的必修科目。

第一章
中医经典和中医传统学派

　　任何一门学科的形成都是从经验到理论的过程，都有标明该学科宣布诞生的标志性文献，以及在发展、成熟过程中具有里程碑式的著作。正是这些著作提出的基本概念、定律、原理和解决问题范例等范式，引导后世学者开疆拓土，使学科理论不断创新、完善，应用范围不断扩展。这些著作被该学科后世学者称为经典。同时，这些经典著作的创作者、阐发者和传播者在历史上形成一个庞大队伍，由于所处实践和认知环境不同，阐发和发展经典方式有别，这个庞大的队伍分化出不同学派，也称流派。这些流派相互争鸣，共同推动学科的繁荣和发展。了解一个学科，务必要清楚该学科经典著作和学术流派。中医学是历史悠久的传统学科，其内容之丰富，影响之深远，远非其他学科能比，要对其有个一般认知，首先要了解中医经典和中医学派。

第一节　中医经典

　　中国古代图书分经史子集四类，其中"经"指儒家论述社会政教、纲常伦理、道德规范的著作，包括原著及其注释、阐发之作。《说文解字》释"典"字："从册在丌上，尊阁之也"，指被供奉于几案上尊崇的书籍。儒家经书很多，但能被长期供奉于几案上的不会太多。儒学十三经，即《周易》《尚书》《周礼》《礼记》《仪礼》《诗经》《春秋左传》《春秋公羊传》《春秋谷梁传》《论语》《孝经》《尔雅》《孟子》，被视为儒家经典。中医学经典与儒学经典有相似之处，中医学经典在中医学形成、发展过程中起奠基和引领作用，并为中医未来发展提供思维方式和价值指向，为中医学习者一直学习、研修的典籍。

一、 中医经典释义

中医学历史久远。西周时期，我国已有完备的医事管理制度，作为一种职业，医师已有之，医学在一定程度上已经摆脱了巫的控制，医学知识已开始独立。《周礼·天官冢宰》中写道"医师，掌医之政令，聚毒药以供医事，凡邦之有疾病者……则使医分而治之，岁终则辑其医事"。历经春秋、战国诸子争鸣，医学经验通过诸子哲学思维整理，进入理论争鸣时期，各家各说粉墨登场。据汉代刘向、刘歆《七略·方技略》记述，当时有医经7家、经方11家，房中8家，神仙10家，共计36家，868卷。所谓"医经"是阐发人体生理、病理、诊断、治疗和预防等医学理论之著作。中医经书多托黄帝、神农之名所作，《黄帝内经》为医经之一家。但是或出于战乱，或出于师传不当，其他诸家著作或失传，或被融入《黄帝内经》诸多本中。汉代建立大一统政权，儒家获得正统地位，医学也在《黄帝内经》框架下实现了统一。以后，医家在临床实践中注释、阐发《黄帝内经》，在不同时代都有大批医学经书面世。到现在，可以说，中医经书汗牛充栋。但哪些经书可列为中医经典？在宋代前，流传医书有限，医家们对中医经典没有什么概念，可谓是遍读中医各家，因为广泛学习，学问才能增长。在宋代医药分业、金元医学分家之后，官方医学兴起，要为医学生选择课程，这才有了中医医学经典之说。譬如，宋代宫廷医学分方脉科、针科和疡科，三科都修《素问》《难经》《诸病源候论》《神农本草经》《千金要方》，另方脉科修《脉经》《伤寒论》，针科修《针灸甲乙经》《龙木论》，疡科修《针灸甲乙经》《千金翼方》。在宋人观念中，官方所选的那些书就是中医经典。但由于各种原因，各个时代医家心目中的中医经典并不完全相同，即使同时代医家心目中的经典也不完全相同。

现代中医教育都采用了学校教育，所选教材多是由教育部选择专家对历代中医各家之说整理汇编而成，其参考依据是现代医学和疾病谱的变化需要。这种立足现实对历史多家之说的整理，在一定意义上碎片化了中医理论系统，忘掉了历史。学习中医经典，回归中医经典已成为中医界共识。但汗牛充栋的中医经书宝库里，哪些可列为我们要学的经典，学界有共识也有分歧。目前，学术界一般将《黄帝内经》《难经》《伤寒杂病论》《神农本草经》看作是中医四大经典。也有部分中医教材把《黄帝内经》《伤寒论》《金匮要略》《温病条辨》当作四大经典。当代著名中医学家、中医泰斗任应秋教授认为中医经典有10部，即《素问》《灵枢》《难经》《神农本草经》《伤寒论》《金匮要略》《中藏经》《脉经》《针灸甲乙经》《黄帝内经太素》。国家中医药管理局科技教育司在《中医经典必读》中选有《素问》《灵枢》《伤寒论》《金匮要略》《叶香岩外感温热篇》《薛生白热病篇》《温病条辨》等。为了强调中医启蒙教育，有人还提出中医四小经典概念，把《医学三字经》《濒湖脉学》《药性歌括》《汤头歌诀》列为四小经典。

中医学经典的界定确实具有相对性，但基于中医学的文化研究，我们认同学界的基本共识，《黄帝内经》《难经》《伤寒杂病论》《神农本草经》是中医学四大经典。了解了这四大经典，就了解了中医学基本理论框架，对后世中医各家各说基本精神就容易把握。

二、 中医四大经典概述

我们对中医学四大经典的基本把握，主要从经典诞生过程、内容构成及对中医学发展的影响三个方面展开。

（一）《黄帝内经》

1.《黄帝内经》诞生过程

历史上，学者们对该书的形成年代和过程有争议，主要有三种观点。第一种观点是该书成书于先秦时期。如晋代皇甫谧、宋代林亿认为，该浩瀚巨著非大贤圣人不可为，而圣人又多出于先秦时期。第二种观点是该书成书于战国时期。如宋代程颢、司马光和明代方孝孺、方以智比较《史记·扁鹊仓公列传》中有关扁鹊部分的医理内容，与《黄帝内经·素问》内容相类似，却朴素、原始，而《史记·扁鹊仓公列传》中有关淳于意部分的医理内容却比《黄帝内经·素问》有所进步，由此推断《黄帝内经》是扁鹊时代后、仓公时代前作品，即战国时代作品。第三种观点是该书成书于西汉时期。如现代医学专家刘长林、吴文鼎等认为，西汉社会推崇黄老学术，《黄帝内经》在思想上与黄老学术联系紧密，古人厚古薄今喜欢托古著述，还有西汉初年名医淳于意在接受老师公乘阳庆传授给他的十种医书中，竟没有《黄帝内经》。

综合学界研究成果，一般认为，《黄帝内经》孕育于战国时期，《素问》《灵枢》不少篇章出于战国时期，一些篇章则出于两汉时期，主体内容成书于西汉。证据如下：第一，先秦文体多韵语，而《黄帝内经》一些篇章亦有不少韵语，这些章节可能是先秦时期作品；第二，《黄帝内经》中引用的一些文献，如《上下经》《睽度》等是战国甚至更早的著作；第三，《素问·宝命全形论》用的"黔首"一词，是战国对国民的称呼，而《素问·灵兰秘典论》的"相傅之官"和"州都之官"则是三国曹魏时期出现的官名；第四，《素问》中一些篇章用干支纪年，而采用干支纪年是东汉之事。

2.《黄帝内经》内容构成

《黄帝内经》分《素问》和《灵枢》两部分。《素问》自战国成书到南朝齐梁间医家全元起著《素问训解》时，一直保持9卷旧制。唐代医家王冰补入7篇大论，并将9卷《素问》全文次注而成现在流行的《素问》24卷，共81篇。《灵枢》是《素问》姊妹篇，最早称为《针经》《九卷》《九虚》等，《灵枢》一名始见于王冰《素问》序及王冰的《素问》注语中。到南宋时，史崧将9卷《灵枢》改为24卷，只是为了与王冰所注的《素问》卷数相同而别无深意。《素问》重点论述脏腑、经络、病因、病机、病证、诊法、治疗原则；《灵枢》则重点阐述经络腧穴、针具、刺法及治疗原则等。

《黄帝内经》理论体系由四大学说构成，即脏象（包括经络）、病机、诊法和治则。脏象学说主要包括脏腑、经络和精气神三部分，是研究人体脏腑组织和经络系统的生理功能、相互之间的联系以及在外的表象乃至与外环境的联系之学说。病机学说主要包括病因、发病机理和病变过程三部分，是研究疾病发生、发展、转归及变化等内在机理的学说。诊法学说主要讲了望闻问切四诊，如望诊即观神色、察形态、辨舌苔；闻诊即闻声和嗅气味；问诊即问讯患者的自觉症状，以诊断病情；切诊即切脉与切肤。治则学说即研究治疗法则的学说，如《黄帝内经》提出诸如防微杜渐原则、因时因地因人原则、治病求本原则、因势利导原则、协调阴阳原则、病为本工为标原则等。《黄帝内经》的脏象（包括经络）、病机、诊法和治则四大学说，富含朴素唯物主义和辩证法思想。第一，气是宇宙万物本源。"太虚寥廓，肇基化元，万物资始，五运终天。"在天地未形成之先便有了气，充满太虚而运行不止，然后才生成宇宙万物。第二，人与自然界关系紧密。《素问·宝命全形论》认为"人以天地之气生，四时之法成"。这是说人和宇宙万物一样，是禀受天地之气而生、按照四时的法则而生长。第三，人体是阴阳五行的统一体。《黄帝内经》认同人体来自父母之精相媾，以后存在于新生命体中，在各个层面表现为阴阳对立统一。《黄帝内经》认为人体生命由五脏五大系统支撑并通过经络气血联系起来，按五行生克制化规律相互协调、资生和抑制，促成人体各种生命现象。第四，生命源于生命体自身矛盾运动，是形与神的统一。《黄帝内经》拒绝超自然力存在，把精看成生命基本物质和原动力，"人始生，先成精，精成而脑髓生。骨为干，脉为营，筋为刚，肉为墙，皮肤坚而毛发长"。《黄帝内经》还认为形体产生孕育着精神，精神是由形体产生出来的生命运动，形神不统一、不相得，人就得死。

3.《黄帝内经》对中医学发展之影响

第一，《黄帝内经》全面总结秦汉前医学成就，标志着中国医学由经验医学上升为理论医学新阶段。在脏象学、经络学、病因病机学、养生和预防医学以及诊断治疗学等各方面总结了战国前医学成就，为战国后中医学发展奠定了理论基础。第二，《黄帝内经》在中国医学中占据崇高地位，被后世医家视为经典和必读之书。《黄帝内经》阐述了人与自然以及生理、解剖、病理、诊断和养生防病治病方面的原则问题，成为中国医学基石、中医理论体系源泉和临床各科诊治依据。作为中医学理论思想基础及精髓和维护生命健康之宝典，《黄帝内经》对汉民族近两千年繁衍生息发挥着关键作用。第三，《黄帝内经》奠定了人体生理、病理、诊断以及治疗的认识基础，为后世中医学不断完善与向前发展提供了可能。其基本素材来源于中国古人对生命现象的长期观察、大量的临床实践以及简单的解剖学知识，是基于医疗实践的反复验证，由感性到理性，由片断到综合，逐渐发展而成。它不仅是当时医学发展水平的最佳见证，同时也是现代中医学研究发展的可靠基石。第四，《黄帝内经》一书有许多与人体养生、保健有关的内容，涉及养生、预防、调摄等诸多方面，至今都有效地指导着人们的防病治病。特别是其中的"治未病"思想，在当前生物—心理—社会医学模式下，更为世人关注和瞩目。第五，《黄帝内经》医学人文思想丰富，对指导后世医家修身、治学和临证，推动医学发展功不可没。《黄帝内经》在《灵枢·官能》中提出择人学医时要"择人而教，所传其人"，在《灵枢·玉版》中提出"明方要写于竹帛，传于后人"，在《素问·著至教论》中要求习医者"上知天文，下知地理，中知人事"，在《素问·疏五过论》《素问·征四失论》中对医生提出临床道德要求。

（二）《难经》

1.《难经》诞生过程及其与《黄帝内经》关系

传统观点认为，《难经》是诞生于战国的作品，为战国时期秦越人（扁鹊）所作。"难"是"问难"之意，或作"疑难"解。"经"乃指《黄帝内经》，即问难《黄帝内经》。《难经》是对《黄帝内经》中疑难问题的回答和解读，先有《黄帝内经》后有《难经》。如，明代马莳《难经正义·陈懿德序》载："玄台之言曰：《内经》可以称经，而《难经》则以《黄帝内经》为难，其经之一字，正指《内经》之经耳，非越人自名其书为经也。"清代叶霖《难经正义·序》："夫'难'，问难也。'经'者，问难《黄帝内经》之义也。"但随着对《难经》研究的深入，有新观点出现。如中国科学院自然科学史研究所丁元力认为《难经》并非解释《黄帝内经》疑难之著作，并给出了自己的解释。他认为原因有二：其一是《难经》解答问题虽然针对"《经》言"，但是该内容却不见今本《黄帝内经》；其二是《难经》问难虽然针对《黄帝内经》，而且该内容见于今本《黄帝内经》，但是《难经》解答与今本《黄帝内经》中存在解说冲突。他提出，《难经》所引之"《经》"究竟为何，需要我们更深入探讨。中医学家郭霭春先生在《八十一难经集解·序例》中也说道：因为所谓"经言"，不一定都是出自《素问》《灵枢》。前古医书，如《上经》《下经》等早亡佚了。《难经》所引"经言"，安知不出自亡佚的古医经呢？如必以"经言"就是《素问》《灵枢》之言，试问《素问·离合真邪论》《素问·调经论》《素问·解精微论》等篇所引的"经言"，又是出自哪里呢？

综合学者们研究成果，我们认为《难经》并不是仅解释《黄帝内经》中疑难问题的著作，它是以与《黄帝内经》讨论式体裁不同的答辩式体裁写成的著作，也是我国古代早期医学经典之一，正如《黄帝内经》托古黄帝一样，《难经》则托古民间崇拜医生扁鹊所著，实际上是跨越战国到西汉的多个医家智慧之结晶。而东汉张仲景著《伤寒杂病论·自序》载"撰用《素问》《九卷》《八十一难》《阴阳大论》《胎胪》《药录》"，这说明《难经》成书时间不早于《黄帝内经》。

2.《难经》内容构成及对后世中医学的影响

《难经》以问答解释疑难的形式编撰而成，一问一答，对人体脏腑功能形态、诊法脉象、经脉针法等诸多疑难问题逐一解释回答，共回答81个问题，故又称《八十一难》，是中医基础理论著作。《难经》可归纳为六大知识板块，其中 1～22 难论脉、23～29 难论经络、30～47 难论脏腑、48～61 难论病、62～68 难论俞穴、69～81 难论针法。如六难论脉，"曰：脉有阴盛阳虚，阳盛阴虚，何谓也？然：浮之损小，沉之实大，故曰阴盛阳虚。沉之损小，浮之实大，故曰阳盛阴虚。是阴阳虚实之意也"。三十六难论脏腑，"曰：脏各有一耳，肾独有两者，何也？然：肾两者，非皆肾也。其左者为肾，右者为命门。命门者，诸神精之所舍，原气之所系也；男子以藏精，女子以系胞。故知肾有一也"。五十五难论病，"曰：病有积、有聚，何以别之？然：积者，阴气也；聚者，阳气也。故阴沉而伏，阳浮而动。气之所积，名曰积；气之所聚，名曰聚。故积者，五脏所生；聚者，六腑所成也。积者，阴气也，其始发有常处，其痛不离其部，上下有所终始，左右有所穷处；聚者，阳气也，其始发无根本，上下无所留止，其痛无常处谓之聚。故以是别知积聚也"。

《难经》相比《黄帝内经》有点单薄，但其真知灼见是缔造中医学体系不可或缺的支柱，拓展了中医学理论框架，完善了中医思维范式，成为后世医学家创新中医理论的知识渊薮。其一，《难经》奠基和拓展脉学及针灸理论。确立奇经八脉理论，首创其概念、完善其循行、阐明其生理病理，奠定后世发展之基础。完善特定穴理论，对八会穴、十二原穴、五输穴、俞募穴理论及临床均有论述。其二，《难经》彰显和完善藏象学说。首次从形态结构决定功能角度记述了五脏的解剖形态和胆、小肠、大肠、胃、膀胱的解剖形态，发现七冲门解剖部位，给出三焦解剖学有名无形命名；其次概括《黄帝内经》元气内容，第一次使用元气概念，奠定元气理论基础；最后把命门视为与五脏相同的第六脏，并以《黄帝内经》脏的法则视命门"男子以藏精，女子以系胞，诸神精之所舍也"，开创命门理论先河。其三，《难经》缔造中医学基本治则治法理论。进一步完善未病先防的"治未病"理论，创立泻南补北法、补母泻子法，确立迎随补泻、营卫补泻、刺井泻荥、四时补泻治疗原则。

（三）《伤寒杂病论》

1. 《伤寒杂病论》成书过程

《伤寒杂病论》作者张仲景，东汉汉灵帝时为河南南阳人，相传通过举孝廉，做过长沙太守。东汉末年天下乱离、兵戈扰攘，官场腐朽，加上疫病流行，巫术治病还很盛行，张仲景宗族中人多死亡于疫病。张仲景受其影响，开始发愤钻研医学，在临床实践基础上写成《伤寒杂病论》。他在《伤寒杂病论》自序中写道："……余宗族素多，向余二百，建安纪年（196）以来，犹未十稔，其死亡者，三分有二，伤寒十居其七。感往昔之沦丧，伤横夭之莫救，乃勤求古训，博采众方……"然他于 219 年去世后，《伤寒杂病论》由于靠手抄传播，不久原书就亡失。待到晋代，太医令王叔和偶然机会见到这本书，但已是断简残章，他全力搜集《伤寒杂病论》各种抄本，最终只找全伤寒部分，杂病部分没了踪迹，整理并命名为《伤寒论》。《伤寒论》著论 22 篇，记述治法 397 条，载方 113 首。王叔和整理的《伤寒论》遂在民间流传，受到医家广泛推崇，帮助张仲景赢得医圣地位。到了宋仁宗时期，中医学备受政府重视，翰林医官院翰林学士王洙在书库里发现一本"蠹简"，书名《金匮玉函要略方论》，是论述杂病的。名医林亿、孙奇等人奉朝廷之命校订《伤寒论》时，将之与《金匮玉函要略方论》对照，知为张仲景所著，更名为《金匮要略》刊行于世，《金匮要略》共计25篇，载方262首。于是，张仲景《伤寒杂病论》在宋代被全部发现并刊行。除重复药方外，两本书共载药方269个，使用药物214味，基本概括了临床各科常用方剂。

2.《伤寒杂病论》内容构成及其中医学价值

《伤寒杂病论》成书大约在200年前后，因为历史久远，并因连年战乱，再加上《伤寒杂病论》初成书时受限于传播途径，此书流传并不广泛。由于中医的传承方式特殊，民间流传《伤寒杂病论》版本很多。近年来，随着政府对古文献整理的重视，受医家广泛认同的四大版本出现，即涪陵本、长沙古本、宋本和桂林古本。版本不同，卷数和篇数不同，编排顺序有别，有关张仲景书中的理法方药理论的理解也有差异，这是后世关于《伤寒论》争议形成不同流派的原因，但主体章节内容没有大的变化。《伤寒论》是《伤寒杂病论》一书中论述传染病、流行病理论与治疗规律的重要部分，共22篇。《伤寒论》对传染病、流行病发病因素、症候表现、治疗过程和愈后等共性问题进行系统而全面分析，提出六经辨证理论，即将发热病按发病初、中、末不同阶段临床表现及治疗反应分为辨太阳病、辨少阳病、辨阳明病、辨太阴病、辨少阴病、辨厥阴病脉证并治，构成该书主要内容。围绕六经辨证理论，《伤寒论》还以"辨脉发""平脉法""伤寒例"集中论述了伤寒的切脉诊断问题。《金匮要略》是《伤寒杂病论》组成部分，专论内科等杂病，共25篇。所论内科杂病有痉、湿、阴阳毒、疟、痢疾、虚劳、消渴、肺痈、黄疸等40种；外科杂病有肠痈、痈肿、刀斧伤等，还有妇科疾病等。对诸多杂病，他强调用六淫、七情和饮食偏颇归类病因，主张用四诊合参和八纲辨证指导诊疗和预后。

3.《伤寒杂病论》的贡献

首先在于发展并确立了中医辨证论治的基本法则。张仲景创造性地把外感热性病的所有症状，归纳为六个证候群（即六个层次）和八个辨证纲领，以六经（太阳、少阳、阳明、太阴、少阴、厥阴）来分析归纳疾病在发展过程中的演变和转归，以八纲（阴阳、表里、寒热、虚实）来辨别疾病的属性、病位、邪正消长和病态表现。其次《伤寒杂病论》的体例以六经统病证，周详而实用。除介绍各经病证的典型特点外，还叙及一些非典型的症情。如发热、恶寒、头项强痛、脉浮，属表证，为太阳病。但同是太阳病，又分有汗无汗，脉缓脉急之别。除了辨证论治的原则性外，张仲景还提出了辨证的灵活性，以应付一些较为特殊的情况。如"舍脉从证"和"舍证从脉"的诊断方法。再次，《伤寒杂病论》对中医学治则和方药贡献突出，被誉为"方书之祖"。以整体观念为指导，调整阴阳，扶正祛邪，用汗、吐、下、和、温、清、消、补诸法治则；《伤寒论》载方113个，《金匮要略》载方262个，除去重复，两书实收方剂269个，这些方剂均有严密而精妙的配伍，对后世方剂学发展，诸如药物配伍及加减变化原则等有着深远影响，一直为后世医家所遵循。最后，《伤寒杂病论》对针刺、灸烙、温熨、药摩、吹耳等治疗方法有新的阐述，对诸如自缢、食物中毒等的急救方法有新发现。这些治疗方法一直为后世医家所使用。

随着时间推移，《伤寒杂病论》的科学和临床实践价值越来越多地被发掘和关注，已成为后世从医者必读之经典。清代医家张志聪说，不明四书者不可以为儒，不明本论（《伤寒杂病论》）者不可以为医。该书不仅是我国医学经典，也流传国外为国外医家所推崇。据不完全统计，由晋代至今，整理、注释、研究《伤寒杂病论》的中外学者记逾千家。日本、朝鲜、越南、印度尼西亚、新加坡等国医学发展也都不同程度地受其影响和推动。直到今天，《伤寒论》和《金匮要略》仍是我国中医院校基本课目。

（四）《神农本草经》

1.《神农本草经》成书及流行版本

《神农本草经》又称《本草经》，托名"神农"所著，成书于汉代。《神农本草经》相传起源于神农氏，代代口耳相传，于东汉时期集结整理成书，成书非一时，作者亦非一人，是秦汉时期众多医学家搜集、总结、整理当时药物学经验成果，是对中国中医药的第一次系统总结。《神农本草经》全书分三卷，载药365种，以三品分类法，分上、中、下三品，文字简练古朴，成为中药理论精髓。其集结成书年代自古就有不同考论，或谓成于秦汉时期，或谓成于战国时期。原书早佚，现行本为后世从历代本草书中集辑的。该书最早著录于《隋书·经籍志》，载"神农本草，四卷，雷公集注"；《旧唐书·经籍志》《新唐书·艺文志》均录"神农本草，三卷"；宋代《通志·艺文略》录"神农本草，八卷，陶隐居集注"；明代《国史经籍志》录"神农本草经，三卷"。历代有多种传本和注本，现存最早辑本为明代卢复辑《神农本经》（1616），流传较广的是清代孙星衍、孙冯翼辑《神农本草经》（1799）。

2.《神农本草经》学术价值与局限

《神农本草经》的问世对中国药学发展影响很大。历史上具有代表性的几部本草，如《本草经集注》《新修本草》《证类本草》《本草纲目》等都源于《神农本草经》。该书对药物性质的定位和对其功能主治的描述十分准确，其中规定的大部分药物学理论和配伍规则，直到今天，仍是中医药学重要理论支柱。

《神农本草经》提出三品分类原则，把浩瀚本草分为上中下三类。根据药物的性能和使用目的的不同分为上、中、下三品，以应"天地人"三才。上品120种，无毒，大多属于滋补强壮之品，如人参、甘草、地黄、大枣等，可以久服。中品120种，无毒或有毒，其中有的能补虚扶弱，如百合、当归、龙眼、鹿茸等；有的能祛邪抗病，如黄连、麻黄、白芷、黄芩等。下品125种，有毒者多，能祛邪破积，如大黄、乌头、甘遂、巴豆等，不可久服。《神农本草经》开创"七情和合"配伍理论。《神农本草经·序录》认为："药有单行者，有相须者，有相使者，有相畏者，有相恶者，有相反者，有相杀者。凡此七情，合和视之。"这就是药物配伍理论中"七情和合"的源头。

《神农本草经》指出药有"温热寒凉"四性、"酸苦甘辛咸"五味，认为药物寒热温凉四种性质，与人们味觉可感知的五味相对而言，四气属阳，五味属阴，提倡用阴阳、五行学说建构中药理论，也提出了辨证施药。《神农本草经·序录》提出"疗寒以热药，疗热以寒药，饮食不消，以吐下药，鬼疰蛊毒以毒药，痈肿疮疡以疮药，风湿以风湿药，各随其所宜"，这不但突出辨证施治用药主旨，还提示在辨证施治用药前提下，务必要辨别疾病性质用药，辨别病因而审因论治，辨别病情轻重并根据病情轻重而施以用药，还要辨别躯体病与内脏病的差异而用药。《神农本草经》已能客观评价药物疗效。《神农本草经·序录》认为"凡欲治病，先察其源，先候病机，五脏未虚，六府未竭，血脉未乱，精神未散，服药必治。若病已成，可得半愈。病势已过，命将难全"，这告诫人们：有病要早治，疾病的痊愈与否不完全依赖药物作用，主要在于药物干预下机体驱邪愈病的内在能力。

　　《神农本草经》虽经后人归类为医学经典，但也存在历史局限，主要表现为以下几点：其一，药物总数的确定拘泥于术数，书中收载的药物仅 365 种。在汉代以前，人们认识的药物已远不止此数。许多汉代常用药物，如《急就篇》中提到的艾、乌喙，《金匮要略》和《伤寒论》方中经常使用的芒硝、白前、桂枝、香豉、白酒、苦酒等，《神农本草经》均未收入。其二，《神农本草经》规定"药有君臣佐使，以相宣摄合和，宜用一君二臣三佐五使，又可一君三臣九佐使也"。这种理想化的君臣格局配伍原则，对临床用药指导意义不大。其三，对金石类药物的功效和毒性存在错误认识，故对后世造成不良影响。在《神农本草经》中除矾石标"有毒"列入下品外，石胆、丹砂均居上品，谓其多服久服不伤人，雄黄、磁石在中品，亦大言其"轻身、神仙"之奇效。另外，《神农本草经》很少涉及药物的具体产地、采收时间、炮制方法、品种鉴定等内容，这一缺陷直到陶弘景《本草经集注》中才得以克服。

第二节　中医传统学派

　　中华医学源远流长，自黄帝、炎帝和伏羲三圣创立医学以来，历代医家辈出。历代医家先贤积累临床经验，适时给予总结，进行理论阐发，形成各自流派，使中医学术呈一源多流、百舸争流、多流汇集，大河奔腾之势。熟悉与掌握中医学术发展过程中的主要医学流派，对认识中医药学术发展规律，把握中医药发展趋势颇有意义。

一、 中医传统学派概述

（一）学派概念

学派，顾名思义为学术派别。"学派"一词在中国早已有之，它最早出现在《明史》。《明史》卷二八三载"阳明学派，以龙溪、心斋为得其宗"。当然"学派"一词虽然最初有可能出现于明代，但这并非意味着中国"学派"始于明代。先秦时代，中国学派已露端倪。中文古籍中不乏"学堂""讲堂""书院"的记载。凡有学堂、讲堂和书院之地，自然有"讲学"存在。有"讲学"，必有"讲学者"与"听讲者"存在，从而使得"讲学者"与"听讲者"之间师生关系和学问师承渊源随之而生，由此形成"师承性学派"。先秦诸子百家便是一种学派，尤以他们当中的儒、墨、道、法四家所体现出的"师承性学派"特征最为鲜明。这种因出自于同一师门，且学术观点相同的"师承性学派"在中国古代可谓不胜枚举。《辞海》的"学派"词条解为"一门学问中由于学说师承不同而形成的派别"，指的便是这种传统"师承性学派"。因师承传授导致门人弟子同治一门学问，可以形成"师承性学派"，同样因以某一地域，或某一国家，或某一民族，或某一文明，或某一社会，或某一问题为研究对象而形成特色学术传统的学术群体，也可称为"学派"，或曰"地域性学派"，或曰"问题性学派"。例如，近代后西方经济学界相继涌现的芝加哥学派、奥地利经济学派、瑞典学派、剑桥学派、洛桑学派等为"地域性学派"，而经济学中被称作的重农学派、货币主义学派、供应学派等就是"问题性学派"。

概括东西方学派的形成，有赖于三种因缘，大体可把学派归为三类，即"师承性学派""地域性学派""问题性学派"。三者互有联系，它们之间的划分界限绝非泾渭分明。从时空角度看，三类学派可同时存在，也可能一个学派同时具有三种学派属性。如现代物理学中的哥本哈根量子力学学派就是以物理学家波尔为首领的坚持微观世界的量子化解释学术团体。另外，一个学派是一个历史存在，它有历史连续性，有时可能延续几个世纪，如西方哲学史上的经验论学派和唯理论学派。无论哪一类学派，之所以被后人尊称为学派，一般说来应具备如下几个条件：其一，一个或若干个领袖人物，具有学术权威和人格魅力；其二，一部或几部权威性著作，规定了某学术领域的基本研究范式，得到同行或后世学者普遍推崇；其三，学术群体自发或自主形成一个研究和传承、传播该学术范式的传统。

（二）中医传统学派概念

和其他学科一样，中医学在历史发展长河里也形成诸多派别。自纪晓岚在《四库全书总目提要》中提出"儒之门户分于宋，医之门户分于金元"以来，关于中医学术流派的研究代不乏人。近代著名学者谢观先生在《中国医学源流论》中提出中医学的刘河间学派、李东垣学派、张景岳学派、薛立斋学派、赵献可学派、李士材学派，作为中医学术流派之最早开拓者，是厥功至伟的。著名中医学家任应秋先生是当代中医界第一个明确指出学术流派判断标准的学者，他认为凡一学派之成立，必有其内在的联系，否则，便无学派之可言。根据先贤学者对中医学派的研究成果，结合我们对学派成立应具备的三个条件，我们认为中医发展史上的传统学派可谓不胜枚举。下面我们按照学派三种分类给中医发展史上传统学派加以概括。

中医的经验医学特征规定了中医传统学派的师承性。师承性是中医学派基本特征，师承学派最早出现。据汉代刘向、刘歆《七略·方技略》记述，当时有医经7家，但由于多种原因，只有《黄帝内经》和《难经》得以流传下来，由此在中国医学史上出现最早医学流派——黄帝学派和扁鹊学派。黄帝学派的始祖是岐伯、黄帝，到汉代有郭玉、张仲景，擅长内科和藏象，核心著作为《黄帝内经》；扁鹊学派始祖是俞附、扁鹊，到汉代有淳于意、华佗，擅长外科和脉学，核心著作为《难经》。中医史上，扁鹊学派和黄帝学派的地位和影响，经历"戏剧性"盛衰剧变。战国秦汉时期，扁鹊学派占压倒性优势；魏晋南北朝时期，扁鹊学派和黄帝学派旗鼓相当；隋唐之后，扁鹊学派的地位和影响一落千丈，黄帝学派逐渐"一统医坛"。中医学是环境医学，不同地域环境对人体影响有别，疾病及其治疗手段有地域特色，同时由于一些地域经济文化发达，医学人才集聚，各自形成有特色的医学研究传统，经久不衰。譬如，宋代以降，特别是明清时期，我国江南地区形成多个地域性医学流派。以安徽古徽州为中心，医家汇聚形成的新安医派；以江苏武进孟河镇为中心，医家汇聚形成孟河医派；以流经江西抚州市盱江流域为中心，医家汇聚形成盱江医派。中医学对象复杂，选题视角和研究方法不同会形成中医学不同体系，由此形成不同学派。譬如，金元以后，中医分家首先有四：火热派、攻邪派、补土派和养阴派，以后又有伤寒派、瘟疫派、温病派、外治派和汇通派等。而且，派中有派，如伤寒派中又有错简重订派、维护旧论派和辨证论治派。

二、主要中医传统学派介绍

（一）伤寒学派

伤寒学派是以研究、阐发张仲景《伤寒论》的病、机、论、治为主的历代医家形成的一大医学流派。伤寒学派诸多医家从收集《伤寒论》散在旧论，订正校勘，继而在学习过程中阐发学习心得和学习方法开始，并积极参与医疗临床实践进行比对，终有所获。明清后，对于温病学的概念和辨析及证治形成了较为完善的体系，由于这些医家的实践内容多以温热病而发，因此为有所区分，遂有伤寒学派之称。

伤寒学派在历史上的发展经历三个阶段。

第一个阶段，晋唐时期为搜集、整理阶段。《伤寒论》成书不久，未及广泛流传就散落民间，晋代太医王叔和最早发现并搜集整理抢救该书，编次张仲景《伤寒论》。晋代皇甫谧给予高度评价，他在序《针灸甲乙经》云："伊尹以元圣之才，撰用《神农本草》，以为《汤液》。""仲景论广《汤液》，为数十卷，用之多验。近世太医令王叔和，撰次仲景遗论甚精，皆可施用。"王叔和从脉、证、方、治入手，按照张仲景辨证施治精神进行编次。第二篇辨脉，以后是辨证，最后八篇是治疗。很多条文都有脉、证、方、治诸方面内容。王叔和的整理、编次比较成功。后世医家大都是在王叔和基础上开展工作，可以说王叔和的工作对伤寒学派形成具有奠基性。很长时间内，医家们把王叔和整理的《伤寒论》视为方书，按证循方，依方索药，很少多想。直到唐代，孙思邈晚年研究《伤寒论》，按照太阳病、阳明病、少阳病、太阴病、少阴病、厥阴病分类条文，每一经病中，采用"方证同条，比类相附"研究方法，突出主方，开启以方类证研究先河。

第二阶段，宋金时期为校正定型、展开研究阶段。北宋政府重视文化教育，成立医书征集处向民间征集医书，校正医书局出版发行医书。《伤寒论》有定型版本并广泛传播，全赖北宋校正医书局林亿等学者。从宋代起，《伤寒论》研究蔚然成风，宋金时期该研究成一家之言者不下80余家。最为著名的有庞安时、韩祗和、朱肱、许叔微、郭雍、成无己、王好古等人。庞安时撰《伤寒总病论》，着重病因阐发，认为温病虽与六经有关，但不可"一例作伤寒"。韩祗和著《伤寒微旨论》，论伤寒辨脉及汗、下、温等法，颇多发明。朱肱著《南阳活人书》，认为《伤寒论》的六经即三阴三阳六条经络，并以经络学说解释各症状机理。许叔微著《伤寒百证歌》《伤寒九十论》《伤寒发微论》等，在六经辨证基础上着重发挥阴阳表里寒热虚实八纲辨证，八纲之中又尤以阴阳为总纲。郭雍著《伤寒补亡论》，采收《素问》《难经》《备急千金要方》《外台秘要》及朱肱、庞安时之诸论，以补说张仲景阙略。成无己是全面注解《伤寒论》第一人，他以《内经》《难经》作为注释依据，又引《伤寒论》原文前后互相印证，撰成《注解伤寒论》一书。王好古撰《阴证略例》，指出伤寒的阴证尤为严重，阐述了阴证的鉴别和治疗方法，打破了伤寒与杂病之界限，扩大了六经治疗范围。宋金时期对《伤寒论》研究不拘一格，广度与深度是历史最高，该阶段代表人物是成无己。以前，研究《伤寒论》者虽已有孙思邈，在其同时代亦有朱肱、庞安时等人，但他们均未对《伤寒论》原文进行注解。成无己以《内经》《难经》理论为基础，对《伤寒论》条文加以注解，前无他人可鉴，难度很大。正由于成氏对《伤寒论》古奥原文的注解，致使这部有很大实用价值的著作被更多的医家所理解与重视，研究者越来越多，才得以广泛流传，促进伤寒学派发展。

第三阶段，明清时期为流派纷争、研究分化阶段。随着对《伤寒论》研究深入，加之明清时代学术的注释考证价值取向，对该书的不同理解越来越多。总体上看，该阶段伤寒学派分化出三大流派。

其一，错简重订派。方有执在深入钻研《伤寒论》基础上，通过多方博访，广益见闻，搜集大量材料，深思熟虑，对王叔和编次的《伤寒论》提出自己的见解，认为王氏传本《伤寒论》文字简古，并且互相抵触，只述伤寒，不涉及杂病，编次欠妥，而篇章节无关联，时有伪托，非张仲景本意。他提出要正确研究《伤寒论》，必须按张仲景原意对此书重新进行整理和编订，达到"晓仲景之心，志仲景之志，以求合平仲景之道"。为此，他呕心沥血20年，完成了《伤寒论条辨》一书。对王叔和编次的《伤寒论》进行重订，大倡"三纲鼎立"之说，开创研究《伤寒论》新方向。江西医家喻昌首先赞成方有执之观念，认为方有执卓见独识，前古未有。此后，清代吴县人张璐、海盐人吴仪洛和歙县人程应旄等相继表示支持，形成"错简"之风，在学说观点上形成中医史上的错简重订派。

其二，维护旧论派。针对方有执等人观点，一些人认为王叔和的编次乃为长沙之旧，不必更改，这一派被称为维护旧论派，其代表人物是医家陈修园。陈修园特别推崇张仲景，是维护伤寒旧论派的中坚人物之一。他极力反对方有执、喻昌的"错简"说，认为王叔和重新编注的《伤寒论》已经把张仲景的学说完整地流传下来，不能随便改动和取舍。他在研究《伤寒论》《金匮要略》基础上著有《伤寒论浅注》《金匮要略浅注》《伤寒医诀串解》，史书称其"多有发明，世称善本"。他说："叔和编次《伤寒论》有功千古，增入诸篇，不书其名，王安道惜之。然自《辨太阳病脉证篇》至《劳复》止，皆仲景原文，其章节起止照应，王肯堂谓如神龙出没……不敢增减一字，移换一节。"其他代表医家有张卿子著《伤寒论宗印》、张志聪著《伤寒论集注》、张锡驹著《伤寒论直解》，也都持这一观点。

其三，辨证论治派。这一派学者不过分追求《伤寒论》的错简和真伪，而是着重研究《伤寒论》辨证论治的规律。在他们看来，《伤寒论》的实质是辨证论治，不管是原著还是纂集，只要有利于辨证论治运用，其错简与真伪就不是主要问题，因而被称为辨证论治派。辨证论治派观点林立，大致有如下几类：以方论证，按方名证，以医家柯韵伯、徐大椿等为代表；以法类证，以证论治，以医家尤在泾为代表；以症类证，汇集同症状态条文比较之，以医家沈金鳌为代表；按因类证，突出方证病因，以医家钱潢为代表；分经审证，从六经审证，认为经病主表，脏腑病主理，以医家包兴言为代表。

（二）寒凉学派

宋金时代，以北方河间人刘完素为代表，以阐发火热病机、治疗火热病证为中心，善用寒凉药物为治疗特点的医学派别，即寒凉派，也称河间学派。刘完素幼年丧父，家境贫寒。北宋政和七年（1117），因水灾随母逃难，定居今河北省河间县十八里营村。因母病，三次延医不至，不幸病逝，遂立志学医。

宋金之际，疫病蔓延，疾病横生，医家多以宋代官方颁布的《太平惠民和剂局方》治病，很少行辨证处方，但那些方药对于当时疾病疗效又不尽满意。面对人命关天的现实，刘完素夜读《黄帝内经》寻找突破。他从《黄帝内经》病机十九条出发，认为火与热是导致人体多种病变的重要因素，用它阐发各种疾病机理，提出"火热论"，力倡"六气皆能化火"说、"五志过极为热"说，在治疗上，一反当时流行的喜用温燥药习惯，反对套用古方和滥用《太平惠民和剂局方》，以降心火、益肾水为第一要旨，用药多以寒凉药物抑阳泻火，形成火热病机及其治疗理论。他从《黄帝内经》运气学说中得到启发，提出人身之气皆随五运六气而有所兴衰变化，运气常变，没有一成不变的气运，也就没有一成不变的疾病，医生在处方用药时应掌握规律，灵活机变，具体分析。他著有《素问玄机原病式》《素问病机气宜保命集》《素问要旨论》《伤寒直格》《伤寒标本心法类萃》《三消论》《宣明论方》等书。其中最著名的《宣明论方》是根据《黄帝内经》解释病源。他所创方剂凉膈散、防风通圣散、天水散、双解散等，都是效验颇佳的著名方剂，至今仍被广泛应用。寒凉学说创立后，很快传播开来。河间学派有其独特的理论体系和师承授受关系，自刘完素创火热论之后，承袭其术者不乏其人。据史料记载，亲炙其学者，有穆大黄、穆子昭、董系、马宗素、荆山浮屠等。间接私淑者有张从正、葛雍、镏洪等。

寒凉学派盛行于金元，已有数百年，丰富了中医学对火热病的认识，促进了中医病机学发展，临床治疗学价值极大，并对其他医学流派形成有孕育指导意义。张从正从其学，认为疾病不论外内伤，主要是邪气作祟，倡导"病由邪生，攻邪已病"，用汗、吐、下三法攻邪，变刘完素寒凉泻热为苦寒攻邪，创立攻邪学派。朱丹溪师承寒凉学派传人罗知悌，在原火热论基础上大倡"阳常有余，阴常不足"论，治疗上强调滋阴降炎，创丹溪学派。在清代，温病学诸家承寒凉学派思想而发展为温病学派。

（三）易水学派

金元时期，继河间刘完素创立火热论后，河北易州张元素探索脏腑辨证，在总结前人学术成就基础上创立较为系统的脏腑寒热虚实辨证体系。该体系经其弟子及后世私淑者不断发挥取得巨大成就，被后世医家称为易水学派宗师。张元素稍后于刘完素，金代易州（今河北省易县）人，小时候聪敏好学，八岁即应试童子举，二十七岁应试经义进士，因违犯宗庙忌讳而落榜，于是便专心学医。他著有《医学启源》《脏腑标本寒热虚实用药式》《药注难经》《医方》《洁古本草》《洁古家珍》《珍珠囊》等。其中《医学启源》与《脏腑标本寒热虚实用药式》最能反映其学术观点，是该学派经典之作。

金元时期，北方战火连年，人民饱受饥馑、劳役、惊恐之苦，内伤病发生较多，为脏腑病机研究提供了临床基础。张元素医学思想具有革新精神。他虚心研究古代医学理论，不拘泥古方。他认为运气不齐，古今异轨，用古方治新病是疗效不好的原因。他整理总结《黄帝内经》《难经》《中脏经》有关脏腑辨证的医学理论，吸取《千金方》《小儿药证直决》的脏腑辨证用药经验，结合其临床实践经验，建立了以寒热虚实为纲的脏腑辨证体系。他的脏腑辨证说，是从人的脏腑寒热虚实来谈病机辨证的学说。对于一般内科杂病的治法，主张从辨脏腑虚实着手。如对肝病，他首先提出肝脏的正常生理，然后列述肝脉在各种不同病理情况下的变化，进而定出较标准的药物和处方，既有理论，又有实践经验，比前人的论述更为深刻。张元素对脾胃病治疗提出比较系统的方法。他将脾胃病的治疗总结为土实泻之、土虚补之、本湿除之、标湿渗之、胃实泻之、胃虚补之、本热寒之、标热解之等具体治疗原则。张元素重视药物归经理论，他认为不同药物对于不同脏腑效用之所以不同，是因为其各归于某经缘故，了解药物归经才可以掌握其药效。他在归经学说理论启示下，提出引经报使说。如羌活为手足太阳经引经药，升麻为手足阳明经引经药，柴胡为少阳、厥阴经引经药，独活为足少阴经引经药等。以上这些药物配伍于方剂之中，可以引诸药归于某经某脏腑，以加强方剂效用。张元素的这些思想为其弟子所接受，并发扬光大，有效地推动了中医学理论的发展。

在金元时期，不少学子慕名求学于张元素，取得重要成就者有金元四大家之一的李杲以及王好古和罗天益。李杲在其师脏腑辩证说启示下，探讨脾胃内伤病机，结合临床实践，提出脾胃为元气之本而主升发，若因饮食劳倦所伤，脾胃不主升发，元气不足，乃百病发生之由，总结出"脾胃内伤，百病由生"理论，制定出益气升阳、甘温除热大法，创制出补中益气、升阳益胃汤等名方。李杲被后世称为易水学派中坚，著有《脾胃论》《内外伤辨惑论》，为后世医家推崇。易水学派的脏腑病机理论在明代又有新发展。一些医家在继承李杲脾胃学说基础上，进而探讨肾和命门病机，从阴阳水火不足角度探讨脏腑虚损病机与辨证治疗，建立以温养补虚为临床特色的辨治虚损病证系列方法，虽被后人习惯称为温补学派，实则为易水学派的延续。代表医家有薛己、孙一奎、赵献可、张介宾、李中梓等。

（四）温病学派

温病学派是明代末年在中国南方逐渐兴起的，以研究外感温热病为中心的一个学术派别。继明末清初吴有性著《温疫论》（1642）阐发疫病流行之特点、治疗之法应当与《伤寒论》有所不同后，江浙地区又相继出现一些相关的新理论与治疗方法。其共同特点是认为"温热病及瘟疫非伤寒"，后人称其为"温病学派"。

明清两代由于城市的发展和人口的集中，流行性疾病成为当时医学界面临的新问题。据有关文献统计，明代276年中大疫流行64次，清代267年中大疫流行74次。由于传统的伤寒法治这些瘟疫效果并不理想，当时医家不得不寻找新的出路来治疗瘟疫。我国南方地区有着不同于北方的特殊地理环境。中国南方特别是江南地区湖河渚泊，地处卑湿，水资源丰富，较之北方多温，造成了江南多温病的自然条件。温病学源于战国时期《黄帝内经》，到秦汉晋唐时期，温病皆隶属于伤寒范围。经过两宋金元时期医学的变革发展，温病始脱离伤寒藩篱；时至明清，一帮医家逐步总结出一套完整的理论体系和诊治方法，从而形成一医学流派。

温病学派发展大体经过了以下三个阶段。

第一阶段，明代以前的酝酿阶段。早在春秋战国和秦汉时期，对温热病的探讨已初露端倪。《黄帝内经》《难经》和《伤寒论》对温病已有初步认知。如《黄帝内经》载："冬伤于寒，春必病温"，"有病温者，汗出辄复热，而脉躁疾，不为汗衰，狂言不能食"。《难经》载："伤寒有五：有中风，有伤寒，有湿温，有热病，有温病。"《伤寒论》认为温病是伤寒中的一个类型，载："太阳病，发热而渴，不恶寒者，为温病。"晋唐宋时期，王叔和、葛洪、巢元方、孙思邈、庞安时等众多医家从不同角度都对温病做了不同程度发挥，不乏一些创见，如葛洪《肘后备急方》载："岁中有疠气兼挟鬼毒相注，名曰温病。"认识到温病的病因是一种特殊的致病因素，不同于其他病因，这种特殊的物质疠气，致病传染性强。但整体上看，温病仍笼统在伤寒概念下未能独立。金元时期，刘河间首先打破《伤寒论》表证必须用麻黄、桂枝的辛温解表的方法，认识到很多外感病滥用辛温解表，足以误人，突破发汗解表不离麻黄、桂枝的常规，为后世建立以寒凉清热药为中心的温病治疗学打下了基础。元末王履著《医经溯洄集》，对温病的病名、病理和治则有独特的见解，认为温病不得混称伤寒，温病与伤寒发病机理迥然不同，温病属里热外发、怫郁于表，治疗应清里热为主，解表兼之。由此，温病与伤寒分界已出，温病学逐步走向独立。

第二阶段，明末清初的形成阶段。温病学派的形成，从明代医家吴有性编著第一部温病学专著《温疫论》开始。吴有性，字又可，江苏吴县人，生活在明末清初之际。明崇祯十五年（1642），瘟疫横行。医生们用伤寒法治疗，毫无效果。吴又可亲历每次疫情，积累了丰富资料，推究病源，潜心研究，依据治验所得，撰写成《温疫论》一书。他首先论述了温病与伤寒的不同，大胆提出"守古法，不合今病"的独特见解。其次首创"疠气"学说，摆脱"六淫"致病因素圈子，丰富和发展了温病病因学说。他认为，温疫之为病，非风、非寒、非暑、非湿，乃天地间别有一种异气所感。温疫是感触疠气而引起，邪从口鼻而入，伏匿膜厚，迨其溃发则有九种传变。温疫有强烈的传染性，无问老少强弱，触之者即病。在治疗上，他强调以祛邪为第一要义，提出：客邪贵乎早逐，邪不去则病不愈，并创疏利透达之法。发病初期，即用达原饮疏利透达膜原；中期邪已陷胃，用三承气汤专主下夺，以邪尽方止；后期重在滋养津液，清解余邪。清代初期，诸多医家研读《温疫论》，大倡吴又可之法，发展其辨证论治思想，戴天章的《广瘟疫论》、刘松峰的《松峰说疫》、余师愚的《疫疹一得》、杨栗山的《伤寒温疫条辨》均以吴氏思想论述温疫，温病学派应运而生。

第三阶段，清代中期的繁荣成熟阶段。清代中期，温热病研究日益兴盛，温病学在理论证治上形成完整体系。以叶天士、薛生白、吴鞠通、王孟英等医家确立卫气营血、三焦辨证纲领为主要标志，温病学派进入成熟阶段。叶天士著《温热论治》阐明温病主要类型及其发生发展机理，创立卫气营血辨治温病理论，注重舌、齿、斑、疹诊断方法，确立"在卫汗之可也，到气才可清气，入营犹可透热转气，入血就恐耗血动血，只须凉血散血"的治疗大法。吴鞠通充实发展叶氏学说，编著了《温病条辨》，创立三焦辨证理论，指出："心肺上焦病不治，则传中焦，胃与脾也；中焦病不治，即传下焦，肝与肾也。""治上焦如羽（非轻不举），治中焦如衡（非平不安）；治下焦如权（非重不沉）。"三焦辨证与卫气营血辨证互为经纬，共同构成温病辨证理论体系。薛生白著《湿热病篇》详论湿热证，补前人之不足，详尽而精辟，药证具备，无论处常处变，皆有证可辨，有法可循，是系统阐述湿温证治的最早文献。清代王孟英集前人之大成，对温病学进行系统总结，"以轩岐仲景之文为经，叶薛诸家之辨为纬"著《温热经纬》。该书在汇集基础上，广采名家注释，列证文献三十余种，阐其本人见解。该书全面整理了温病学说，对温病学成熟和发展起了重要作用。

温病学派是在历代众多医家研究温热病基础上形成的，经明清两代医家努力而形成到成熟。他们大胆突破"温病不越伤寒"的传统观念，在温病的辨证施治上，敢于总结前人经验，创立新理论，制定新治法，终于在外感热性病方面脱离《伤寒论》而自成一家。

（五）中西医汇通学派

该学派是东西方文化交流的产物，是中国社会进入明代后期，西方医学传入我国，中国医家学习西医学，将中医学与西医学沟通结合，以指导临床应用为目的的医学流派。由于特定的历史条件，该学派医家尽管有开放意识，但受当时政治文化中的改良主义"中体西用"思想影响，多坚信中医为体西医为用，用传统中医思维思考问题，用西方医术解决问题。

早在明末清初，西洋医学已在中国传播，西方来华传教士带来一些西方医药知识，如邓玉函编译的《人身说概》《人身图说》等已出现。这时中医界已有一些医家开始接受西医学说，如毕拱辰、金正希等接受记忆在脑说；王宏翰认为西人所谓水、风、火、土四元素说，与中国五行学说相似，便拿来与中医的太极阴阳之说加以汇通，还以胎生学阐发命门学说。王学权则认为《人身说概》《人身图说》等著作中介绍的解剖学知识，可补中医学之不足，但也有不足之处，要"信其可信，阙其可疑"。19世纪中叶以后，西医传入中国，大量传教士的到来、西医书籍的翻译、西医学校的建立和西医院的开诊，迅猛地冲击了中医学。面临这一严峻局面，中医界出现分化，一些人认为中医学已尽善尽美，无须向别人学习；另一些人认为中医学一无是处，要全盘接受西医学内容。中西医汇通学派则认为中西医各有所长，必须汲西医之长，为中医所用。但中西医汇通学派在具体认识和方法上也很不一致。唐容川（1846—1897）是中西医汇通学派较早的代表，清代著名医家，著《中西汇通医书五种》（1884）。他认为中西医原理是相通的，中西汇通主要是用西医印证中医，从而证明中医并非不科学。即使西医的生理解剖学有自己的特点，但也超不出《黄帝内经》范围。因此虽然唐氏也说西医亦有所长，中医岂无所短，实际上并不能实现真正中西汇通。朱沛文是清代医家（19世纪中叶），撰有《华洋脏象约纂》。他认为，中医精于穷理而拙于格物，西医专于格物而短于穷理。中医的弊病是玄虚，西医的弊病是僵固。在具体方法上他主张中西汇通要通其可通，存其互异。恽铁樵（1878—1935），清末中医学家，著《论医集》《群经见智录》等。他认为西医重视生理、解剖、细菌、病理、病灶的研究，中医则重形能、气化及四时五行等自然界变化对疾病的影响，中医可以吸收西医之长，与之"化合"，但结合的基点是以中医为主。他还认为中医停滞不前的原因是囿于《黄帝内经》，只有不以《黄帝内经》为止境，才能超过古人，吸收西医之长，继续发展。张锡纯（1860—1933）是清末中西医汇通学派代表人物之一，著《医学衷中参西录》。他把中西汇通思想应用于临床，践行临床中西药物并用。他认为西医用药在局部，其重在治标，中医用药求其因，重在治本，二者结合，必获良效。他的探索，对临床有一定参考价值。

由于时代和个人认识的局限，汇通学派虽然方向是正确的，成就却不明显。中西结合医学的出现，是导致中西医汇通派消亡的主要原因。中西医结合的概念替代了中西医汇通的概念。就一般人而言，中西医结合与中西医汇通没有差别，中西医结合是中西汇通的补充和延伸。从这个意义来讲，中西医汇通并没有消亡，而是以新的面貌出现在新的时代。

学习与思考

1. 比较《黄帝内经》与《难经》创作背景及二者的关系。
2. 论述《伤寒杂病论》书籍的流转过程及对中医学发展的意义。
3. 阐述温病学派的渊源和发展过程。
4. 比较河间派与易水派学术观点的异同。

第二章
中医中的儒家文化

　　儒家是以孔子为宗师的思想流派。《汉书·艺文志》曰："儒家者流，盖出于司徒之官，助人君顺阴阳明教化者也。游文于六经之中，留意于仁义之际，祖述尧舜，宪章文武，宗师仲尼，以重其言，于道最为高。"先秦儒家主要代表人物有孔子、曾子、子思、孟子、荀子等。孔子创立以"仁"为核心的思想体系。孟子追述孔子强调"仁政"，形成"性善论"人性观。荀子吸收道、墨、名、法等家思想，改造儒家思想，创立"性恶论"人性观。汉代武帝后，确立儒家学说为中国主导意识形态，并发展成汉儒经学。以后经宋明理学、心学，直到当代新儒学，儒家学说一直是中华文化之主流。医学是人类任何民族都应积极面对的知识和技能，儒家群体一直关注医药事业发展，并积极参与医药实践，形成了颇具中华文化特色的儒医文化。

第一节　儒家经典为建构中医理论提供了素材和原理

　　儒家学术是中华文化之母体，汗牛充栋的儒家经典蓄积着中华文化各类资源，孕育着中华文化各科学术的诞生。中医学术的形成需要实证经验素材和概念资料，更需要整理和建构这些材料的方法和原理。儒家经典为之提供了最初的中医学术需要，促成了中医理论的形成。

一、 儒家经典中的中医元素

儒家经典思想集中反映在《周易》《尚书》《诗经》《左传》《论语》《周礼》《仪礼》《礼记》《尔雅》《公羊传》《谷梁传》《孝经》《孟子》等十三部儒家经典著作中。后人所说的儒学四书五经均取之于如上十三部经典。四书，即《大学》《中庸》《论语》《孟子》；五经，即《周易》《尚书》《诗经》《周礼》《春秋》。这些经典文献承载诸多医药学内容，成为后世构建中医药理论不可或缺之要素。

（一）儒家经典文献中的医学知识

《周易》为儒家十三经之首，是一部阐述我国古代宇宙观和科学观的自然哲学著作，其中关于天人相应、顺应自然、预防保健、疾病预测、身心健康的观念成为后世医家不断发掘的宝库。"一阴一阳之谓道""天地氤氲，万物化醇"反映了宇宙变化的规律。"天尊地卑，乾坤定矣……乾道成男，坤道成女；乾知大始，坤作成物……仰以观于天文，俯以察于地理，是故知幽明之故；原始反终，故知死生之说。"体现了天人相应、天地合一的有机整体观。"天行健，君子以自强不息"昭示人们要有一种健康向上的心态迎接新生活。"君子以思患而预防之"要求人们要防患于未然，积极养生。

《尚书》又称《书经》，是我国古代最早的历史文献。它载述了从尧舜至春秋1 800多年间的重要文献史料，对研究上古时期政治、经济、文化和自然科学都具有很高的学术价值。《尚书》对后世中医学的重大贡献是提出五行学说。《尚书·洪范》："五行：一曰水，二曰火，三曰木，四曰金，五曰土。水曰润下，火曰炎上，木曰曲直，金曰从革，土爰稼穑。润下作咸，炎上作苦，曲直作酸，从革作辛，稼穑作甘。"《尚书》还指出"若药弗瞑眩，厥疾弗瘳；若跣弗视地，厥足用伤"的治疗思想和"宽而栗，柔而立，愿而恭，乱而敬，扰而毅，直而温，简而廉，刚而塞，强而义。彰厥有常"的养生理念。

《论语》是孔子弟子及再传弟子以"仁"为核心编撰的伦理学著作。它对后世医学的贡献主要体现在医学伦理和饮食养生方面。孔子强调能行"恭、宽、信、敏、惠"五者，则"天下为仁"。《论语·里仁》说"吾道一以贯之"，"夫子之道，忠恕而已矣"。这些思想成为后世医学伦理学理论基础。《论语·乡党》说："食不厌精，脍不厌细。食饐而餲，鱼馁而肉败，不食。色恶，不食。臭恶，不食。失饪，不食。不时，不食。割不正，不食。不得其酱，不食"。这些理念对百姓良好饮食卫生习惯的养成有积极意义。

《孟子》是亚圣孟轲及其弟子主要儒学思想的记载。《孟子》对气与志的关系进行了辩证的思考。在《孟子》看来，志是人精神生活的重要方面，是精神的根本，气受志的约束，志主宰气的行进。《孟子·公孙丑上》云："夫志，气之帅也；气，体之充也。夫志至焉，气次焉。"这些思想对中医精气神思想的形成有启发作用。

《春秋》是我国最早的编年史，它记载了从鲁隐公到鲁哀公鲁国 12 个君主 242 年间鲁国内外发生的大事。其中记载有秦国名医医和的医病活动和他的六邪致病思想。如《春秋》记载了"晋侯求医于秦，秦使医和视之"的经过，并阐述了医和"六邪"致病理念，对中医学摆脱鬼神致病说，开启科学道路具有积极意义。

《礼记》对医学行为和医学规范形成有积极作用。《礼记·曲礼下》指出："君有疾，饮药，臣先尝之；亲有疾，饮药，子先尝之。"《礼记·祭义》曰："父母全而生之，子全而归之，可谓孝矣"，所谓全指"不亏其体，不辱其身"。《礼记·曲礼下》还指出："医不三世，不服其药。"这些思想对后世医学伦理理论的形成有指导意义。另外，《礼记》中的中庸思想对医学思维方式的形成有重要意义。

（二）儒家经典文献中的医药、疾病史料

《诗经》是反映远古时期我国劳动人民生活的文学作品。《诗经》载录有关动、植物及其种属 715 种，其中大部分可入药。这些记载比《神农本草经》早 300 多年，对药物学发展起到促进作用。《诗经》中还记载诸种病名，如疾首、烈假等。

《孟子》记述了"采薪之忧"与"寒疾"，"好货之疾"与"好色之疾"。《孟子·离娄上》还说："犹七年之病求三年之艾也。"

《周礼》是一部记载西周政治制度的典籍，详细论述了当时的职官编制、司掌内容和政典史料。《周礼》记载周皇宫的行政医官制度，指出医师是医学行政长官，医生有疾医、食医、疡医和兽医四种。"医师，掌管医之政令，聚毒药以供医事"，"疾医，掌养万民之疾病"，"食医，掌和王之六食、六饮、六膳、百馐、百酱、八珍之齐"。每类医生设有医官，实行分而治之。年末考核根据治疗等情况评定等级，十全为上，十失一次之，……十失四为下。该医政制度为后世医政建设提供了借鉴。

二、儒家中庸之道与中医学术

（一）儒家中庸思想

儒家经典著作对中庸思想多有阐述。《论语》记载古圣王尧、舜在临终传位时，对后主有共同的嘱咐"允执其中"，即切实地抓住事物的两端或对立双方之间的中心点，不可过之，也不可不及。《礼记·中庸》载："执其两端，用其中于民。"告知统治者，对百姓既不能过分残暴，也不可宽厚无治。"中"是位置概念，即不上不下、不里不外、不偏不倚；"庸"有两意，即"用""常"。"中庸"之意是用中，以中为常道。

儒家中庸思想从本体论出发阐述世界的存在表现为中庸、中和的同时，进入到社会领域阐述人的存在和行为也要求遵守中庸原则。中庸作为方法论原则，成为儒家构建理想道德社会的法宝。《礼记·中庸》载："中也者，天下之大本也。和也者，天下之达道也。致中和，天地位焉，万物育焉。"《论语·学而》说："礼之用，和为贵。"《论语·雍也》说："中庸之为德也，其至矣乎！"显然，儒家已把"中庸"原则作为最高道德标准和修养境界。唐宋诸儒认为，从尧舜传到孔子，有一道得传，那就是"中"与"和"。

（二）中庸思想在中医理论中的表现

首先，中医学认为人体阴阳平衡表明人体健康。《素问·调经论》认为"阴阳均平，以充其形，九候若一，名曰平人"。《灵枢·终始》说："平人者不病，不病者，脉口、人迎应四时也。上下相应，而俱往来也，六经之脉不结动也。"匀平体现的是阴阳平衡、血气中和。平人则指健康、正常之人。阴阳平衡另一层意思是阴阳双方各守其责，相互协作，以适中、适度为准。《素问·阴阳应象大论》提出："阴在内，阳之守也；阳在外，阴之使也。"阴主藏精，阳主卫外，彼此依存，相互为用。人整体功能状态取决于各部分功能适度的作用和配合。中医学称的"阴阳均平"之平人，就是中正平和之人，健康无病之人。健康之人满足以下条件：其一，机体自身的阴阳平衡，即人体阴阳二气无过、无不及，交融感荡，高度和谐的最佳状态；其二，机体与自然、社会环境的阴阳平衡，即人体脏腑运作、气血周流与天地四时阴阳变化同步相应，人生志趣情志、所作所为与社会氛围、观念、习俗等协调适应。

其次，中医学强调人体阴阳失衡意味人体病态。《素问·生气通天论》载"生之本，本于阴阳"，"阴不胜其阳，则脉流薄疾，并乃狂；阳不胜其阴，则五脏气争，九窍不通"，"阴阳乖戾，疾病乃起"。《素问·调经论》载"阳虚生外寒，阴虚生内热"，"血有余则怒，不足则恐"，"气有余则喘咳上气，不足则息利少气"，"形有余则腹胀，泾溲不利，不足则四肢不用"，"志有余则腹胀食泄，不足则厥"。中医学把时气失常、情志过激、饮食失节、劳逸失度等多个方面视为发病之原因。事实上，这些原因都可归结为阴阳失衡。

再次，中医学把恢复人体阴阳平衡视为治病基本原则。《黄帝内经》指出"治病必求于本"，"谨察阴阳所在而调之，以平为期"。尽管治法无穷，但根本大法为"补其不足，泻其有余"。《伤寒论》指出："凡病若发汗，若吐，若下，若亡血，亡津液，阴阳自和者必自愈。"中医学把阴阳不平衡具体表现归结为寒、热、表、里、虚、实，把调节阴阳归结为调节寒热、虚实、表里。如《素问·至真要大论》指出："从内之外者，调其内；从外之内者，治其外；从内之外而盛于外者，先调其内而后治其外；从外之内而盛于内者，先治其外而后调其内；中外不相及，则治主病。"在调节阴阳具体措施方面，《素问·至真要大论》说："微者逆之，甚者从之，坚者削之，客者除之，劳者温之，结者散之，留者攻之，燥者濡之，急者缓之，散者收之，损者温之。"

最后，中医学把调和阴阳视为保健养生之法。中医学强调治未病，保持身体健康，延年益寿。为实现这一目标，中医学提出诸多养生之法。从天人合一角度看，要顺应自然，根据自然界阴阳消长变化来调节自身，进行养生。《素问·四气调神大论》说："夫四时阴阳者，万物之根本也，所以圣人春夏养阳，秋冬养阴，以从其根。"从精神情志角度看，要恬淡虚无，调摄精神，保养正气。《素问·上古天真论》说："恬淡虚无，真气从之，精神内守，病安从来？"从生活起居看，要起居有常，根据个体情况安排起居作息。《素问·宣明五气》说："久视伤血，久卧伤气，久坐伤肉、久立伤骨、久行伤筋。"从饮食角度看，要饮食有节，定时定量，合理搭配，五味调和。《素问·四气调神大论》说："节饮食，适劳逸。"从性行为角度看，要法于阴阳，慎房事，节欲保精，以养护先天之本。

中医各种治疗方法都体现了调和致中思想。在针刺方面，《素问·阴阳应象大论》讲："故善用针者，从阴引阳，从阳引阴，以右治左，以左治右。"在用药方面，中医强调君、臣、佐、使诸药的配伍，无疑是调和致中。为防某药性太过伤正，《黄帝内经》主张用反佐法以制约其太过，也体现了在调制过程中的"平治于权衡"的特点。

另外，中和思想在中医五行学说中表现为相生相克、互为制化关系。五行中任何两部分由于总有相胜（相克）或相生关系，表面上看是不平衡的，然而就五行整体看，生和克在整合的机体中表现出综合的、动态的相互平衡。五行中的每一行，由于既生它、又被生，既克它、又被克，在机体藏象上的表现呈现出动态均势。可见五行所达到的平衡，不是绝对静止，而是建立在运动基础上的循环运动。当某一行太强或太弱时候，就会出现乘或侮的不正常情况，五行固有的和谐、平衡状态就会被打破，反映在机体上则表现为疾病。五行生克运动表面上看是周而复始循环，实际上反映了生命体整体和谐、动态平衡的本质。

《黄帝内经》依据五行生克变化平衡关系，提出五脏调节法则。《素问·气交变大论》说："胜复盛衰不能相多也，往来大小不能相过也，用之升降不能相无也，各从其动而复之耳。"《素问·五常政大论》也讲："微者复微，甚者复甚，气之常也。"意思是所有"报复"行为的轻重，都随太过、不及所引起的过度克伐大小而定。中医依据五行相克相生原则，提出五脏多渠道调节机制。如肝郁生火，除直接疏肝气、养肝血、畅肝用外，可根据病情依五行生克原则，通过泻子虚母（清心水）、滋水涵木（养肾水）、培土悔木（健脾土）、宣肺抑肝（悲胜怒）等法控肝火。

三、 儒家元气论与中医理论

（一）儒家元气论的发展脉络

1．汉代儒家元气论

汉儒董仲舒首提元气生万物论。他在《春秋繁露·重政》中说："是以春秋变一谓之元，元犹原也，其义以随天地终始也。……故元者为万物之本，而人之元在焉。"在董仲舒看来，元气是指原始的最初的气，而万物则由元气所生成。董仲舒认为既然万物由元气始，元气为万物之母，那么万物就可相互感应，于是他提出天人感应之说。《春秋繁露·王道》说："王正，则元气和顺，风雨时……王不正，则上变天，贼气并见。"汉儒王充提出元气自然论，发展董仲舒元气说。他认为天地万物，包括人都由元气所生。他在《论衡·齐世》中说："天不变易，气不改更。上世之民，下世之民也，俱禀元气。"但他反对超自然造物主存在。他在《论衡·自然》中指出"天地合气，万物自生，犹夫妇合气，子自生矣"，不认同董仲舒的天人感应说，认为人世间发生的事情与天没有关系，反对对天人格化和神秘化处理。

2. 唐代儒家元气论

唐代柳宗元把王充气一元论思想发展到底，他在《天说》《天对》等作品中认为，天地间充满元气，元气分为阴阳二气，二气作用形成万物。他反对在元气之上虚构新的存在，认为天或上帝无意志，无思维，不能与人沟通，不能主宰人的思想，天人无法感应；元气自身内在阴阳二气作用是万物变化生成之动因。刘禹锡在气一元论基础上继续阐述天、人自然属性和天人关系。他认为，天不过是有形自然物中最大的存在而已，人不过是自然界动物中最突出的而已，都是自然之存在。他还认为，人有智，能执人理，在世界万物中有特殊地位，并能"与天交相胜"，即发挥人的能动性对自然做出改变。

3. 宋代儒家元气论

宋代理学家对元气气化生产万物机理探讨最为深入的哲学家是张载。张载提出"太虚即气"观点。"太虚"一词最早出现在《庄子·知北游》，"太虚"言指虚幻境界。张载"太虚即气"把太虚和抽象的物质之气联系起来，其基本观点如下：其一，太虚是极为细微的连续状态的物质。太虚是气散而未聚的本体状态，万物是气的不同凝聚态，气凝聚而成有形万物，万物散为气又复归无形太虚，这是自然的必然。其二，太虚气化成有形万物的过程中内含气化本性。太虚即气，气之所以能变化是因为它本身包含对立两个方面，"气有阴阳"，阴阳作用是变化的源泉和动力。气化过程是聚散过程，不是气的生灭过程，气聚散能力不会消失，运动是不灭的。

（二）元气论的中医学应用

1. 中医宇宙气化生成论

《素问·五常政大论》认为："气始而生化，气散而有形，气布而蕃育，气终而象变，其致一也。""其致一也"一语道出本体不变而一切为其所变的规律性，明确元气是物质世界的本源，宇宙万物皆由元气所化生的基本原理。那么元气如何化生出宇宙万物呢？

《黄帝内经》认为元气有阴阳二气构成。《素问·天元纪大论》说："阴阳者，天地之道也，万物之纲纪，变化之父母，生杀之本始，神明之府也，可不通乎！故物生谓之化，物极谓之变，阴阳不测谓之神，神用无方谓之圣。夫变化之为用也，在天为玄，在人为道，在地为化。化生五味，道生智，玄生神。神在天为风，在地为木；在天为热，在地为火；在天为湿，在地为土；在天为燥，在地为金；在天为寒，在地为水。"木火土金水五行、风寒暑湿燥火六气不外乎天之元气的变化。还说："故在天为气，在地成形，形气相感而化生万物矣。然天地者，万物之上下也；左右者，阴阳之道路也；水火者，阴阳之征兆也；金木者，生成之始终也。气有多少，形有盛衰，上下相召而损益彰也……太虚寥廓，肇基化元，万物资始，五运终天，布气真灵，总统坤元。九星悬朗，七曜周旋。曰阴曰阳，曰柔曰刚，幽显既位，寒暑弛张，生生化化，品物咸章。"整个自然界是阴阳元气所化。

元气也是构成和维持人体生命的基本物质。《素问·宝命全形论》指出："人以天地之气生，四时之法成。"《素问·六节藏象论》说："天食人以五气，地食人以五味。五气入鼻，藏于心肺，上使无色修明，音声能彰；五味入口，藏于肠胃，味有所藏，以养五气，气和而生，津液相成，神乃自生。"人体之气有禀受于父母之精气，饮食物中的水谷之精气，以及自然界中的清气。人体一身皆气：元气是维持生命活动最基本存在；宗气是居于胸中之气；营气是与血共行于脉中之气；卫气是守护于脉外的护养之气；精气是藏于肾中的生育之气；表现五脏技能及病理变化的有心气、肝气、脾气、肺气、肾气；抵御疾病的正气；导致疾病，损害机体的邪气等。气在体内运行状态有不同称谓，反映人体不同生命状况。气的升降沉浮功能为气机，生理的气机运行为气化，呼吸急促为气喘，心情烦闷为气闷，体内之气上升太过或下降不及为气逆，气体阻塞不通为气滞，人体机能不足为气虚。

2. 中医人体气化生理论

生命个体是生生有机体，它不断生长、发育，呈现诸多生命特征，即生理。中医认为，人体源于元气，是元气气化的结果，人体器官功能的发生和呈现是气作用之结果。血液、经络、脏腑和大脑等是人体主要构成单位通过气联系起来构成的有机体，又由各自功能的良性发挥才实现人体整体功能。中医认为，气能生血，气能行血，气能摄血，气为血之帅，血为气之母。《素问·至真要大论》说："气血正平，长有天命。"生命起源于精，维持于气血，表现为神。血液是流动于人体的基本物质，为人体各功能器官送去营养，保证各器官功能正常发挥。

大脑是人精神活动场所，大脑精神活动是如何开展的？《灵枢·经脉》说："人始生，先成精，精成而脑髓生。"《素问·刺法论》又明确指出："气生于脑。"人体元气是由父母之元精所化生，在胎形成之后父母元精先生脑。先天之精所化生之脑是元气之聚，是人体发育之源泉。人的脊髓上通于脑，髓聚而成脑，脑髓有赖肾精生化，人的精神活动与肾功能相关。

脏腑功能是人体生命之根本。脏腑功能不外乎一"气"字，其表现主要是各脏气功能的外显。譬如肾藏精，主人体生殖和发育。肾精称肾阴，又称元阴，为人体阴气之根；肾阳又称元阳，对人体各脏有温煦和生化作用，为人体阳气之根。肾精气充盈，则男、女皆有生殖能力。《素问·上古天真论》说："（男子）二八肾气盛，天癸至，精气溢泻，阴阳和，故能有子……八八天癸竭，精少，肾脏衰，形体皆极，则齿发去。"

3. 中医人体气化病理论

人体疾病发生与元气气化是否畅通有密切关系。《金匮要略·脏腑经络先后病脉证》说："客气邪风，中人多死。千般疢难，不越三条：一者，经络受邪，入脏腑，为内所因也；二者，四肢九窍，血脉相传，壅塞不通，为外皮肤所中也；三者，房室、金刀、虫兽所伤。"最早提出三种病源，强调人与自然界密切相连，五脏受自然邪气侵袭，会得重病。宋代陈言著《三因极一病证方论·三因论》，提出病因三因说："外则气血循环流注经络，喜伤六淫；内则精神魂魄志意思，喜伤七情……然六淫，天之常气，冒之则先自经络流入，内合于脏腑，为外所因；七情人之常性，动之则先自脏腑郁发，外形于肢体，为内所因；其如饮食饥饱、叫呼伤气、尽神度量、疲极筋力……有背常理，为不内外因。"外则六淫之气所害，内则魂魄神气之伤，不内不外皆因形损气伤，由此可知气为病因的关键。如《素问·调经论》所言："气血不和，百病乃变化而生。"

脏腑功能失常导致人体病态，不外乎一"气"字。譬如，肾主水，具有气化升清降浊作用，肾气不足，则气化失常，引起水液代谢的障碍而导致疾病；肾主纳气，肾气不足，摄纳无权，气便不能收纳而上浮，出现喘息的病变。肾主骨、生髓、通于脑，肾精虚少，则骨髓的化源不足，不能营养骨髓，则会出现骨髓脆弱无力，发育不全，如小儿软骨病就是肾精气不足所致。肾主骨，肾精不足，则牙齿动摇，或脱落；肾藏精，其华在发，而精血互滋，精足则血旺，头发的生机根于肾气，年老肾气衰，则毛发变白而脱落。

4. 中医运气学说

宋代时期中国科学技术达到空前水平，人们对外部世界的认识进入到对内在规律的寻求阶段，中医重术轻理之倾向为之一变。从历史看，自秦汉以来，中医便是师傅传授、耳提面命的方式，医书随时光流逝而谬误颇多，医书及医理都需整理。同时自中医学理论从汉代初步形成体系后，经魏晋到唐宋，近千年临床经验需要上升到医学理论。儒学历经汉代一统，佛学进入中原和唐代道统，宋代儒学吸收他家精华，以理学面貌兴起。理学格物穷理观念为医学创新提供了新理念。宋代医家从《素问》七篇大论中阐发运气学说，使之成为医学格物穷理之手段。金元医家进一步发扬光大这一思想，刘完素著《素问玄机原病式》称："医家之要，在于五运六气。"使运气学说成为医家之必修科目。"不读五运六气，检遍方书何济"流传于医界。

中医运气学说是古代医学与天文、历法、气象等多种学科有机结合之产物，是以阴阳五行观点研究四时气候变化规律及其对人体之影响的一种理论。它在一定程度上反映了自然变化节律和人体生命节律的某种一致性。中医运气学说承认，人体气血随一年四季五运六气的盛衰而变化，这种变化从人体脉象上可测知。中医运气学说把运气与病机的推求、处方用药的选择联系起来，如刘完素《素问玄机原病式》中说："观夫医者，唯以别阴阳虚实，最为枢要。识病之法，以其病气，归于五运六气之化，明可见矣。"刘完素以运气为说理工具，把病机作为疾病分类和辨证的纲领，并结合自己的临证经验演绎论治，再联系自己的处方用药原则研究运气变化规律。当然也有一些医家把运气学说做成公式、图表，脱离临床实际，用之疾病问卜。他们不用四诊合参，仅从患者生年干支和得病之日干支推算所患何病、所病何经、当现何症、当用何方，当于何日小愈或大凶。

四、 周易理论与中医学

（一）《周易》之书

《周易》由经文部分"易经"和传文部分"易传"两部分组成。前者由符号系统和文字系统构成；后者是战国以来解释易经之论文，其最大贡献是将易经从巫术变为哲学，从迷信变为理性。

易经的符号系统是阴阳两仪基本符号"--"（阴爻）"—"（阳爻）重叠生成的多个符号体系。如将"--"（阴爻）"—"（阳爻）重叠可生成四象（太阴、少阴、太阳、少阳）；三爻相重，可生成"八卦"（乾、坎、艮、震、巽、离、坤、兑）；再将八卦两相重叠，可生成《易经》的六十四卦。文字系统指爻辞、卦辞，统称筮辞，前者是述，即编者引用当时流行的歌谣及少量的原始史记，是非常生动形象的语言，属于"象辞"，共三百八十六爻辞；后者是作，是编者加上的占断吉凶的辞语，如"吉""悔""吝"等，属于"占辞"，共六十四卦辞。《易经》符号系统的来历、文字系统与符号系统的最初关联过程，可由《易传·系辞》解释来说明。《易传·系辞下》中说："古者包牺氏之王天下也，仰则观象于天，俯则观法于地，观鸟兽之文与地之宜，近取诸身，远取诸物，于是始作八卦，以通神明之德，以类万物之情。""圣人立象以尽意，设卦以尽情伪，系辞焉以尽其言。"

《易传》是对易经六十四卦的系统解读。传统认为《易传》作者是孔子，是孔子以儒家的宇宙观、伦理观和政治观对《易经》的理解和解释。但是孔子不能破坏卦爻符号、卦爻辞的神圣，不能不从象数、义理两方面来阐发其意蕴，可是他又必须突破巫术卜筮因素，确立其自己的思想体系。《易传》又称十翼，有七篇文献。第一篇《彖辞》直接解释该卦卦义，不涉及爻义，包括以义理德行释卦义、以爻位释卦义、以形象释卦义等；第二篇《象》解释卦象、爻象，前者为大象传，共六十四条，每条两句，前一句通过分析卦象解释卦名，后一句讲君子、先王等通过观象而得的做人启示；后者是小象传，有三百八十六条，主要以爻位法、取义法解释爻象。第三篇《文言》是仅对乾、坤两卦进行解释，孔子以答问形式发挥两卦的卦辞、爻辞的精微大义，讲解天地之德、君臣之义、为人处世、修齐治平方面的道理。第四篇《系辞》是对《易经》的通论，不仅总论占筮大义，而且诠释卦爻辞的观念，阐发《易经》基本原理，提出一系列哲学理念。如"一阴一阳之谓道"，"刚柔相推而生变化"，"易有太极，是生两仪"等。第五篇《说卦》专门解释"八卦"，说明八卦的性质、功能、方位、取象特征，突出乾、坤两卦对于其余震、巽、坎、离、艮、兑六卦的优先地位。第六篇《序卦》解释《易经》六十四卦的排列秩序及其蕴含的道理。第七篇《杂卦》说明六十四卦间的错杂关系，它把六十四卦分为三十二对组合关系，两两相对，对比说明。

《周易》的经传性质不同。从经文看，《周易》所载筮辞内容颇广，包括祭祀、战争、生产、商旅、婚姻、水旱灾害等，涉及哲学、政治、品德、科学等；从传文看，"十翼"讲的是儒家的政治思想、伦理、行为修养等。经是占筮书，传是哲学书，汉代二者合为一体，称为《周易》。易经由起源到编纂，历经公元前12世纪到公元前8世纪，是占筮家用来占筮的一种工具。易传是儒家研究经的论文集，著作时期从公元前4世纪到公元前2世纪。儒家以此为范本发挥他们的宇宙哲学与人生哲学。传并不传经，作者只是在于借此发挥儒家的思想而已，是对经的引申扩展，而不是注释。

作为儒家经典，《周易》的价值在于它的哲学思想。它的精华在于它不但为中华民族提供了伦理价值、审美意识及行为习惯，而且还提供了思维方式，如整体思维、功能思维、形象思维和变易思维等。这些渗透到民族心理，影响着我国科学、技术以及人文知识的发展走向。

（二）易医同源

易医源于共同始祖。《黄帝内经》序中说："伏羲、神农、黄帝之书，谓之《三坟》，言大道也。"伏羲、神农、黄帝被称为上古时代三皇。伏羲氏，既是易学鼻祖，也是中医学开山鼻祖。他创立先天八卦，为易学先行；又创制九针，为针灸之起源。后来出现夏代《连山易》、商代《归藏易》、周代《易经》。神农氏尝百草，发现中草药，后人著《神农本草经》。黄帝与臣子商讨医学理法问题，而有《黄帝内经》。后世源于易学的儒学把三皇和周文王视为儒家先祖。儒学集大成者孔子对周文王所传《易经》大加追捧，并注释发挥完成《易传》。从历史脉络看，儒学在直接继承易学基础上同时承认了医学的地位，并有意实现易医在儒学中的统一。不过这个目标，随着儒学对社会道德的格外关注而受挫，直到宋代儒医流行，亦儒亦医，易医儒在一定程度上才得以实现。

从《周易》《黄帝内经》成书时间看，也能窥见易医关系。《易经》成书于公元前12世纪到公元前8世纪，而《易传》成书于春秋战国之交，即公元前4世纪至公元前2世纪。《黄帝内经》非一人一时所作，是战国先秦至西汉医学总汇，但最后成书在西汉，即成书于公元前2世纪到公元前1世纪。《易经》的成书早于《黄帝内经》数百年，《易传》也早于《黄帝内经》，从时间上看，《易经》《易传》对《黄帝内经》产生影响顺理成章。

易医有共同思想基础。天人合一为易医共同原理。《周易·系辞》指出："天尊地卑，乾坤定矣……乾道成男，坤道成女；乾知大使，坤作成物……仰以观于天文，俯以察于地理，是故知幽明之故；原始反终，故知死生之说。"《黄帝内经·素问》指出："人生于地，悬命于天，天地合气，命之曰人。"中医把人的生命与自然界密切关联。在观察人体、诊断疾病、用药治疗、辅助调理诸方面，中医学都贯穿着天人合一思维方式。

易医同遵阴阳之道。明代医学大家张介宾作《类经》提易医同源论。他说："天地之道，以阴阳二气而造化万物；人生之理，以阴阳二气而长养百骸。易者易也，具阴阳动静之妙；医者意也，合阴阳消长之机。虽阴阳已备于《黄帝内经》，而变化莫大于《周易》。故天人一理者，一此阴阳也；易医同源者，同此变化也。岂非易医相通，理无二致，可以医而不知易呼？"他还在《类经》中进一步指出："人身小天地，真无一毫之相间也。今夫天地之理具乎易，而身心之理独不具易乎？天地之易，外易也，身心之易，内易也。内外熟亲？天人熟近？故必求诸己而后可以求诸人，先乎内而后可以及乎外；是物理之易犹可缓，而身心之易不容忽。"这要求为医之人要接受易学思想。

易医互为表里。易主大宇宙，探讨天文、地理、人事无所不包；医主小宇宙，即人的生、长、壮、老、已无所不纳。显然，《周易》是外易，《黄帝内经》是内易。易为医之理，医为易之用，二者互为表里。

（三）《周易》理论在中医药学中的运用

《周易》三才观广泛运用在中医药学中。《周易·系辞》说："《易》之为书也，广大悉备。有天道焉，有人道焉，有地道焉。兼三才而两之，故六；六者非它也，三才之道也。"即是说，《易经》作为一本书来讲，它涵盖内容广大，包含有天道、地道、人道，两两相对，即成六爻。《周易·说卦》曰："昔者圣人之作《易》也，将以顺性命之理。是以立天之道曰阴与阳，立地之道曰柔与刚，立人之道曰仁与义。兼三才而两之，故易六画而成卦。"也就是说，圣贤之所以写作《易经》，是打算用以展示遵循万物属性与自然命运变化规律的道理。所以确立天的道理，分为阴阳，确立地的道理，分为刚柔，确立人世间的道理，分为仁与义。六爻都兼含三才道理而两两相合，所以《易经》中的卦都是六爻而成卦。《周易》通过对六爻而成卦的阐述，建构自己的体系结构和内容价值，通过卦爻来说明、分析、研究天地人三才之道的发展变化情况。

周易三才思维在中医学理论中运用十分普遍。中医学认为人体是小宇宙，对应于大宇宙，人体由三部九候构成。《素问·三部九候论》指出："有下部，有中部，有上部，部各有三候。三候者，有天，有地，有人也……上部天，两额之动脉；上部地，两颊之动脉；上部人，耳前之动脉。中部天，手太阴也；中部地，手阳明也；中部人，手少阴也。下部天，足厥阴也；下部地，足少阴也；下部人，足太阴也。故下部之天以候肝，地以候肾，人以候脾胃之气。中部之天以候肺，地以候胸中之气，人以候心。上部天以候头角之气，地以候口齿之气，人以候耳目之气。三部者，各有天，各有地，各有人，三而成天，三而成地，三而成人，三儿三之，合则为九。"中医病因学说指出，天之六气……风、火、暑、湿、燥、寒；地之六气……雾、露、雨、雹、冰、泥；人之六味……酸、苦、甘、辛、咸、淡，是发病的三个方面。天邪引发的疾病多在上焦；地邪引发的疾病多在下焦；人本身的致病因素引发的疾病多在中焦。上中下三焦，与天、人、地相对。中医学认为人的生老病死不仅与自然界相关，也与人构成的社会及人之身心有关。凡防病养生，需要对外界无奢求，淡名利，协调人与人关系，摆正人与社会关系。

周易三才思维在中医临床遣方用药方面有应用。如三才封髓丹以天门冬补肺以生水,取天与上焦对应;熟地黄补肾以滋阴,取地与下焦对应;人参补脾以益气,取人与中焦对应。《医方集解》解释说:"以药有天地人之名,而补亦在上中下之分,是天地位育,参赞居中,故曰三才也。"

《周易》曰"易有太极,是生两仪……",把太极解释为最高本体的含义。宋代理学家周敦颐发展儒家学说著《太极图说》,构造一个纳自然、社会、人生为统一体的图式。他在《太极图说》中说:"无极而太极。太极动而生阳;动极而静,静而生阴。静极复动。一动一静,互为其根。分阴分阳,两仪立也。阳变阴合,而生水火木金土,五气顺布,四时行也。五行一阴阳也,阴阳一太极,太极本无极也。五行之生也,各一其性。无极之真,二五之精,妙合而凝。乾道成男,坤道成女。二气交感,化生万物,万物生生而变化无穷也……"按照中医学"天人相应"理论,人体本原的探究与宇宙本原之推求是相通的,人身应有一太极。朱熹曾说:"人人有一太极,物物有一太极"。明清医家受朱熹之影响,提出人身有一太极为人身之大主,并进而认为人体之命门相当于天地之太极。基于理学家的"太极"理念,明清医学家对命门赋予新的医学内涵。他们展开对命门的人体生理、病理认识,建立了"太极(命门)—阴阳(水火)—五脏"的生命认知模式,深化了对中医学生命本质的认识,完善了中医学脏腑理论。

第二节 儒家"仁"学理论塑造了中医学特有体系

儒家崇尚仁义、礼乐,提倡中庸、忠恕,主张德治、仁政,重视伦理道德教育。作为中国传统文化之主流,儒家伦理观念是我国民众价值实践之主导理念。中医学在形成和发展过程中,深受儒家伦理思想影响,其内容体系有着浓重的儒家价值取向。

一、儒家仁孝文化使中医老年医学备受关注

儒家经典《论语》中"孝"字出现19次,《论语》重点解读了"孝"道的含义。以《论语》看,"孝"道有如下之含义:其一,"孝"是对父母发自内心的孝敬。其二,"孝"是对父母的赡养及对丧葬、祭祀等礼制的严格遵守。其三,"孝"是继承、遵守祖先的遗志和事业。"孝"是修身、齐家、治国、平天下的根本要道。孔子、孟子都认为,尧舜时代的氏族部落首领的成功之道,就是讲究"孝悌而已",只要推行孝悌之道治天下,就很少有人"犯上作乱"。如果大家都能"亲其亲,长其长",那么就会天下大治。

敬老尊老的仁孝理念吸引医生从事老年病的研究和治疗。《礼记·曲礼下》载:

"君有疾，饮药，臣先尝之；亲有疾，饮药，子先尝之。"《史记·扁鹊仓公列传》记载扁鹊行医，周游列国"闻周人爱老人，即为耳目痹医"。金元医家张从正博览医书，勤于医学实践，著医书《儒门事亲》提醒医家从事医学之目的是仁孝亲人。金元大家朱丹溪本行儒子业，但念及母病便改修医业。正是"为人子"要行"仁孝"，而激发了知晓老年健康知识之动力，中医老年医学理论备受关注。《黄帝内经》事实上也是一本养老防老医著，为后世老年医学发展奠定了基础。唐代孙思邈的《千金翼方·养老大例》是我国最早的阐述老年医疗的专论。宋代陈直的《养老奉亲书》是世界现存最早的一本老年病学专著。以后，元代邹铉著《寿亲养老新书》，明代徐春甫著《老老余编》，清代曹廷栋著《老老恒言》等。

二、 儒家仁孝观念对中医养生学之影响

追求健康、长寿是中医养生学之目标。在如何实现该目标方面，儒家仁孝学说提出道德养生理念，对中医养生学说的形成和发展有深远影响。

首先，身体健康、长寿是"孝"的重要体现。古人把天年视为长寿，天年是多少呢？《素问》说："上古之人，春秋皆度百岁，而动作不衰。"《尚书》以百二十岁为寿。稽康《养生论》说："或云上百二十，古今所同。"《孟子》讲："事孰为大？事亲为大；守孰为大？守身为大。……失其身而能事其亲者，吾未之闻也。"其意是如果自身不保，如何侍奉父母？故平时要重视身体调摄与生活节制。张仲景在《伤寒杂病论·序》中从仁孝出发谈及防病养生责任，他说："留神医药，精究方术，上以疗君亲之疾，下以救贫贱之厄，中以保身长全，以养其生。"

其次，注重道德修养能够防老。孔子认为智士仁人长寿的共同特点在于善于养性，提升道德修养。孟子曰"吾善养吾浩然之气"，并强调浩然之气是"富贵不能淫，贫贱不能移，威武不能屈"。显然这种浩然正气是道德之气，是养性所得，益于生命。养成这种浩然正气，能使人以一种积极的人生态度面对客观环境之变换，不断调整自身来适应这种变化。历史上不少智士仁人通过长年的修身养性，实现了长寿目的。唐代孙思邈幼时因病学医，隐居乡野，勤奋不怠，仁爱不矜，博览前贤众方，救贫疾乡邻于水火，不仅医术精湛，且医德高尚。史上记载其寿命101岁。

最后，"仁者静，静者寿"是儒家坚信道德养生基本原则。《孔子家语》中说："哀公问于孔子：'智者寿乎？仁者寿乎？'孔子对曰：'然。'"《论语》中说："智者动，仁者静；智者乐，仁者寿。"仁者之所以寿，是因为"仁者静"。《大学》进一步解释仁者寿的原因，"静而后能安，安而后能虑，虑而后能得。物有本末，事有终始。知所先后，则近道矣。"仁者能静下心来，思考和把握事物的原理，知道是非曲直、荣辱得失，在行动中正确面对它们。董仲舒认为："仁者之所以多寿，内无贪而内清静……"显然，这些思想与《素问》"内无思想之患，以恬愉为务，以自得为功，形体不敝，精神不散，亦可以百岁"的养生理念是一致的。

三、 儒家仁学理论催生医学伦理学说

儒家学说中的"仁"包括人格意识、人类意识、人为贵意识与人和意识四个方面。人格意识，即作为人必须自我修养，养成仁、孝、礼、智、信的内在人格结构。人类意识指仁不仅局限于自亲、家族，还要包括社会上的所有人，仁爱众人，如《论语》说："四海之内皆兄弟也。"人为贵意识把人与他物区别开来，人为本，人为大，重人身要胜过物。人和意识强调人与人之间要建立中和的关系，如《论语》说："礼之用，和为贵。""中庸之为德也，其至矣乎？"儒家仁学理论对我国医家影响很大，尤其是儒医，他们把仁学理论与医学研究、临床实践结合起来，探索指导自己医学行为的道德规范。

受儒家仁学思想影响，我国古代医家著书立说，要么有专篇，要么在首序、后跋，或者书中字里行间总有一些有关医生行为道德的论述。《黄帝内经》在《素问》中已有"疏五过论""征四失论"等医学道德专篇论述，形成了较为完备的医学道德思想。《素问·宝命全形论》"天覆地载，万物悉备，莫贵于人"确立了人命至重的医德原则。《素问·阴阳应象大论》曰："治病必求于本。"《素问·五脏别论》曰："拘于鬼神者，不可与言至德，恶于针石者，不可与言至巧。"对医家提出德术要求。《素问·气交变大论》曰："得其人不教，是谓失道，传非其人，慢泄天宝。"《黄帝内经》曰："生神之理，可著于竹帛，不可传于子孙。"提出"非其人勿教"的医学教育理念。唐代医家孙思邈在医学名著《千金要方》中作医德专篇《大医精诚》对医生提出医德要求：慈悲为怀，急病人之所急；思想纯正，不贪图钱财；严肃认真，不随意调笑；谦虚为上，不炫耀功名；以己度人，行儒家忠恕之道。宋代以后，大批儒生涌入医学，他们视医学为仁术，"不为良相，便为良医"，积极参与医学道德建设，进一步完善了中医道德规范。

四、 儒家乐礼观念对中医理论形成之影响

在传统文化中，礼乐并称，关系密切，因为"礼""乐"二者同源于古代巫术仪式。后来礼与乐分离，礼则作为一种统治秩序和社会规范，被儒家纳入仁学结构中。而乐作为表达礼的形式，当礼分离后，仅剩下音乐的内容。儒家重视对人的教化，强调音乐的教化作用。儒学认为，音乐能够和乐心境，怡乐心情，畅顺气血，有益健康。《礼记·乐记》记载："乐者，音之所由生也，其本在人心之感于物也……正声感人，而顺气应之，顺气成象，而和乐兴焉……耳目聪明，血气和平。"《荀子·乐论》指出："夫乐者，乐也。人情之所必不免也……而人之道，声音、动静、性术之变尽是矣。故人不能不乐。"儒家还指出音乐有倡导中和，协调人际关系的作用。孔子认为，礼和乐基本目标是一致的，礼是从外在方面来规范人的行为举止，乐是直接诉诸人的内在心

理。《礼记·乐记》指出："乐者，天地之和也，礼者，天地之序也。和，故百物皆化，序，故群物皆别。"荀子认为："乐在宗庙中，君臣上下同听之，则莫不和敬；闺门之内，父子兄弟同听之，则莫不和亲；乡里族长之中，长少同听之，则莫不和顺。"

儒家乐礼观念对传统医学理论的形成有一定的指导作用。中医认为音乐对人体情志及脏腑功能有调节功能。《黄帝内经》以阴阳五行理论为指导，将五行、五音、五脏等相匹配，即把音乐的节律与人的情感韵律、脏腑行骸等构成一个相互感应的同构系统。五音指宫调式、商调式、角调式、徵调式、羽调式五种调式的音乐。五行五脏五音配属法，即将肝木配角、心火配徵、脾土配宫、肺金配商、肾水配羽形成的同构系统，正适合传统音乐疗法健身治病的机理。以和乐的调式、节奏与人体的情感韵律相协调，可实现移情易性目的，达到医疗之效果。肝气展放疏泄，配角调，能防治气郁和肝胆疏泄失调；心气炎上升腾，配徵调，能防治心气不足所致的疾病；脾气趋于平稳，配宫调，能调节脾胃升降，防治气机升降紊乱所致疾病；肺气内收清肃，配商调，能调节肺气宣降，防治气疏泄太过；肾气下降沉固，配羽调，促进人体气机下降，防治肾功能不足。运用不同调式的音乐，通过音乐声波震荡，有选择地影响了人体内气机的运动形式，达到调整人体功能的效果。司马迁在《史记·乐书》中也说："闻宫音，使人温舒而广大；闻商音，使人方正而好义；闻角音，使人恻隐而爱人；闻徵音，使人乐善而好施；闻羽音，使人整齐而好礼。"

五、儒学政治伦理对中医理论形成之影响

儒学在政治上坚信社会等级观念和政治特权思想，认为社会成员的社会地位是先天决定的，每个阶层的政治权力是天赋的，只可维持，不可改变。儒学一向重视修身、教育，提升公民政治伦理素养，来维持这种政治信条，实现其社会理想。儒学认为，向外通过接近懂道的圣人，向圣人问道，效法楷模，"见贤思齐"来提升自己；向内不断内省、检讨，并参照圣人标准，提出修炼计划，"吾日三省吾身"。儒家倡导的政治结构是一种先定的君臣关系、父子关系，这种关系被伦理关系所固化。每一个人通过道德修炼，成为这种稳固政治伦理关系的信奉者。儒家认为，作为一个君子就应该维护这种关系，忠君保民，做官从政，建功立业，管理国家，修身、齐家、治国、平天下。儒家教育是一种政治伦理教育，学而优则仕，做官为第一要务，政治为第一学问，为官成为习儒者人生目标。

受儒学政治伦理观念影响，我国医家从来都不是游离于政治之外的贤明之士。在他们内心深处往往有着极大的自负，"不为良相，便为良医"，从政、参政愿望永远是他们心中难解的情结。他们一有机会，这一政治情结便会通过他们的言谈、医理阐述呈现出来。中医理论中有心者君主之官，肺者相傅之官，脾者仓廪之官，肝者将军之官，肾者作强之官。中药理论在讲配伍时有"君臣佐使"之说。魏晋医家葛洪把一身与一国相比较，《抱朴子·地真》载："故一人之身，一国之象也。胸腹之位，犹宫室

也；四肢之列，犹郊境也；骨节之分，犹百官也；神犹君也，血犹臣也，气犹民也。故知治身，则能治国也。"明代医家徐春甫把治国与治病类比，他在《古今医统大全》中说："治乱，证也；纪纲，脉也；道德刑政，方与法也；人才，药也。……秦用酷刑苛法以钳天下，天下苦之，而汉乘之以宽大，守之以宁一，其方与证对。其用药也无舛，天下之病，有不疗者鲜也。"

医学理论不仅源于政治，而且为政治服务。五行学说是中国人的思想律，五行与五脏的配伍关系是中医理论的核心，但其配伍关系也随政治需要而变化。战国到西汉中期，医家坚信：脾属木，肺属火，心属土，肝属金，肾属水，与《黄帝内经》肺金、心火、肝木、脾土、肾水属法不同，《黄帝内经》属法是东汉的通行属法。古人认为"心"行之君也，是神明之主，身以心为主，国以君为主。汉替秦后，汉力主改秦水德为土德，取土胜水之义，以合汉胜秦之政体。所以，"心"应属土，面南立人就有南为肺火、右（西）为肝金、左（东）为脾木、下（北）为肾水。东汉时，著名学者刘向根据易理主张汉为火德，东汉光武帝改制，更"汉为火德，色尚赤"，这一政治行为使学术重土转重火，出现了肺金、心火、肝木、脾土、肾水的属法。另外，中医把君臣政治关系用于论述君火与相火的关系深化了中医思想。

第三节　儒家文化对中医学发展的社会影响

儒家文化是中医学诞生、发展之土壤。儒家思想不仅对中医理论体系的建构有直接指导作用，而且对作为建制化的中医学发展有社会影响作用。在中国历史上，中医理论不断脱胎换骨，逐渐体系化、科学化，医家队伍不断优化，社会对中医学给予更多的关注和认可，这些都与儒家文化的推动分不开。当然，也有一些儒家文化因素对中医学发展带来负面影响。

一、儒家积极入世的人生态度改变了医学的社会认知

先秦时代，医学被视为"禁方"，常以师徒形式私下传授，为君子不齿。两汉后，儒学复兴，儒家崇尚仁德，启迪民智，教育为本思想深入民心，接受儒学教育，长知识、有文化成为民风。儒生不断增加，他们以理性的眼光观察世界，整理知识，为医学的传播和发展提供了人力资源。儒生以仁爱为本，其政治理想是修身、齐家、治国、平天下。仁爱天下，救民于水火是儒生实现其道德人格的途径。儒生把一生精力献于医学，是符合其价值导向的。所以，汉代以后，儒生大量流入医学，直到宋代儒医已成为医界主流。名儒大家在医学上造诣颇深的比比皆是。东汉张仲景是儒学弟子，又是朝廷高官，出于"仁爱之理想"，潜心医学，成为医圣。晋代皇甫谧是一代名儒，一

生所著诗、赋、颂、论其多，如《帝王世纪》《逸士传》《列女传》《释劝论》《玄晏春秋》等。但皇甫谧更爱医学，他苦读《素问》《灵枢》《明堂孔穴针灸治要》等，并结合个人经验，编著《针灸甲乙经》，被后世尊为"中医针灸之祖"。隋唐巢元方、孙思邈、王勃、王焘，宋代王安石、苏轼、沈括、陆游等都既是儒学名家又是医学高手。大量名儒进入医学领域大大提高医学的社会地位，带动社会民众关注医学，投身医学。

二、 儒医优化医生结构， 推动医学发展

宋代前的医生多是凭祖传经验行医，由于靠祖辈经验传播，学医懂医之人有限，医生文化素养低，解决问题能力不高，医疗水平较低。宋代以后，儒医成为医生主流。儒医具有较高文化修养，能博览全书，并吸收天文、地理、历法、哲学等多学科知识来研究医理，总结临床经验，扩展医学知识，并写成医著，向后人传播。同时，儒学重生轻死、重学识轻无知、重人事轻鬼神的思想，对儒医坚持科学反对迷信，进行科学思维，摆脱鬼神约束有积极作用。作为一个称职医生，第一有较高的道德修养，有仁爱之心；第二善于临床实践，面对各种疾病都愿意亲临一线；第三有丰富的知识，不仅对古今医学知识了如指掌，还要上知天文，下知地理，中知人事；第四有积极的人生态度，乐于进取，笑对人生。在儒医的知识结构和能力结构中，四方面都有较高的修炼要求。显然，儒医的大量出现是医学进步的征兆和保证。宋代是我国医学发展较快时期，宋代儒学借鉴佛道思想，形成新的理学体系，以求对客观事物之理的掌握。格物致知、学习研修，获取物理、事理、医理等成为雅士风潮。医学成为宋儒仁爱求知明理之对象，由此带来了医学的繁荣，促成医药分家和以后金元时期医家分派之景象。

三、 儒生对中医文献的整理， 抢救和保存了医学经典

儒家精于对知识的整理和汇集。我国最早文字资料都由儒生整理保存下来。儒学四书五经是儒生对中华文明五千年知识的总汇编。儒家在整理这些知识过程中积累了一整套学问和规范，考据、校勘、编注、著录、汇集，每一步都精益求精，务求准确无误。儒医对医学文献整理做出重大贡献，如果没有儒医对古代医学经典的整理和保存，中医学难以存在。中医"四大经典"成书较早，由于战乱、断简、虫蛀和朝代更迭等诸多原因，从西晋开始几乎绝传，后经儒医王叔和、王冰、掌禹锡、林亿、成无己等人的不断整理才流传下来。宋代政府主推儒学，大量儒生被召入宫，整理和汇集医学文献，形成一庞大的医籍整理队伍。宋代每位皇帝都倾心于本草整理，先后推出《开宝本草》《嘉祐本草》《大观本草》《政和本草》。明清时代，政府出于对儒生的控制，提倡对古文字考据整理，并对有功儒生进行褒奖，大批儒生埋头于古文献考据中。《永乐大典》《四库全书》等书凝聚了多少儒生一生的汗水和荣耀。政府的示范作用，

儒生光宗耀祖的人生理想，吸引儒生投入到对医籍的整理、注释和研讨中。他们私下收集、整理、研读医书，刻板印刷。宋代以来有关四大经典的注释、考据之书可谓汗牛充栋。这些工作在一定程度上促进了中医学的繁荣。

四、 儒学教育理念引入医学， 促进了医学知识的普及

孔子强调人本性的可缩性，认为教育手段是改变人性的关键。孔子最早开办私学，研究教育规律，把道德教育与知识技能教育有机结合，以好的德行规范人的行为，以有用的知识技能开启人的智慧。在我国的医学教育中，儒学教育理念被医学教育所采用。我国儒学有完善的教育制度和有效公平的考核办法。自唐代以来，我国医学教育仿照儒学教育，创设医学教育体制，如唐代太医署建立教育机构，制定招生、考核制度，设立有医学、针灸、按摩等博士和助教岗位，人数多达600人以上。北宋有太医署管理全国医学教育，编制医学教材，制定考试规程，评定医学效果。不论公办医学，还是民间师带徒式医学，其教学内容、教学方式都受儒学教育思想影响。道德教育成为医学教育的核心内容，使医学真正成为治病救人、健康养生的知识技能。

五、 儒家思想对中医学发展有制约作用

儒学"仁孝"观念抑止了生理解剖学的诞生和发展，制约了对人体结构的了解，使医学对人体结构的了解停留在臆想层面，影响了中医学发展方向。《孝经》载："身体发肤受之父母，不敢毁伤，孝之始也。"《礼记》记载一件事，乐正子下台阶时不小心把脚扭伤了，几个月出不了门，他很忧伤，别人问他为何不快，乐正子回答："父母全而生之，子全而归之，可谓孝矣。"《宋书》记载："时沛郡相县唐赐，往比村朱起母彭家饮酒还，因得病，吐蛊虫十余枚。临死语妻张：死后剖腹出病。后张手自破视，五藏悉糜碎。"事后，告发，被视为大逆不道，张氏被处以极刑。该故事告知我们，古代解剖尸体违背道统，是法律不允许的。

儒家仁孝伦理在学术上的表现是尊经崇古的，这给医学创新带来不良影响。中医研究承袭了厚古薄今思维特点，重视修订、编次、整理和汇编医书，轻视临床实验，导致实验医学先天不足，阻碍医学全面进步。另外，儒医重理义不重实修的风格淡化了我国医学内向认知体系，从而形成义理的蔚然大观，而内向认知体系则彻底地并入道教。儒生医理的解释陷入政治伦理之中，以人间人伦之理来解释人体自然生命之理，医学有蜕变成政治伦理学之嫌。

第四节　中医中的儒医

儒医既是中国文化史上儒学与医学关系的反映，是中医学发展阶段产物，也是医生职业中的一个类别或景观。儒医的诞生正如前面所说是中国传统文化之必然，是医学发展的新阶段，给中医学带来繁荣，给医生社会地位带来提升，但也给中医学注入太多人文因素，医学科学精神常被忽视。

一、 儒、 医关系的历史演变

《汉书·艺文志》："儒家者流，盖出于司徒之官，助人君顺阴阳明教化者也。游文于六经之中，留意于仁义之际，祖述尧、舜，宪章文、武，宗师仲尼，以重其言，于道最为高。"《庄子·渔父》评论儒家："性服忠信，身行仁义，饰礼乐，选人伦，上以忠于世主，下以化于齐民，将以利天下。"儒家宗师是孔子，孔子提倡儒学道德教化作用，坚守以宗法血亲、君臣关系为纽带的等级制度，倡导忠君、爱民、修身、齐家、治国、平天下的价值追求。他为儒生实现该价值目标指出的明确道路是学而优则仕，为士做官是儒生唯一选择。士阶层是儒家宗师给儒生指出的方向，世代儒生确实把士当作职业。医学是探究人体生理、病理，解除人体疾病痛苦，维持人体生命健康的知识和技能。医学知识来于先祖救治疾苦和病痛的临床经验，神农氏尝百草而发现本草知识即说明这个道理。医学面对的是临床患者，临床实践操作技能是根本，医工是医学的载体和化身。儒学和医学在诸多方面有不同。儒学关注的是政治伦理、天下君主，教育、教化是其手段，目标是为官为士；医学关注的是生理病理、百姓患者，临床诊治是其手段，目标是医工匠人。但二者的研究对象又高度一致，都是人，这一点又决定了它们在历史长河中的作用关系。

在人类社会早期的巫文化时代，医、巫不分，巫是社会中最有地位的人，他们博闻强记，具备社会经验和实践技能，管理着部落，是士阶层，当然他们也扮演着解释生命现象和疗病救疾的医工角色。进入史官文化，社会管理阶层分化明显，王侯将相、文武百官各归其位，各司其政，巫医沦落为奔走于士阶层的边缘人物，医与士开始分离。进入封建社会后，封建皇帝为稳固其统治，需要增强和加大对士阶层的人才培养，这为儒学的诞生提供机遇。儒家学说一诞生很快被封建皇帝所认可，视为官学，习儒为入士之捷径。医从史官文化时期分出后，继续下沉。在等级森严的封建社会，重脑力轻体力，重学问轻实用，医家为君子所不齿，直到唐代还流传"巫、医、乐师百工之人，君子不齿"。但宋代之前，在儒与医关系不适之时，以自然为宗探讨宇宙之道的道学，由于对自然生命和人体生命的关注，却与医学建立了关系，医学在道家思想的孕育下得到加快发展。《黄帝内经》中的医学圣人黄帝明显有道家宗师老子的身影，早期医学大家董奉、葛洪、陶弘景、杨上善、王冰和孙思邈等多为道医。

宋代儒学不同于汉、唐，一反汉唐训诂注疏，脱离日常生活之传统，强调回到日常人伦来阐发经典要义。宋代儒学也称理学，提倡"格物致知"，注重对自然界和人本身的观察，注重对事物一般规律的探寻，认为事物之理与天地大理、人生大理是一致。由此，人体生理、病理的医学被纳入新儒学——理学范围。同时传统儒学的仁、孝伦理价值也从空泛的说教回到日常人伦，随着范仲淹"不为良相，便为良医"的呼吁，把医生与相官同等，同是辅助皇帝治国理政的人才，医家的社会价值得到认可，社会地位得到提升，医学与儒学关系空前友好，儒生进入医学成为平常，由儒入医，既儒也医，一个新的医家阶层儒医诞生。宋代以后，历经元、明、清，理学一直处于统治地位，同时明清时期封建社会进入末期，维护皇权又需要关注民间疾苦，儒医不仅深化了儒学研究，实现了儒家伦理价值，而且给医学发展带来新气象，儒医作为一种医学现象顺应了社会发展。

二、儒医分类和儒医特征

儒医是宋代以后医学出现的一种现象，是把儒家政治人格和道德价值融入医学从而通过医学实现儒家理想的医家群体。这个医家群体呈现不同类型，并表现出一些相同特点。

（一）儒医类型

就儒医关系，以及从事医、儒先后来看，广义的儒医有三种类型：其一是儒医，其二是医儒，其三是亦儒亦医。

儒医狭义上是指以医学为终身职业，并在医学活动中践行儒家人格，信守儒学精神，实现儒家人生价值的医家。这类医家多开始习儒，对儒家思维、儒家伦理和儒家学术有雄厚基础，甚至有为官经历，后来由儒入医，终身为医，其价值取向是以儒进医，以儒精医。他们以儒学思维研修医学，以儒家伦理指导临床，在医学实践中完善儒家道德人格，实现医儒相长和医儒共进。如宋代医家董汲、施发都是早年习儒，立志科举，后来学医并著书立说成为儒医；还有元代朱丹溪、明代李时珍、清代喻昌都是早年习儒，而后习医成为举世儒医。

医儒，一般有两种表现：其一指一类医生，严格说来与狭义的儒医并没有太大的区别，只不过他们更注重医学的工具价值，把医学当作实现儒家仁爱伦理的工具，把儒学当作目的，使医学儒学化。与其说他们是医家，不如说是会看病的儒生，他们不忘为官入士的初衷，身居庙堂，心在朝野。如宋代医家许叔微，早年学医，治病不图报酬，可是不忘为官初衷，52 岁考中进士，为官后仍不忘为百姓看病。其二指一类知医懂医，但不做医生的儒士。宋代以降，一些儒生步入医学，但他们的第一选择还是为官，他们了解医学理论，参与医学事业，并留下一些医学著作。他们认同医学的儒学价值，同样把医学当作实现儒家理想人格的途径，但很少开展临床医疗。如宋代苏轼、沈括著《苏沈良方》、司马光著《医问》、文彦博著《节要本草图》、陆游著《集验方》。

亦儒亦医，指既做医生为人治病，又是政府官员，使儒士的道德人格和政治人格在医学具体实践中得到实现。这种儒医现象也有两种表现：其一是一生中做过医，当过官，要么先儒后医，要么先医后儒；其二是同时既为官又为医。先儒后医包括先习儒后为医和先为官后为医：前者是习儒为官不成而后学医；后者是习儒为官后，辞官或退休后习医为医，如宋代医家朱肱先中进士入朝为官，罢官后潜心医学，著《类证活人书》；明代医家王肯堂先中进士，为官福建参政，退休后研读医学，成为一代名医。先医后儒多为医家子弟，开始家传医业，自幼习医，后习儒为官。如宋初名医孙用和之子孙兆少年学医，又参与科举中进士，为朝做官坚持行医，著《伤寒方》《伤寒脉诀》。同时为官又为人治病的亦儒亦医者在宋代较为普遍，譬如宋代许叔微 52 岁中进士为官后，坚持为人治病，北宋本草名家寇宗奭在地方为官期间留意医药，反复验证，搜访十余年，著称《本草衍义》。

（二）儒医基本特征

其一，在儒与医的关系上，儒医认为医儒一体，医儒一家。宋代以来，儒医都认为，医术故为儒术之次，然而动关性命，亦非等闲之事。儒识礼仪，礼仪不休，昧孔孟之教；医知损益，损益不分，害生民之命。医与儒事相通，医儒不可轻，医儒不可分。医儒关系过于亲密，不利于医学的独立发展。

其二，儒医认同道德本体，用儒家人伦关系和政治伦理认识疾病现象，在医学理、法、方、药诸方面的理论建构中偏重人文思维，使中医学带有浓重人文色彩。在医道与人道发生矛盾时，更多是医道让位于人道，技术理性让位于价值理性。所以，常有医学技术创新受到价值理性干预。

其三，儒医认同理学的格物致知之说，注重医理探究和以医理阐发伦理，重视对医学经典的注释和阐发，对著书立说，建立一家之言乐此不疲。对临床实践不予重视，对民间铃医、草医不屑一顾。宋代曾流传"不读五运六气，检遍方书何济"反映了儒医重理论轻实践的事实。

其四，儒医道德本体和政治理想赋予他们特有的政治情节，尽管他们奔波于治病救人一线，但仍关心国家政治，并以不同形式流露出政治抱负。他们要么遇到不平挺身而出，要么国家有难之时弃医从政，奔赴救亡前线。当然，也会形成官本位对医学冲击，医学联姻政治，滋生医家官僚作风。

三、 宋代儒医阶层出现的社会原因

（一）官方重视医药

宋代是我国历史上一个高度发达的时代，信奉以文治国，"重文轻武"，经济和科学技术文化一直繁荣昌盛，居于当时世界先进行列。宋代皇帝多好大喜功，标榜文治武功，粉饰太平。宋代各位皇帝都关注医学。宋太祖颇懂医道，曾亲自为御弟赵光义治病，在位期间两次下诏修订本草，并作序雕版向全国发行。宋太宗下诏成立翰林医官院和太医署，选拔考核医生，征集医书、验方，编著《太平圣惠方》100卷，《神医普救方》1 000卷。宋仁宗时，国家经济繁荣，设立校正医书局出版医学经典著刊行天下，下诏医官院进行全国药物普查编著《嘉祐本草》和《图经本草》，统一针灸腧穴标准，铸造针灸铜人于教学，成立太医局开展全国医学教育。即使到了南宋时期，官方仍对医药注入不少精力。

（二）宋代新儒学支持研究医理

儒家学术自汉儒董仲舒以来，倡导君权神授、天人感应，空谈君臣、父子天道伦理，儒学沦为封建皇帝的嫁衣和社会等级制度的帮佣，变得僵化教条，面临诸多社会问题已变得苍白无力。加之长期的社会阶级矛盾、战争和自然灾害，国家长期分裂、百姓生灵涂炭，佛学、道学对人心灵世界的解救赢得不少公众。到宋代前，儒学已步入非改不可的地步。宋初开启创新之风，在研读儒学经典基础上阐发儒学精义，万事皆出一理，人生大理与万物之理归为一理，格万物之理方明人间事理，格物的目的是致知，致知之目标是明理，格物求理成为儒生修养功夫。研究医理成为理学的分内之事，不少宋儒开始把医学纳入自己的修养课程。一些儒士虽不行医，却也专研医道，把医学作为一种知识来充实自己的知识结构，通过对医学的"格"而达到儒学的"知"。新儒学格物致知的理学思潮拉近了医与儒距离，为儒医阶层的生成提供了前提。

（三）儒学仁孝伦理是儒医生成之内因

儒学是人本学，仁者爱人，以"仁"定义人，视"仁"为万物之本源，认为正是天地之"仁"的生生之德造就了万物。人是天地合气而生，人获得了"仁"的本性，所以儒家认为人与人的仁爱关系是天之本性，违背本性是对人的背叛，是不道德的行为。儒家伦理始终是促使儒者行医的首要因素。在宋代前也有不少儒者为医的情况，如汉代淳于意、张仲景和晋代的皇甫谧等都是著名的儒医，只不过没形成风气。大多时候儒生强调政治伦理高于道德价值，把知医仁爱局限于孝亲、事亲层面。宋代新儒家在范仲淹"先天下之忧而忧，后天下之乐而乐"精神召唤下，把治齐修平的政治抱负与关心日常百姓疾苦的社会道德统一起来，把知医事亲推广到知医事民的高度，把医学作为践行儒家仁孝伦理，实现儒家德性人格的途径。

（四）宋代儒学教育发达为儒医提供了人才库

我国科举制度源于隋唐时期，到宋代已发展得十分成熟。科举取士是儒学发展之必然，孔子提出学而优则仕为儒生指出了未来的职业道路，但是很长时间内儒家开办师塾教育培养儒生更多是通过世袭和举孝廉来取得仕途。隋唐后，中央政府开设太学，地方政府开办书院，教授儒生，通过从地方到中央科举考试选拔官员。宋代继承和发展唐代的儒学教育体系和科举选拔官员制度，太学招生规模扩大，地方书院增加，儒生大量增加，科举考试成为国家唯一的入仕渠道。但是真正能考取进士为官者是少数，很多儒生年近半百还在应考。在范仲淹"不为良相，便为良医"的感召下，不少儒生转而学医，由儒而医。事实上，医理的深奥只有具有儒学知识背景的儒生才能学得更好，发达的儒学教育体系是培养医学人才的保障。

学习与思考

1. 论儒学中庸思想对中医理论体系形成的影响。
2. 论儒家仁孝观念对中医养生学说形成的影响。
3. 论儒医的历史形成。

第三章
中医中的神话宗教文化

中医学发源于中国远古社会,与远古巫术神话息息相关。中医学扎根于中国传统文化,深受中国传统文化影响。中国本土道教和外传佛教本土化后的中国佛教,作为规范的组织文化形式参与了中医学的建构过程,其宗教特有的思维方式和价值目标不论对中医知识体系还是中医临床思维,以及组织方式都带来影响。中医知识、技术和建制浸透有神学宗教文化特质,神学宗教文化在中医学的形成和发展中发挥了应有的作用。

第一节 中医的神话宗教渊源

疾病和其他自然灾害一样让远古先民感到惧怕,先民们一方面渴望古圣人出现,创建医学,帮助他们医治疾病;另一方面又寄希望于超自然的神灵驱赶病魔,保佑自己。古代很长时间里,人类对疾病的发生与医治的知识含混在原始神话和宗教故事中。关于中医的起源,学术界曾有医源于巫说和医源于圣贤说之争。

一、 医源于巫说

纵观人类文明史,几乎所有民族大都经历过"医巫并存"这样一个历史文化阶段。

（一）巫文化

巫文化是人类最早文化形态，是人类文化源头，它孕育着人类文明，在人类文明史上占据重要地位。巫在甲骨文中是两个"工"字相交而成的象形文字，解释为"矩"，是一种技术工具，或曰规尺，用于对器物进行加工、定型。显然，作为人类社会生活中的巫，即是掌管天地和社会运行的专家。远古时代，人类对自然界认知水平低下，总是把自然力神化，相信超自然力神的存在，并想借助巫来达到与神交好。由于巫被赋予持矩立规的先知者、人神交流的沟通者的角色，巫在社会中被给予极高的社会地位，巫游刃于社会生活中，巫文化成为当时人类文化生活的核心。

巫文化构成符号有如下几个方面。

其一，图腾。图腾是人类最早的信物。原始人惊骇于自然界鬼斧神工和变化万千，最初具有直觉特征的原始思维使他们目观周围存在，选择一种能信赖的物品来崇拜以图保佑。起初，这种物品都是自己身边最有用的物品，譬如《左传》记载："昔者黄帝氏以云纪，故为云师而云名，炎帝氏以火纪，故为火师而火名。"即黄帝族选择云为图腾，炎帝族选火为图腾。后来随着人类进步和巫阶层出现，图腾开始神化，在图腾选择上赋予了想象空间，各种形象神出现。

其二，占卜。在人类的思维稍有发展后，预测未来成为人类愿望。但是未来要发生的事情有谁能知道呢？因此，由图腾演化而来的自然神被认为是各种自然现象的造成者和管理者。如果能较早获得神谕，未来也就了如指掌。占卜是古人获取神谕的重要渠道。占卜多借助一些道具，如龟甲、鸡骨、竹棍、动物、草木、石头等，但这些道具的选择及其判读有着神秘性，为特定人所独知。如甲骨文中的龟卜被认为是神意的表现，是人神相通的中介。龟甲之象与天地之象相应，天圆地方，龟背圆而龟腹方，天有天文，龟甲有甲文，天有四柱，龟有四肢。龟甲烧灼的裂纹形状千变万化，其中的意义由巫师所独知。

其三，神话。巫文化的重要表达方式是神话。古人急于解释自然界，控制自然界，但他们又无力实现这一愿望。所以，他们幻化一些英雄、祭司、巨人、圣贤、君主出现来帮助达到这一目的。于是，巫文化发挥想象空间，以人类的经验、直觉和需要为素材，塑造了诸多神话形象和动人故事。《山海经》是我国上古神话专辑。当然，在我国神话中也有把历史中的人神化，形成神话故事，如西汉刘向整理的《列仙传》，把淮南王刘安、周灵王太子晋等塑造成神仙。

其四，巫术。巫术是由巫师施行，企图达到超自然目标的技能，这是一种物质性活动，但指导这一活动的理论基础是错误的。巫术是由巫师借助一些道具针对现实实践难以实现的目标展开的行动，其基本依据是巫师是人与神的中介，是神的代言人，能够通过一些具体行动把人的需求传递给神，并获得神的旨意，或驱除神给人带来的灾难。常见巫术仪式有：歌舞、祭祀、祈祷、祝由、咒禁等。因为自然界是由神来控制的，人要进行某一行为，必须得到神同意。巫师只有通过巫术才能让神获知人的意图。

（二）巫医

《说文解字》曰："醫，治病工也。……古者巫彭初作医。"醫，同"医"。古代医术，分为四派：一曰按跷，二曰砭石，三曰针灸，四曰汤剂，故古之医字，系按四派组合而成。即"匚"，指"按跷"，即表按摩；"矢"，指砭石，是后世刀、针等医疗器械的前身；"殳"为会意字，指手扶病人，以针砭刺病，即表针灸也；下段之"酉"为汤剂，组成"醫"字。而在汤剂发明之前，医字下从"巫"，组成"毉"字，表示古代医学受巫的统治和影响。从"医"字的构成，我们可窥视到我国古代医学手段的多样化和对疾病的态度。

巫师是古代统治阶级的重要构成部分，在国家宗教、政治和经济活动中具有举足轻重的地位。从自然天象异常、边境线上战事、民间疫情到皇帝日常出行，巫师都要为皇帝进行提前卜算。生老病死是自然界常态现象，谁也难以逃脱，但是减少疾病、延年益寿，甚至长生不老是人类世代所追求的。巫师作为万能智者是人类追求这一目标的最初一代。但最初的巫师并非专为病人服务，医病只是巫师工作的一部分，甚至是微不足道的一部分。

"最早的巫师也是最早的医生。巫医同源现象在中国文化史上表现得十分突出。医术的'医'字在古代又写作'毉'，造字者用'巫'作'医'字的意符，就是因为巫师和医生、巫术和艺术本无严格的界限……总之，最早脱离物质生产领域的巫实际上就是最早的一批知识分子或脑力劳动者。在社会还不能养活更多文化人的时代，巫师理所当然地成为掌管宗教、巫术、医药、天文历法和文字记录的综合性人才。"①

《周礼·春官宗伯》云："男巫，主管望祀——遥望而祝，望衍——遥望而延请神灵来用言语责求，授号——诅祝授以神号，并用茅草从四方招来望祭的神。冬天驱逐瘟疫恶疾，不论方向，不论远近。春天招福除灾，消除疾病。君主吊丧时，就和巫祝走在前面。女巫，主管每年按时用香草水沐浴来消灾除病。久旱不雨的时候就跳雩舞来求雨。如王后去吊丧，女巫就和女祝坐在前面，凡是国内有大的灾变，就哭喊唱歌请求消灾灭祸。"② 这也证明，"巫"既是宗教神职人员，又是为人消灾除病之人。学者王家佑、冯广宏指出："远古的巫师们，既是常登高山以沟通天人的神学家，同时也是经常上山采药的医学家……由此可见巫师们正是研究长生术的最早专家。"③ 正如《医学的历史》描述的："在人类寻求解除病痛的过程中，最初的方式是来自于巫师的实践。原始时期人们认识自然的力量十分有限。巫师们的职责促使其在医学方面不断探索。慢慢地，他们成了最能辨认有害植物的人，成了能模仿动物自疗或使用草药治病的智者，有趣的是这些不断发展起来的本领在他们眼里，却只是能帮助人们更加相

① 胡新生. 中国古代巫术［M］. 济南：山东人民出版社，2005：16.
② 王宇. 评析本白话三礼［M］. 北京：北京广播学院出版社，1993：92.
③ 王家佑，冯广宏. 道教之源［M］. 成都：巴蜀书社，2005：3.

信其符咒法力而已。"①

巫医是利用巫术为君臣、百姓诊治疾病的专门人才。《山海经·大荒西经》说："有灵山，巫咸、巫即、巫盼、巫彭、巫姑、巫真、巫礼、巫抵、巫谢、巫罗十巫，从此升降，百药爰在。"巫彭是传说中最有影响的巫医，《说文解字》有"巫彭初作医"的记述。据考，巫彭乃黄帝臣，帝命巫彭与桐君处方盅饵，湔浣刺治。巫妨也是传说中之巫医，也称巫方。隋代巢元方《诸病源候论》中说："中古有巫方，立小儿《颅囟经》以占夭寿，判疾病死生，世所相传，有小儿方焉。"可知这是上古时期擅长于小儿科的一位巫医。祝由是古代巫医常用的医病巫术。祝由即是祝说病由，是巫医作为人与神的中介，以鬼神或死去祖先的代言人的身份而为人们祝说病由。《世本》记载"巫咸，帝尧时医，以鸿术为尧之医，能祝延人之福，愈人之病，祝树树枯，祝鸟鸟坠"。在祝说病由的基础上，巫医也针对鬼神侵入人体导致疾病的部位、症状和过程进行神秘解读，并提出诸如汤液、酒、针、砭石、按摩、舞步等多种驱除致病鬼神的方法和技术。

巫医作为鬼神的代言人，在消除疾病方面最大限度地发掘和发挥了巫术作用。巫医学的实践手段是巫术，巫医在巫术医病实践中既考虑到巫术理论内容，但又更注意患者疾病发生、转轨中巫术手段的变化。如果经过巫术治疗后，毫无成效，巫医本人的存在也将受到怀疑，所以巫医对巫术实践的总结和提升是巫医存在的关键。用于治病的巫术久而久之就沉淀有一些医学的知识。巫医的产生真实地开创了将人类疾病作为其对象，试图建立理论解释之，并创造工具和方法来治疗、预防的学科体系，巫医是人类最早，也是唯一具有现代学科特点的知识体系。

二、医源于圣贤说

在关于中医起源的学说中，除了医源于巫之说外最为流行的当是医源于圣贤说，该说在学术界得到广泛支持，但从某种意义上讲医源于圣贤说与医源于巫说无本质区别。因为古代社会的基本意识形态具有浓重宗教色彩，巫术是原始宗教基础和根本形式，而掌握和控制巫术的巫阶层即圣贤者不但对巫术深信不疑，而且是直接驾驭者。所谓的圣贤事实上就是富有宗教意识的部落首领，作为部落首领不可能不考虑人类思维方式的进步和社会实践现实，他们会在巫文化基础上对生老病死现象有更进步的观念。

（一）史文化

社会的发展以分工的具体化和明晰化为标志，同时医学知识的专门化和职业化才使医学的诞生和发展成为可能。混杂的巫文化和巫师职能的综合化尽管孕育着医学，

---

① 玛格塔. 医学的历史 [M]. 李诚，译. 太原：希望出版社，2003：9.

但对医学形成是十分不利的。事实上，巫文化的发展促成巫医从巫中分化并引导医的独立。但医独立还须借助一种新的文化推动，就是史文化。

上古巫文化解体与巫具体职能分化相关。上古时期，大巫司与王室关系紧密，参与管理王室、国家一切事务，可以说是天地、鬼神、人间无所不管。后来王室对巫职能进行规划形成天官、地官两类。天官者，祝宗卜史之属，只管通天将神，仅关心天人之际、古今之变，不参与政事；地官者，有三司之属，司土、司马、司工，管理土地民人。这种分划使巫师更多地关心和研究现实中的具体问题，巫术神秘、幻想的理论基础开始淡出。以后随着生产发展，社会复杂化，社会分工更进一步。到殷商时期，百官、百工称谓出现，依赖巫术掌控社会的巫文化逐步解体，重理性的史文化出现。"史"是上古时代天官中的一类，主要是祭祀时造册以告神，后来转为记事备案，讲求事实和事理是其本分。这个转化在文明史上是一重大事件，它预示着社会进步。殷商后，随着文字出现，我国史官制度进一步完善。史官除"有失则匡正，美恶必记之"外，开始对历史记载的事实进行整理，对天文、地理和人事进行分析，提出以史为鉴的事实和理论依据，并不失时机地告知世人与君主。史官实际上就是今天我们所讲的文官。源于黄帝的史官文化历经夏商周到秦汉时已带领中国社会迈进人类文明的最前列。可以这样说，中国古代文化由宗教向人文的过渡，正是通过"史"职的扩展进行的。

史官对历史事实如实记载和理性分析，为人类带来先进的思维方式，于是人们对巫术思维开始怀疑，更多人开始重视对历史学习和社会现实进行分析，实证和理性涌动为医学独立发展提供土壤。司马迁的《史记·五帝本纪》记载黄帝置百官，"医"官出现。殷商时，随着史官文化流行，医开始从巫医中分离，医开始通过对巫术的改良、提升，形成医术。该时期，医术、巫术共存，相互借用。甲骨文的医从"毉"到"醫"的过程反映了这个事实。这个过程经历相当长的时间，有多少人为此做出贡献，但对这些人工作的总结，确立医学基石，确是寄托于具有雄厚史文化积淀的圣贤来完成。

（二）圣人创立医学

史官文化的流行促成中国人尊重文人，推崇智者的舆论导向，社会把这些智者视为圣人，给予无上的头衔和膜拜，并把一些文明成果记在他们的名下。实际上，这就是今天人们所讲的精英治国论的理念。如钻木取火为燧人氏，构木为巢为巢人氏，发明文字为仓颉，发明指南针的是轩辕氏，治水专家为大禹。

中医药的发明是我国先民历经数代经验之总结，但这个过程总要有一些标志性成果来反映。这些最初的成果通常归功于那些文化始主。《史记》载燧人伏羲为沿海民族的文化始主，"民食而致疾病，燧人取火，以化腥臊"，并"画卦使六气、六腑、五脏、五行、四时、水火升降得以有象，百病之理得以有类，乃尝百草而制九针，以拯夭枉焉"，从经络、针刺角度开启医学。《史记》载炎帝神农是长江流域江汉地域先民文化始主，为救民疾苦，尝百草，作方书，从方药角度整理医学。《史记》载黄帝是黄河流域先民文化始主，置百官，封禅造历，关心民众疾苦，与臣子商谈疾病诊治道理，从医理概括医学。中医由三位不同地域的文化始主分别从针、药、医三方面来发明。人们把伏羲、炎帝、黄帝这些无文字记载的先贤作为医学创立者，反映了中华文化敬贤、尊贤的民族心理。

中医学体系的开创者是那些具有较高医学水平，又承担一定社会职务的先贤们，这是不争的事实。《黄帝内经》《神农本草经》并非黄帝、炎帝所作，而是后人托古所为。但以《黄帝内经》《难经》《针灸甲乙经》为代表的医经派，和以《神农本草经》《伤寒论》《新修本草》《本草纲目》为代表的经方派，它们的后续之书的作者都是具体的医圣和先贤。

三、 中医的宗教特质

我们可以从多个层面理解和把握中医的宗教特质。

（一）中医的人文生态环境

古代中国是一个封闭的农业社会，追求和谐稳定的社会秩序是农业社会时代人的基本诉求。古人没有选择法律作为社会秩序的工具，而是选择了伦理道德。他们认为，建立在宗法血亲关系上的伦理道德规条更能从本质上规范人，而法律则治标不治本，随着王朝更迭而变化。源于周朝文王、武王和宗师孔子的儒家文化把维系人与人关系的规范作为其立说成家之根本，从孔孟到汉儒、宋儒，再到明清儒学以及当今新儒学，建立了一系列严密的社会伦理体系。这一体系规定了社会成员的等级界限，规范了人的行为举止，使社会在一种稳定的伦理模式下运行。宗教的本质是什么？不同的人有不同的理解，我们认为宗教的核心理念是它的教义，教义的本质是按一种伦理模式规范社会成员的行为。以伦理、道德为核心的儒家文化，显然具有宗教文化特征。在这个角度上，我国历史上曾有人称儒家为儒教。作为中国传统文化的亚文化，中医文化在儒家主流文化影响下生成，不论是作为职业的中医，还是作为学术的中医，其宗教特质都十分浓厚，我国全国各地有诸多三皇庙、药王庙，庙中供奉着伏羲、黄帝、炎帝以及诸多神化的历朝名医。我国历朝医家都强调医门道德规范，制定清规戒律的比比皆是。清代大医家喻昌著《医门法律》，直接提议对医门弟子施行佛教管理。

尽管我国历史上人文文化氛围极浓，但并未能形成科学的人文学研究方法，神秘而假想的唯心主义取向，以及以象取类的素朴直觉主义理念成为我国人文文化的特色。这种人文主义特色不仅成为国民窥视人与社会的方式，也成为他们窥视天地万物的普适视角。这显然与宗教思维不谋而合。中医学发生的基本依据是寻找病因，解除患者痛苦，但关于导致病因的因素以及驱除病因的思考，深受这种人文主义文化影响，中医学充斥不少神秘巫术的内容，禁咒、祝由、符箓等成为中医治疗手段。

（二）中医的学术本质

在中医学视野里，人是现实生活中活生生的人，是生物人、社会人和感性、知性、理性并存人的有机统一体。天地之大德曰生，生生之谓易。中国传统文化对易的研究，最早形成有关的易文化，即生命生生不息的文化，揭示生命续存的机理。中医学发源于《易经》，受易文化影响较深。中医学以全面的人、活生生的人为对象考察人的生命潜能，追求人的精神、肉体以及与自然、社会的和谐状态，把发掘这种状态，延长这种状态的存在作为医学的目标。人们常说，中医学不同于西方医学，它以治疗为辅、养生为主。养生是先期的治疗，通过各种养生手段调节人的身心关系、人与自然的关系、人与社会的关系，使人体在内外环境变化中，能快速得到适应，保持良好的身体状态。在我国医学史上，有关养生理论可谓汗牛充栋，归纳起来有如下几类：其一，动养，即通过导引、气功等调动人的意念，开发人的生命活力；其二，静养，即通过驱除欲望、杂念，使人身心达到高度的和谐；其三，服食，即通过合理的饮食，或服用上品药物，增强体质；其四，房中，即通过男女和谐的阴阳构精实现延年益寿。养生作为发掘人体生命潜能的理念，在中医治疗理念中也能得到反映。中医治疗更多的是表现为对生命集体的协调和恢复，不是采用强制办法驱除病灶，而是对病变因素进行调动，重新形成工作能力。

中医这种以养为主、以治为辅的理念，和最大发掘生命潜能，延长生命的目标，在一定意义上与宗教理念有相似之处，并在历史上为宗教所利用。中医养生的静养以收心、静心，使人身心自然、平和，无有负担，从而实现延年益寿。而各种宗教都有消除欲望，听从教主旨意的要求，他们在消除欲望方面，首先都是通过各种修炼，打消念想，不为外界引诱所动，使心平静下来。所以，静养、修行成为道教、佛教的必修课程。道教起源于我国古老的道家、方术和神仙学说。后者诸说有原始宗教、巫术色彩，其基本理念都对生命的神秘性抱有幻想，都试图通过一些程序保持生命长存。道教继承和发展了诸说关于生命的神秘性，把久生不死的神仙视为其追求的目标，在实现这个目标的实践中，道教借鉴了过去的诸多手段，把人体生命当作工具进行尽可能多地开发，形成道教特有的修炼程序。中医养生中的气功、导引的动养，食气、合理饮食的食养，合理节制的房中，都被道教进一步开发，并推向极端。显然，道教、佛教所追求的目标，与中医养生追求的人体身心和谐状态有相交之处，它们所使用的手段和程序也与中医养生所采用的方法和程序有相似之处。

（三）中医的职业特点

中医对医生职业的理解远远高于西医，西方医学认为医学就是研究人体生理、病理规律，并形成临床救治规范的科学，医生就是救治疾病、解除病痛，并使患者恢复健康的职业人士。而中医尽管也把人体生理、病理规律作为研究目标，但在人体生理、病理形成的视角上却不像西方医学仅注重生物个体，而立于自然、心理、社会等综合因素，而且在临床救治上也不太拘泥于模式化。中医赋予医生职业更多责任，治病救人仅是医生职业基本任务。从我国医生职业起源能窥视一般。医生源于巫医，而巫医又源于巫师。巫师的职责是什么？巫师职责是沟通天地人关系，谋求上至国王，下至黎民百姓平安。这种既救人又救世的理念随医生职业专门化成为中医职能。

在古典文献中，随处可见"医乃仁术"之说。汉代张仲景在《伤寒杂病论·序》中说："上以疗君亲之疾，下以救贫贱之厄，中以保身长全，以养其生。"孙思邈在《千金翼方》中写道："凡大医治病，必当安神定志，无欲无求，先发大慈恻隐之心，誓愿普救含灵之苦。若有疾厄来求救者，不得问其贵贱贫富、长幼妍媸、怨亲善友、华夷愚智，普同一等，皆如至亲之想。"《重刻本草纲目·序》中说："夫医之为道，君子用之以卫生，而推之以济世，故称仁术。"明代医家陈实功在《外科正宗》中说："凡病家大小贫富人等，请观者便可往之，勿得迟延厌弃，欲往而不往，不为平易。药金毋论轻重有无，当尽力一例施与。"在具体医疗实践中，诸多中医生把治病与救命相结合，治病与治穷相联系，兼治身体之病与心理之病、人之病与社会之病。汉代淳于意、华佗不愿受宫廷、权贵约束，而愿游历于民间义务为百姓治病。宋代庞安常为人治病，活人无数，有患者持金帛来谢，分文不取。明末名医吕留良、傅山在国破家亡之时散尽家财，投入抗清复明斗争中。失败后，他们拒绝官方征召，坚决不为胡人治病。

宗教的基本精神是济世救人，在战乱和疾疫流行时期，使普通百姓得以寻宗教慰藉。中医救人又救世理念与宗教精神不谋而合。纵观我国历史，有诸多中医大家本身即为宗教人士。如魏晋时期的陶弘景、葛洪，唐代孙思邈、鉴真、蔺道人，宋代施护、法贤、继洪，明代李中梓、汪机、王肯堂，清代喻昌、程国彭等，要么是道教信徒，要么为佛教弟子。

第二节 道教与中医

道教产生于东汉末年，始创者为张道陵。由于道教继承了先秦时期的道家思想，所以道教把道家先人老子奉为教主，把老子言及的"道"人格化为神，把道家经典《老子》尊称为《道德经》。道教在继承道家思想，着眼天道、人道和王道统一，在生命本质和人性挖掘基础上，更重视通过方技神仙家术的实证、实修操作，来实现生命的长存和超脱。道教为之进行的诸多尝试及其所获成就，为同样以生命为对象的中医学提供了理路和素材。

一、 道教学说与中医思想

（一）道教万物一气论与中医气化学说

老子《道德经》指出："道可道，非常道；名可名，非常名。无，名天地之始；有，名万物之母。"庄子在《庄子》中把具体与抽象同一的道的探究推向深入，"泰初有无，无有无名；一之所起，有一而无形，物得以生"。把"道""一"具体化为气，使之成为道生万物的中介，进一步说"人之生，气之聚也。聚则为生，散则为死……通天下一气耳"。道是万物的共同规律，气是万物的共同组成。气的运动变化及其所遵循的道是世界生成和续存之根本。

中医学理论接受道教思想，认为人的生成及其生命活动是气化的过程。《素问·六微旨大论》认为万物生于气化，指出："物之生从于化，物之极由乎变，变化之相薄，成败之所由也。""气始而生化，气散而有形，气布而番育，气终而象变，其致一也。"《素问·六微旨大论》还说："天枢之上，天气主之；天枢之下，地气主之；气交之分，人气从之，万物由之。"人的生长壮老已，万物的生长化收藏都取决于天地之间阴阳之气的聚合与流散。显然，"气者，人之根本也"。中医学在解释疾病发生原因时，指出气化机制失调则导致疾病。《素问·六微旨大论》指出："出入废，则神机化灭；升降息，则气立孤危。故非出入，则无以生长壮老已；非升降，则无以生长化收藏。是以升降出入，无器不有。故器者生化之宇，器散则分之，生化息矣。故无不出入，无不升降。"《难经》说："气者，人之根本也。"参与人体生命活动的气在中医学中有不同的称谓，如元气、宗气、真气、营气、卫气等，其分类主要以气化的部位和功能为依据。如元气来于先天之精，发源于命门，归藏于丹田，推动人体生长发育及五脏六腑、四肢百骸的原始动力；宗气积于胸中，有推动呼吸、语言和血液循环的作用。

（二）道教道统万物、道法自然思想与中医整体观

道教《道德经》对道进行定义，指出："有物混成，先天地生。寂兮寥兮，独立而不改，周行而不殆，可以为天地母。吾不知其名，强字之曰道，强为之名曰大。大曰逝，逝曰远，远曰反。故道大，天大，地大，人亦大，域中有四大，而人居其一焉。"在道与万物的关系上，《道德经》指出："道生一，一生二，二生三，三生万物。""人法地，地法天，天法道，道法自然。"显然，老子认为道是世界的本源与万物的最高范畴，它先于地存在，是一个混合连续体，无边无际，终返本源，循环往复。道为万物之共性，又体现在万物变化中，万物皆以道同构同源。人与天地同构，天地与人一体。人是宇宙的全息，要想了解人、把握人就要效法自然。人通过观察自然来体悟自然大道，通过遵守自然大道促进生命和谐。

中医认为天地人是一有机整体，天地阴阳变化之道与人生命运动之道是同一的。《素问·上古天真论》说："上古之人，其知道者，法于阴阳，和于术数，食饮有节，

起居有常，不妄作劳，故能形与神俱，而尽终其天年，度百岁而去。"意思是说，与自然一体，顺应自然节律，才能实现颐养天年。《素问·宝命全形论》指出："人以天地之气生，四时之法成。"人如果与自然不合，违背自然行事，就会生病成疾。《素问·生气通天论》也指出要注意人体内外的作用和谐："天地之间，六合之内，其气九州、九窍、五脏、十二节，皆通乎天气。其生五，其气三，数犯此者，则邪气伤人，此寿命之本也。"生命的本质就是生生，生生就是契合自然之生生。

（三）道教三宝思想与中医精气神理论

道教把人体精、气、神视为人之三宝，对三者关系进行了深入探讨。庄子在《庄子·知北游》中说"人之生，气之聚也。聚则为生，散则为死"，在《庄子·至乐》中说"气变而有形，形变而有生"，庄子承认气化现象，把人的生死解释为一种气化过程。庄子对精、神做了精辟论述。他在《庄子·知北游》中说："精神生于道，形本生于精，而万物以形相生。"《庄子·刻意》中讲："精神四达并流，无所不极，上际于天，下蟠于地，化育万物。"《管子·内业》中也说："凡物之精，此则为生，下生五谷，上为列星，流于天地间，谓之鬼神，藏于胸中，谓之圣人。"道教不仅视气为物质现象之源，而且也把人的精神现象归为气。《管子》中进一步指出："精也者，气之精者也。""精存自生，其外安荣；内藏以为源泉，浩然和平，以为气渊。渊之不固，四体乃固；泉之不竭，九窍逐通。"道教用精气解释人体生理现象，人体精气饱满，才能四肢坚固，体魄强健。道教认为神是生命的外部展现，它可表现为生命的体力和智力现象。《管子》说："有神自在身，一往一来，莫之能思。""受多者圣智，得少者疵愚。"庄子强调要把握阴阳，呼吸精气，独立守神。道教神仙家将精气神看作人身"三宝"，并以灯油做比喻：人身藏精如油，人身之气如火，人身之生命之神力如亮光。油足则火盛，火盛则亮度大。反之，则油干火灭而光灭。道教内丹法就是通过神调动人体中精气精炼成丹，实现人精气神的重构和活力。

中医学吸收道教精气神观念，认为精气神是生命根本。中医强调"故生之来，谓之精"的先天之精同时，也认可后天之精，认为后天之精有赖于饮食的营养物质而不断滋生，使《黄帝内经》对气的理解有两层含义：一指营养和作用于一切组织器官的微小物质，如水谷之气、呼吸之气等；一指脏器组织的功能活动，如脏腑之气、经络之气等。同时认为这两类气都来于精。《黄帝内经》认为来于父母的先天之精化生先天之气，即元气。元气在不同气化阶段化生真气、宗气。后天之精可化生后天之气，即营气、卫气。五脏之气为元气所变现。清朝名医徐灵胎在《医学源流论》中说："五脏之真精，此元气之分体者也，而其根本所在，即道经所在丹田。"关于神的理解，《黄帝内经》认为，神是人精神、思想、意识等一系列生命现象的主宰。在内容上，神包括神、魂、魄、意、志，以及先天元神和后天元神等。在精气神关系上，《黄帝内经》中说"两精相搏谓之神"，即阴阳二精相合产生新的生命现象称为神。在对神定义后，《黄帝内经》认为精气神三者关系密切：精充则气足，气足则神全，神全则身体强健；

反之，精亏则气虚，气虚则神疲，神疲则精神衰。《素问·上古天真论》也说："积精全神。"

（四）道教辩证法与中医辨证论治理念

《道德经》讲："道生一，一生二，二生三，三生万物。万物负阴而抱阳，冲气以为和。"大致意思是说，万物生于道，万物又有阴阳二气交织而成，阴阳二者相互作用是万物运动变化之根本。承认矛盾的存在和作用是道家辩证法之精髓。《黄帝内经》接受这一观点，坚持以矛盾论言及人体生理和病理。《黄帝内经》言及人体生理时说："阳为气，阴为味。味归形，形归气，气归精，精归化。"言及病理时说："阳胜则热，阴胜则寒。重寒则热，重热则寒。"言及治法时说："审其阴阳，以别柔刚；阳病治阴，阴病治阳。"

道家认为矛盾的两个方面相互依存，相辅相成。《道德经》说："有无相生，难易相成，长短相较，高下相倾，音声相和，前后相随。"事物是有与无的对立统一，生命是生死的对立统一，精神是形与体的对立统一，运动是往与复的对立统一。《黄帝内经》提出五脏相生相克思想。五行相生相克应用于生理，解释了五脏的相互滋生和相互制约，应用于病理解释了疾病传变过程，如木乘土、木侮金等；用于治法，则提出培土生金、滋水涵木、壮水治火、佐金平木等。另外，《黄帝内经》在论述病理病机时，使用了诸如表里、出入、上下、升降、寒热、进退、邪正、虚实、盛衰等相互对立的概念；在论述治法时，使用了诸如标本兼治、正治反治、发表攻里、越上引下、补虚泄实等范畴。

道教在承认矛盾双方相依相存同时，也认可二者相互转化，"物极必反"，"反者道之动"。《道德经》说"祸兮福之所倚，福兮祸之所伏，孰知其极"，"曲则全，枉则直，洼则盈，弊则新，少则得，多则惑"，"高者抑之，下者举之，有余者损之，不足者补之"。老子深知任何事物都可出现物极必反现象，提出为防止事物向不利于方向发展，应坚持贵和持中，不走极端。中医理论十分重视这一法则的使用。《黄帝内经》在解释一些疾病现象时提出："重阳必阴，重阴必阳，寒极生热，热极生寒"，"升已而降……降已而升"，"阳病者上行极而下，阴病者下行极而上"。在治法上，《黄帝内经》指出："寒者热之，热者寒之；温者清之，清者温之；散者收之，抑者散之；燥者润之，急者缓之。"

道教认同量变引起质变的事物变化规律。《道德经》中说："其安易持，其未兆易谋，其脆易泮，其微易散。为之于未有，治之于未乱。"老子已认识到细小的变故发展下去会酿成大事，刚刚萌芽的问题容易解决，拖延下去会发生质变而成为难办的事。他在《道德经》指出："图难于其易，为大于其细。"中医理论明确提出治未病思想是对道家思想的应用。《素问·四气调神大论》中说："是故圣人不治已病治未病，不治已乱治未乱。"《素问·阴阳应象大论》进一步提出："故善治者治皮毛，其次治肌肤，其次治筋脉，其次治六腑，其次治五脏。治五脏者，半生半死也。"这些理念与道教思想不谋而合。

（五）道教清心虚静说与中医养生观

老子认为道的本质是虚空，唯有空才是用之不竭的源。那些能够体道的圣人虚静柔弱，坐忘虚极，才实现体道观妙。因为心安而虚，道自来居，心满则道无所居。虚空是近"道"之途径。《庄子·人间世》说："气也者，虚而待物者也。唯道集虚。虚者，心斋也。"既然道的本质是虚空，人若能虚心，即使不求道，道也自然归之。体静心闲，自然观道。若心放纵不收，将无法悟道。《道德经》说："致虚极，守静笃，万物并作，吾以观复。夫物芸芸，各复归其根。归根曰静，静曰复命。复命曰常，知常曰明。不知常，妄作凶。知常容，容乃公，公乃全，全乃天，天乃道，道乃久，没身不殆。"静虚是万物总规则，万物芸芸，最终都要复归本性。所以，静观以待，顺天之常，明察变化，不可妄作。一旦掌握了道，人就会包容一切，公正无私，与自然界和谐一体，长久不殆。老子以风箱的功能做比喻要求人要虚空守中。他认为风箱虽空虚而不会穷竭，越推动而风越出不绝，而人若要炫耀博闻，则会很快陷入困穷，不如内心虚静。中医重视通过恬淡虚无、血气平和，实现阴平阳秘。《素问·上古天真论》说："有至人者，淳德全道，和于阴阳，调于四时，去世离俗，积精全神，游行天地之间，视听八达之外，此盖益其寿命而强者也。"

《庄子·刻意》说："平易恬淡，则忧患不能入，邪气不能袭，故其德全而神不亏。"庄子认为淡泊名利、清心寡欲，不会伤害人的精神和形体。中医认为人的精神情志与人的体形血气相关，会影响人的健康。《素问·疏五过论》说"尝贵后贱，虽不中邪，病从内生，名曰脱营；尝富后贫，名曰失精"，认为追慕名利地位，忧虑荣辱得失是健康危害原因之一。《素问·上古天真论》倡导"志闲而少欲，心安而不惧，形劳而不倦。气从以顺，各从其欲，皆得所愿"的养生境界。该养生理念与道教思想颇为一致。

二、 道教方术与中医实践

方士是古代具有学术特长人士，如古代阴阳家、农家、医家等都可纳入方士之列。但通常讲的方士，主要是那些对长生不老术有特殊兴趣，并努力实践的人士。从齐威王、燕昭王始，齐燕之地兴起有入海觅仙、求不死之药风气。持方士之术者受权贵重用，宋玉《高唐赋》中谈及先秦有方之士有"羡门、高溪、上成、郁林、公乐"之流。《列仙传》所记李少君、安期生、费长房等兼通医药，又采仙药，又修不老之术。道教兴起后，道教继承前人方士之术，围绕长生不老之目的，建立了较为系统的道教方术体系，并在一定程度上影响了中医药实践。

道教方术围绕神仙长生之目的有三个层次：其一是符箓、禁咒，与中医心理疗法相关，从外部对人体精神进行调动，形成生命活力；其二是食气、食仙药、炼外丹，与中医学的汤液、针灸、草药相类似，改变人体内在结构，增强生命能力；其三是导引、辟谷、胎息、房中和炼内丹，与中医学中的气功相近，通过有规律的自我锻炼，形成人体新结构，获得生命新功能。

（一）符箓说

《三国志·张鲁传》注引《典略》："太平道者，师持九节杖为符祝，教病人叩头思过，因以符水饮之。得病或日浅而愈者，则云此人信道；其或不愈，则不为信道。"《后汉书·皇甫嵩传》也说张角"符水咒说以疗病，病者颇愈，百姓信向之"。符箓又称"符字"笔画屈曲字形混杂，似字非字，似草非草，似箓非箓，道教认为符箓是意念与精气的载体，为沟通人神关系的信息渠道。符箓通常由三种字形相合而成。一是云气缭绕之笔画，二是河图、洛书之符号，三是汉印章之篆字，另外再加上咒语，一个符箓便画成。道教认为通过对文字的控制和再造，人上请神，下劾鬼，镇邪扶正，治病长生之目的便能实现。符箓在书写时必须配合念咒，这就要求书写者存思、静定、掐诀、运气，并把人身之精气吹于符箓中，方能灵验。《道法会元》载书符"须是雄勇，聚精会神，神气发越而书之，笔力劲健，笔力弱而法力弱"。显然，符箓本身诡怪、奇异，书写时又念咒，静定运气，而非一般人能掌握。

道教符箓看似神秘，实则是所做的一种精神造势。通过符箓的书写过程和独特的场面设计，给人以压力或放松，让人的注意力在病灶上集中或转移，将人置入一个新的环境，让人的生命能量通过他的运作与宇宙生命能量达到一种交流。然后，这些精通医学的符箓书写者会根据不同的人物，借助符咒开列出不同的处方。

（二）外丹说

炼丹术是贯穿中国古代历史始终的一个特殊历史事实。炼不死之药是中国古人最有勇气和最持之以恒的一场试验，共有22个皇帝前仆后继以身试丹。为什么炼丹和吃丹那么诱人呢？

道教认为万物是可变的，人之生命可借助外物力量得以延长。动植物与人的生命一样有生有死，而金石矿物之光彩却长期不变。丹药和一般金、银、玉石不同，要经过火炼，方有不死之效，该用火技术称炼丹术。丹，即丹砂是炼丹术主药，故炼出的药称丹药。丹砂（硫化汞）火炼后变为银白色的液态水银，水银和硫黄一起再炼制，又成为红色丹砂。这一变化可循环往复，故有九转还丹之称。《抱朴子·内篇》讲："夫丹之为物，烧之愈久，变化愈妙；黄金入火，百炼不消；埋之，毕天不朽。服此二物，炼人身体，故能令人不老不死。此盖假求于外物以自坚固。"道教方士相信一种弹性的时空观，他们坚信吃了这种丹药能成神仙，进入一种新的时空中，如"洞中方七日，世上已千年"。道教认为可借助天地法则，顺应它，利用它，最后能超越它，进入一个新天地。具体的丹房操作十分严格，仿佛炼丹家在炼丹时就已做好了进入新时空的准备。炼丹对我国中医药影响很大，因为随着后世方士的不断改进和积累，制药原料、工艺和不同的药物剂型不断形成，极大丰富和改进了我国的药物结构。

（三）内丹说

随着外丹术的衰落，道教炼养功夫向内丹发展。内丹术的理论来于道教精气神理论系统和外丹术的隐名语言系统。内丹家将人体比作炉鼎，将人体能量流比作药物，木、火、土、金、水在内丹术中不再是五种元素，而是比喻为人体能量流，如"土"是坎离药物的另一名称。炼丹火候在外丹本指烧炼药石中的火力的旺衰调节过程，以五日为一候，若干候为一转，至九转便成丹，在内丹中指元神与精气相合于任督两脉运转烹炼的过程。火候涉及时间、方法、质量变化和"场"的转化等问题，外丹术借助时钟、刻盘等计量手段，内丹术便借用了《周易》卦符来表示，象征性标记"火候"。

炼制内丹的基本理念是以人体先天元神、元精、元气为元素，精是基础，气是动力，神是主宰，神为主，精、气为客，神为阳，精、气为阴，以神为火候，以精、气为药物，以神驭气，以神炼精，使精气神凝聚不散结丹。以五行配五脏，以心中离火，与肾中坎水相交，取坎中之阳填离中之阴，而成纯阳之乾体。通过复杂神秘的过程练就的内丹是一种生命特质，是凭借神秘技术，启动特殊气机，促成特殊的气化过程而产生的生命物质。

现代看来，内丹形成之时可能是一种特殊的身心和谐状态，这种状态一旦通过这一过程得以实现，人体就能记忆该状态，通过同样的活动再次复归该状态，而不是什么能使人青春永驻的金丹。内丹术是道教静功、气功、房中和服食等功夫的综合应用，是发掘人体生命潜能的一种大胆尝试，对中医养生学的影响不言而喻。

（四）房中术

早在春秋时代，房中术作为四种方技之一已经流行。《汉书》记载方技四种，即医经、经方、房中和神仙。房中术是古代性生理、性病理、性疾病和性保健的医疗技术，其对性交的契合、频数、时间间隔、姿势方法、禁忌等都有探究。道教继承道家思想从延长人类生命，开发生命潜力出发对其深入研究。道教医家葛洪著《抱朴子·内篇》，对前人房中术加以总结，"房中之法十余家，或以补救伤损，或以攻治众病，或以采阴益阳，或以增年延寿，其大要在于还精补脑之一事耳"。他认为，人不可绝断房事，阴阳不交则幽闭怨旷，多病不寿。但也不可纵欲，要节制房事，还精补脑。南朝道教医家陶弘景著《养性延命录·御女损益篇第六》这样评价房中术："命本者，生命之根本，决在此道，虽服大药及呼吸导引，备修万道，而不知命之根本。根本者，如树木，但有繁枝叶茂而无根本，不得久活也。命本者，房中之事也。"

《黄帝内经》受道家养生思想影响，提出"七损八益"，告知人们房中"能知七损八益，则二者可调，不知用此，则早衰节也"。七损是房中七种有损身心健康的做法，即：闭、泄、竭、勿、烦、绝、费；八益是房中八种有益男女身心健康的做法，即：治气、致沫、知时、畜气、和沫、窃积气、待赢、定倾。若能用八益、去七损，则延年益寿，身体利轻，阴气益强，居处乐长。

三、 道教经典与中医药思想

（一）《道藏》

道教经典《道藏》始于唐开元年间（713—741），也称之为《开元道藏》。以后历经宋、元、明的编修和刊刻，形成独具特色的道教全书。目前的《道藏》系明朝正统十年（1445）重集，收书 1 476 种，5 485 卷。其中收医书 14 种，收养生书 67 种，收黄白术、丹术类著作等 67 种。据薛公忱的《论医中儒道佛》一书对《道藏》的医药卫生书目的统计所述，《道藏》中的医家经典，覆盖了中医药学的五脏、医经、养生、炼丹、本草、药方、阴阳、导引、运气、按摩、胎息等各个方面，占《道藏》内容的70%以上。《道藏》对保存和发展中医药古籍做出了巨大贡献。

《道藏》收录医经书有：《黄帝内经灵枢略》《黄帝内经素问补注释文》《黄帝内经素问灵枢集注》《黄帝内经素问遗篇》《黄帝八十一难经纂图句解》《素问入式运气论奥》等。《道藏》收录有关药物方剂学书有：《神农本草经》《本草衍义》《葛仙翁肘后备急方》《孙真人备急千金要方》《急救仙方》《仙传外科集验方》等。

（二）《道德经》

《道德经》由老子所著，共五千言，八十一章，其中道经从一到三十七章，德经三十八到八十一章。老子在《道德经》中倡导自然无为的天道观，直接用道来取代天，认为无为、自然是天道本来境界；提倡重阴贵柔的辩证法，与《易经》相比，老子尚柔、主静、贵无，"柔弱胜刚强"，"反者道之动，弱者道之用"，坚信静观玄览的认识论，认为外在世界只能使人更加迷惑混乱，澄神内视才是发现宇宙真理之途径，"其出弥远，其知弥少"，"圣人不行而知"。老子在《道德经》中采用语言象征意义来表达这些思想。《道德经》用道、一、无、太极、无极、太乙等来象征本原、初始和混沌。用妙、雌、始比喻少女，母喻为成就者，推崇阴性力量，赞美宇宙生生之性。"上善若水"以水象征谦卑及其无坚不摧的性质。"常德不离，复归于婴儿"以婴儿喻作天性与元气。以"轮子"喻为永恒不变的道。"谷神不死，是为玄牝，玄牝之门，是为天地根。"以"谷神"喻为虚无。"君子居则贵左，用兵则贵右。"以"左"喻为卑、弱、为阳、生位、吉。"君子为腹不为目。"以"肚腹"象征内向的、直觉的生活。

作为道教经典著作之一，《道德经》除基本思想被道教信徒继承外，其中语言术语成为道教医药命名之原则。中医针灸学中，有太素脉、太乙神针；方药有混元散、炼真丸、全真一气汤、还原保真汤、无极丹、太极丸、太素膏、太乙膏、神谷散、冲气汤、逍遥丸、逍遥散；在中医书名中有《太素脉诀》《太素心法便览》《太乙神针集解》《太乙仙制本草药性大全》《太乙神针方》《太乙神针心法》《修真秘要》《寿世保元》等。

(三)《太平经》

《太平经》是道教经典之一，其对阴阳五行有自己的解释，对修炼养生也有独特论述。《太平经》讲道："天须地乃有所生，地须天乃有所成，春夏须秋冬，昼须夜，君须臣，乃能成治。"意思是自然界无物不成阴阳，无事不成阴阳，阴阳交感，方生万物。为解释世界的和谐性，《太平经》提出阴、阳之外的和，认为凡事都可一分为三：元气有太阳、太阴、中和；形体有天、地、人；天有日、月、星；地有山、川、平；人有父、母、子。三者同心可构成万物。这一思想对中医三阴三阳观念的提出，以及中医养生学中精气神共养观的提出都有意义。《太平经》五行观以火行为主，认为："火能化四行自与五，故得称君象也。木性和而专，得火而散成灰；金性坚刚，得火而柔；土性大柔，得火而坚成瓦；水性寒，得火而温；火自与五行同，又能变化无常，其性动而上行。"《太平经》以火为君的理念与《黄帝内经》五行观念基本一致。

《太平经》倡导"反向而行"的修炼原则，"顺则成人逆成仙，只在其中颠倒颠"，提出人体生化的可逆性思想，认为逆转阴阳生化的唯一途径是行至静之道。在解释"守一"观念时，《太平经》认为"守一"就是守静，"百日小静，三百日大静，可以长生"。在提出修炼原则同时，《太平经》创立自己的神仙系统，它把人们修炼成仙的阶段分为六个环节，一为神人，二为真人，三为仙人，四为道人，五为圣人，六为贤人。"神人主天，真人主地，仙人主风雨，道人主教化吉凶，圣人主治百姓，贤人辅助圣人，理万民录也，给助六合之不足也。"

(四)《黄庭经》

《黄庭经》包括《太上黄庭内景玉经》和《太上黄庭外景玉经》，相传为晋代魏华存所作。《黄庭经》将中医学人体五脏六腑系统扩展为八景二十四真。即把人体划为上中下三部分，上部分即上丹田为脑部，中部分即中丹田为心部，下部分即下丹田为脐部。每部有八景神，故有二十四真神，各神的名号根据脏器的形状和功能取意。黄庭即下丹田脐后中空处。由于以脐为中，脐上如植物之干，生机向上；脐下如植物之根，生机向下，因此生理的总机关在脐，所以黄庭地位十分重要。《黄庭经》认为上丹田脑是精髓聚集处，中丹田心是神能聚集处，下丹田脐是精气聚集处，在三田中以存想上丹田脑神最为重要。《黄庭经》把头部大脑人为划分为九宫，包括明堂宫、洞房宫、丹田宫、流珠宫、玉帝宫、天庭宫、极真宫、玄丹宫、太皇宫，并认为各宫均有一神居住。道教重视对大脑的保护，守神就是守九宫之神，维持大脑功能的最佳状态，房中术中讲"还精补脑"事实上就是保护九宫之神。《黄庭经》对五脏神也进行了深入研究，并给每个神命名，如心神丹元字守灵、肺神玄明字虚成、肝神龙烟字含明、肾神玄冥字育婴、脾神常在字魂停。

《黄庭经》是道教对人体结构、生理、病理和养生的总认识，对中医学形成与发展有深远意义。譬如《黄庭经》对人脑内在结构的研究，对人脑功能的开发，以及提出虚心静气养护大脑的思想在一定意义上丰富了《黄帝内经》思想，并使中医养生思想有了理论依据。黄庭概念引入中医理论，以黄庭命名的典籍和药方成中医学一景观，如中医典籍《黄庭内景图》《黄庭五脏论》等。

第三节　佛教与中医

佛教是世界三大宗教之一。自汉末传入我国以来，历经坎坷，经过"夷夏之争"，"三教论辩"，"三武灭佛"，佛教几经废灭。但是，佛教"遁世以求其志，变俗以达其道"，不断适应华夏的文化风土，并吸收儒、道两家观念，改造自己，终于在中土扎下根，并形成中国特色佛教，成为中华文化组成部分，影响着中国人衣食住行，并对中医理论和实践构成影响。

一、佛教学说与中医理论

佛教教义讲"四大""三学""业障论"等，其基本理念是人生充满痛苦，只有信奉佛教，努力修行，才能摆脱苦海。这些理念在实践过程中，一定程度上影响了中医学理论构建。

（一）佛教四大与中医五行

佛教认为：地、水、火、风是构成世界基本元素。地大以坚为性，能受持万物；水大以湿为性，能使物摄聚不散；火大以热为性，能使物成熟；风大以动为性，能使物成长。人由四大和合而成，一大不调，百一病生，四大不调，四百四病，同时俱作。地大不调，举身沉重；水大不调，举身胀肿；火大不调，举身蒸热；风大不调，举身不倔强，百节苦痛。佛学还指出，季节变化、饮食男女、心理状况、生活习惯等，都会影响人体四大因素消长，从而使人体生理保持或失去平衡。佛教传入我国后，我国医家在医疗实践中一定程度上借鉴了这些理念。

南朝陶弘景首先在增补葛洪《肘后备急方》时接受佛教四大思想，改《肘后备急方》为《补阙肘后百一方》。孙思邈在《备急千金要方》中说："地水火风，和合成人。凡人火气不调，举身蒸热；风气不调，诸毛孔闭塞；水气不调，身体浮肿，气满喘粗；土气不调，四肢不举，言无音声。火去则身冷，风止则气绝，水竭则无血，土散则身裂。"唐代王焘著《外台秘要》也讲道："神者，四大所成也。地、水、火、风、阴阳气候，以成人身八尺之体。骨肉肌肤，快然而处，是地大也；血、泪、膏、涕津润之处，是水大也；生气温暖，是火大也；举动行来，屈伸俯仰，喘息视瞬，是风大也。"隋代巢元方《诸病源候论》把四大观念与五行结合起来，说"凡风病，有四百四种，总而言之，不出五种，恶风有五：黄、青、赤、白、黑"。明清时代，张介宾、喻昌也都在著作中引用佛教四大理念，但总的看来，四大学说对中医影响主要集中在佛学医家的中医著作中，未能在中医界占主导地位，原因在于它不如五行说更具客观性和辩证性。

（二）佛教三学与中医养阴学说

佛教三学，即戒、定、慧，是佛学必修三种学业。戒即戒律，是佛门弟子的日常规范，不杀生、不盗窃、不邪淫、不欺骗、不喝酒。不杀生指不伤害任何生命，包括人、动物；不盗窃不仅指有形的盗窃，也指假公济私的贪官舞弊；不邪淫指戒除参与私通和娼妓；不欺骗即是戒除妄言和恶意欺骗；不喝酒即是戒酒。定即禅定，是摈除所有欲望、杂念，专心致志，以观悟四谛，从而进入正审思虑，入定修持境界。禅定修持境界是佛教修炼的状态，是人们获取正确认识的前提。从养生学意义看，禅定状态与《素问》所倡"恬惔虚无，真气从之，精神内守"的养生理念不谋而合。慧即通过内心体验和证悟而获得佛教智慧，即宇宙终极真理，也就是通晓了四谛、十二因缘等佛教义理，把一切视为假象，进而不执道、不追求、无烦恼而解脱。三学中，慧最为重要，戒、定只是达到慧的手段。实现慧实际上就是达到符合自然规律的养生法则。

佛教三学归纳起来就是虚、空、静。这与中医学中的养阴观极为相似。保精养阴是中医学一重要理念。《素问》说："阴精所奉其人寿，阳静所降其人妖。"元代医家朱丹溪著书《格致余论·阳有余阴不足论》认为从整个自然现象看，阳有余而阴不足，以大喻小，就人身而论，也如此。他认为，人身阴气，其消长视月盈缺。故人之生，男子十六而精通，女子十四而经行，是有形之后，犹于乳哺水谷以养，阴气始成，而可与阳气配，以能成人，而成人之父母。《黄帝内经》说："年至四十，阴气自半，起居衰也。男子六十四而精绝，女子四十九而断精。夫以阴气成，止供得三十年之视听言动，已先亏也。"然而，人之情欲无涯，此难成易亏之阴气，要想避免阴不足，就要首先做到不要阳有余。佛教三学是实现保阴抑阳的渠道。中医学讲养阴，一是禀天地之阴气，一是护人体之阴气，这与佛教讲禅定、无欲目的相同。《素问》说："善养生者，必奉于藏，即节动静，减耗散，戒相火妄动。"吴鞠通强调存得一分阴液，便有一分生机。古人养生吞津咽液之法、还精补脑之功，都可谓养阴之目的。

（三）佛教藏密真言与中医五音理论

佛教藏密派也称真言乘，因为其念诵真言而得。真言就是心中的真实话。真言多为梵字梵音，皆有师父口授，其种类繁多。关于真言的作用，有人说大师创制各种真言，利用特别的音符，震动身体内部的气脉，使其发出生命潜能，超越有现象界，而进入神妙的领域，乃至可依启发神通和高度智慧。通过研究发现，藏密真言确与中医五音理论相一致，藏密真言发声法与五脏六腑经络关系密切。藏密六字真言：嗡、嘛、呢、叭、咪、吽等的发声不仅有调节心理作用，而且可祛病延年。嗡字属于阿字门，其声发自生法宫穴（会阴穴），沿中脉（脊髓中间，由会阴穴至头顶）上升于喉，张口微聚出鼻腔。其声上头，在口内回旋，充于七窍，目疾则可睁眼出气，鼻炎则可掩其一鼻出气；嘛字是开口喉音，其音时，上下唇先合后开，声振喉部，天突穴发麻，搏击两臂以致两掌心都发麻，适于喉炎、臂痛。呢字是舌尖音，注于心，发此声时两臂环抱对胸，声振胸心部，会反射于手心，手心发麻，适于心悸、胸闷等肺病。叭字是唇音，先闭口，后开口，两手心对复前，内气从前至后贯通下丹田，腰部有温暖感，适于腰椎、肾脏部位疾病。咪字发音时口微开，舌下音，声向下，内气沿带脉转动，小腹有震动感，适于肠炎、腹痛、腹泻等下焦病。吽读"牛赦"，两声连接，"牛"引气上行抵达喉部即向下发"赦"·音，为卷舌音，口微开，声沿两腿下行直抵脚掌心，适于腿痛、关节痛等。六字正音，比较温和，补泻皆宜。若病症为火热上炎时，则六字应从顺变逆。

佛教藏密真言的发声对人体脏器的作用及其医病功能，与中医五音配五藏，五音作用人体器官有相似之处。中医五音与五脏相配，把人体内部功能与音律联系起来，通过五行关系形成医病功能。宫音大而和，商音轻而劲，角音调而直，徵音和而美，羽音沉而深，声音相应则无病。宫音乱则病在脾，商音乱则病在肺，角音乱则病在肝，徵音乱则病在心，羽音乱则病在肾。

二、 佛教伦理与中医卫生实践

（一）佛教伦理成为中医学道德内容

佛教关爱生命，倡导救苦救难，大慈大悲，普度众生。我国古代医家多以佛教伦理鞭策自己，怀有大慈恻隐之心，普救含灵之苦，在临床医学、著书立说和带徒施教中表现出明显的佛教道德取向。

唐代孙思邈《千金要方·大医精诚》载："凡大医治病，必当安神定志，无欲无求，先发大慈恻隐之心，誓愿普救含灵之苦。若有疾厄来求救者，不得问其贵贱贫富、长幼妍媸、怨亲善友、华夷愚智，普同一等，皆如至亲之想，亦不得瞻前顾后，自虑吉凶，护惜身命。见彼苦恼，若己有之，深心凄怆，勿避险巇，昼夜、寒暑、饥渴、疲劳，一心赴救。"孙思邈还身体力行，亲自带领麻风患者同住深山，仔细观察病情，揣摩治疗方法。明清代医家重视医德教育，多数人受佛学影响，将佛教道德规范引入医学领域，以佛法戒律约束医家行为。明代陈实功著《外科正宗·医家五戒十要》。清代医家喻昌立《医门法律》，"拟定法律，为率由坦道，聊以行其佛事耳"。程国彭著《医学心悟》取自悟"如来普济之心"来仰体天帝好生之心，修正菩提普救之念。中医家吸收佛教行为规范，收徒时要制定规矩，举行拜师仪式。当弟子学成出师时，老师要送弟子一把雨伞、一盏灯笼，叮嘱弟子始终牢记医生本分，治病救人，风雨无阻。

另外，佛教的因果业障论对我国医家在临床医学中的积阴德观念有促成作用。在医学历史上，不少医家抱有积阴德意识。他们相信，诚心对待患者，救死扶伤做善事，冥冥中能得到回报，从而使自己的医学操行奠基在神秘主义基础上。

（二）佛教卫生行为成为中医保健规范

佛教对僧人卫生行为有特殊规定，这些行为规定随着佛教在我国的传播，不断被中医医家从医学保健角度解释，并逐步接受下来。

佛教医学重视沐浴，提出沐浴有五利：一除垢，二治皮肤令一色，三破寒热，四下风气，五少病痛。东汉译成的佛教《温室洗浴众僧经》中详述了人体洗澡的卫生意义。浴僧当用七物洗澡：一然火、二净水、三澡豆、四酥膏、五淳灰、六杨枝、七内衣。这样可除七病：一四大安隐，二除风，三除湿，四除寒水，五除热气，六除垢秽，七身体轻便眼目清净。由此可得七福：一四大无病，所生常要；二所生清净，面清端严；三身体长香，衣服洁净；四肌体濡泽，咸光德大；五多绕人从拂拭尘垢；六口齿香好，所说肃用；七所生之处，自然衣服。佛教重视口腔卫生，把洁齿作为修禅前的准备。《释氏要览》指出：嚼杨枝有五利：一口不苦、二口不臭、三除风、四除热、五除痰饮；又说不嚼杨枝有五过失：一口气臭、二不善别味、三热饮病不消、四不饮食、五眼不明。敦煌石窟壁画中有关和尚漱口、洁齿的图画有多处，图片中显现了僧人们用柳枝刷牙和清水漱口的动作。柳杨枝可以说是现代人所用牙签、牙线和牙刷之雏形。饮茶与僧人联系密切，我国不少名茶，如碧螺春茶、仙茶、大方茶、罗汉供茶等都产于寺院。由于僧人生活习惯，即长时间静坐会使人疲倦，但又不能吃荤加强营养，所以饮茶就成为清除疲倦并补充营养的手段。饮茶对人身体确有诸多益处。李时珍说："茶气味甘苦，微寒无毒。主治瘘疮，利小便，去痰热、止渴，令人少眠，有力悦志，下气消食。"

沐浴、洁齿、饮茶和焚香避秽是僧人良好的卫生习惯，这些卫生习惯对僧人驱除疾病，身体健康非常有益。这些卫生习惯为中医医家整理成为中医保健基本规范，并为广大人民所接受。

（三）佛教素食成为中医饮食卫生理念

佛教认可因果业障论，认为每个人都有因果业障，即妨碍修成正果，或正常生活的罪业，这些业障主要由佛教三学中戒的内容所引起。这些业障会对人精神和肉体发生作用，导致人体疾病，也就是说一旦你种下业障，就会在未来某个时候给你带来疾病，或其他报应。佛教说杀生可能引起诸多疾病，如头痛、中风、癌症、精神失常、瘫痪、精神错乱等。佛教还认为即使你不杀生，但吃肉也会引起疾病，吃肉在精神层面上易积累邪气，即业障，形成病因。佛教认为肝硬化和肝癌，可能是贪吃猪肝，从精神上引起身体病变造成；体弱多病可能是贪吃鱼虾等水产生物，在精神上引起正气不足，邪气入里。佛教菩萨认为众生的疾病就是菩萨的烦恼，菩萨倡导饮食方面的素食观念。佛教提出素食对人体有多种益处：第一，吃素可使动物免遭杀戮，是慈悲自己及于别人的善行之举；第二，吃素可添加人体之白气，即清气，使人体气和畅，气血宁静；第三，吃素可免受有秽之物入体，减少淫欲之念，使身心免受浊气干扰，易进入禅定境界。

中医养生基本理论与佛教素食观有许多相似之处。中医倡导治未病，防患于未然，提倡调养之道。佛教深知因果业障关系，强调修行，消除业障，注重饮食清淡，常行善施舍，调适身心，并认为只要身心和谐，即使有小病也会自然康复。显然，佛教从教义出发为中医养生提供解释。中医经典提出食物肥美会引起疾病，素食清淡养人延年，有补益补阴之功。《素问·异法方宜论》提出："西北人多食肉类，体盛脂肥，虽外邪不易浸入，然中满易滞，故病多生于内。"过食肥甘，轻者会引起某些疾病，重者可以影响生命。孙思邈在《千金要方》中说："每食不用重肉，喜生百病，常须少食肉，多食饭。"明代万全在《养生四要》指出："五味稍薄，则能养人，令人神爽。"朱震亨在《格致余论》中说："天之所赋者，若谷、菽、菜、果，自然冲和之味，有食人补阴之功。"

三、佛教医学对中医学贡献

佛教医学是在佛教理论指导下形成的医学理论。随着佛学文化在我国流行，佛教医学传入我国，中医医生开始研读佛教医学理论，并结合医疗实践，消化吸收，融入中医理论，推动了中医学发展。

（一）佛教医学医理、医方和药物被中医学所吸收

首先中医书、医方命名深受佛学思想影响。我国医书以佛学用语"慈""惠""普济""普救"命名的颇多，如《慈幼筏》《慈惠方》《慈幼心传》《慈幼纲目》《慈幼便览》《普济方》《普济良方》《普救回升草》《神医普救方》《救生苦海》等。在中医方剂中有观音散、金刚丸、卧佛汤、佛手散、观音应梦散等。其次诸多中医经典直接收录佛医方，如《千金翼方》收录佛教医学诸多医方，《千金翼方·小儿》的治赤眼方，《千金翼方·养性》的菖蒲方、耆婆汤，《千金翼方·中风》的硫黄煎主脚弱连屈虚冷方，《千金翼方·杂病》中的酥蜜煎主消渴方、羊髓煎主消渴口干濡咽方，《千金翼方·万病》的苦参硝石酒方、大白膏方、大黑膏方等。《外台秘要》载有佛家医方60多首，卷三引有《深师方》的酪酥煎丸，卷三十引有婆罗门僧疗大风疾，并压丹石热毒，热风手脚不随方，卷三十八引有耆婆汤。李时珍在《本草纲目》中广征佛书，给诸多药物注出梵文译名。最后，我国不少药物直接来于佛教药学，如天王补心丹、片仔癀、九味沉香散、少林正骨精等。

（二）佛教医学文献融入中医药学术体系

佛教医药文献大致有四大部分：一是论医佛经，如《佛说佛医经》《佛说医喻经》《千手千眼观世音菩萨治病合药经》等85部；二是涉医佛经，如《大般涅槃经》《百喻经》《中论》《十诵律》等370部；三是医僧著作，如《竹林寺女科》《眼科秘录》《伤科秘方》等52部；四是居士著作，如《医门棒喝》《医门法律》《本草图解》等342部。前两类佛教经典大都被翻译为中文，为中医学所吸收。如《佛说医喻经》论

述佛门良医标准：一者识知某病应用某药，二者知病所起随起用药，三者已生诸病治令病除，四者断除病源令后不生。疾病治法或烟熏、水灌鼻而出，或从鼻窍引气而出，或吐或泻出，或遍身攻汗而出，乃至身分上下，随应而出。在治法方面，《佛说医喻经》记载了内治法、外治法，还积极推荐禅定、调心等精神疗法。所有这些都被中医学所借鉴。后两类佛医著作是我国佛教医家把佛医学与中医学结合而成著作，也是中医学术体系中重要部分。

（三）诸多佛教医家是中医大家

我国医学史上，有许多中医医家是佛教信徒，他们把佛医与中医相结合著书立说，救死扶伤。晋代名医支法存、于法开、僧深，梁代陶弘景，唐代孙思邈、智岂、义净、鉴真、蔺道人，宋代施护、法贤、继烘，明清佛门僧俗医家更是不胜枚举，他们所著医学著作颇多，其中僧医著作40部、居士著作350部，冠以居士之名者达50余人，最著名的有李中梓、汪机、王肯堂、丁福保、程林、喻昌、程国彭等。不少佛教医家深居于穷乡僻壤、名山大川的佛教寺院，潜心研究医理，而后以普度众生、慈悲为怀为百姓医病。尤其在战乱、兵灾、疫情时期，他们接纳灾民，救济贫穷，治病救人。如竹林寺女科、少林寺骨科等都是有较高临床价值，是经久不衰的中医技术。

佛教思想对中医学发展也有一些负面影响。佛教重生理念在一定程度上阻碍了中医解剖学的发展。因为爱惜一切生命，佛医学对人体生理结构的认识停留在假想层面，增强了中医学远离解剖学的信念。佛教重生理念几乎禁止任何动物药的使用。佛教"厌世"思想在一定程度上对医学有阻碍作用。因为佛教认为人身是带给人体痛苦的"臭皮囊"，人所进行的修炼就是要斩断生死轮回，进入一个永久的极乐境界。显然，这一思想对以人体生命活动为对象的医学是无益处的。

学习与思考

1. 简述中医学生成的宗教文化渊源。
2. 简述道教方术对中医临床实践发展的影响。
3. 简述佛教伦理对中医道德理论发展的影响。

第四章
中医语言艺术文化

语言为思维的表象，思维是语言的本质。汉语言文字塑造并规范了中国思维。成中英先生说：掌握了中国语言就意味着掌握了中国思维。哲学家梅洛·庞蒂认为，语言有其内在意义，思想离不开语言，语言实现思想，思想内在于语言之中，语言就是思想，语言和思想是不可分割的整体。语言提供了思维生成的方向。汉语民族偏重形象思维，习惯使用具体形象的词语表达抽象的概念，以具体的形象表达抽象的内容。中医学从中国文化土壤里孕育而成。汉语言文字与中医药的思维方法颇有相通之处。传统中医思维方法以形象思维和取象比类、具象与抽象相结合为主要特征，而这也正是汉字的特点。

第一节　中医术语语言艺术

汉语言文约义丰，言简意赅，句式灵活，语法对称，特别注意简洁精炼，它与单音象形的汉字有直接关系。汉字是单音字，声调铿锵，节奏明朗；汉字笔画繁多，写起来较慢，所以语言讲究精简。浓缩、提炼、精简、符号化或者象形化，是中国语言之重要特征。

一、 中医术语命名

汉语言以象形文字表达，是音形义的结合体。从发生学意义上讲，几乎每一个汉字都有一段故事。我们这里首先对中医学中的"医"字生成含义做以分析。

"医"，繁体为"醫"，最早出现在先秦典籍中。如《礼记·曲礼》："医不三世，不服其药。"《周礼·天官冢宰》有"医师"章，注："医师，众医之长。"疏："掌医之政令，聚毒药以供医事。"汉代许慎第一次将"醫"字收进我国第一部字典《说文解字》中。两千多年来，许多文字学家和医学家对"医"字进行大量的探讨与研究，可惜至今没有得出一个满意结论。

关于"醫"的解说，其差异主要在此字的上半部分，即"殹"。首先，东汉许慎在《说文解字》中将"殹"看作一个整体，认为"殹"是"恶姿也"，即是人在患病时的一种姿态。后他又引入另一说法，"殹，病声"，即人患病时发出的呻吟。许慎引入这两种说法，但究竟是哪一种，并无定论。更多的人将其分解剖析。有人依据《说文解字》中对"医"与"殳"的解释来理解"殹"。医是遮挡弓弩矢的器物，如"盾"之类。"医，盛弓弩矢器也。《国语》'兵不解医'。"也有人对"医"进一步分析，医从矢、从匚，会意字。左上方是个"匚"，古代画方的工具，意为方正、规矩。"匚"里面是一个"矢"。里面的"矢"有两种说法：一种说法就是中了外伤，还有一种认为这实际上是箭，喻说医疗手段中的针灸。将"矢"与"匚"合而言之，"医"的含义即是医生在用针刺治病时，必须严格遵守规矩，方可取得良好的疗效。也有人认为"匚"表示中医的六大医术之一按跷。"殳"字也有两种说法：一种认为"殳"是一种武器。"殳"，其实是古时的兵器，竹制，一丈二尺长，前端尖锐。《说文解字》中说："殳，以杸（军中士兵所持的一种兵器，即殳）殊（杀死）人也。"于是有人认为，"殳"有像士兵用兵器驱赶敌人一样来驱赶病魔的意思。古代中医里就有一句话，叫作"用药如用兵"，用药就像用兵一样。另外一种说法认为，"殳"底下是个"又"，上面是古代水池的样子。这个字看起来就像手在水下摸东西，所以有人就认为这代表按摩。按摩可以说是中医里最基本的治疗方法，同时又是处于最高层面的治疗方法。中医经常说的"手到病除"，最本质的意思是表层的病基本上是可以用按摩的方法解决的。在体表的毛病，进入到深一层的经络以后就要用针刺；再深入到五脏后，就要用药了；如果再继续深入的话，那就是病入膏肓，那时只有一个办法，就用"灸"法。所以，这个简单的"醫"里，不仅涵盖了医理，还涵盖了按摩和针灸的治疗方法。

"酉"，甲骨文中像一种酒器之形，是"酒"字的初文，所以各种观点都认为它与酒相关。许慎在《说文解字》中认为："医之性然，得酒而使，故以酉。"这是说医疗工作的性质决定了要这样，医生多爱用酒。不过，酒是可以用来治病的，它有活血祛风、通经活络、除痹止痛之功效。有人认为"酉"就是成就的意思。古代的酒字，就是水旁边加上这个酉，是把万物成就的东西放在水里面去沤、去发酵。所以，古代的酒即醪糟是最原始的药。喝醪糟有一定养生的功效。也有人认为"酉"是地支的第十位，代表时间已久，酿造的酒已经发酵成熟；"酉"亦代表一只酒坛子，也可引申为古代的一种外科手术时所用的麻醉剂。

结合起来看，"醫"上半部分可看作代表外科技术，下半部分代表内科用药。从这个字的造型看，真是独具匠心，充分体现了我国古代劳动人民的智慧。也可以说从文化角度真实地反映了祖国医学造福人类的真谛。《三国演义》中华佗为关羽刮骨疗毒，把其受伤的胳膊固定在木架子上的铁环中，关羽一边饮酒食肉，一边和马良谈笑对弈，华佗用刀刮骨，悉悉有声。这一段生动的描写，其实就是对"医"字最生动的解释。

在《康熙字典》中记载了"醫"字的异体字"毉"。至于现代的"医"是"醫"还是"毉"，谁先谁后，源于何时，都无法考证。但两字的历史都很悠久了。战国《管子·权修》中有"上恃龟筮，好用巫毉"之句。汉代扬雄著《太玄经》中有"疾其疾，能自毉也"之句。从这两个字中，反映出古代"巫祝"与"医师"不分的真实历史。现代医学中的心理治疗和精神疗法的一些内容更接近"毉"字的"巫"的行为。这两个字的出现，绝不是偶然的，是有着深刻的历史文化原因的，反映了古代人对医药起源的两种基本观点。

中医学中有诸多术语，这些术语是中医学的基本要素和逻辑支架，弄清这些术语的来历或命名特点，对学习中医学意义非凡。

（一）中医术语命名的功能取向

中国传统思维方式是经验综合型的，擅长处理感性经验和抽象整体把握，重视对感性经验的直接超越，在主客体统一中把握整体。在中医学上则表现为中医的心、肝、脾、肺、肾等不是指一个实体性器官，而是作为一种符号，一个具有多种功能的关系系统。酸、苦、甘、辛、咸、淡也绝不仅仅是一种味觉上的意义。人的生理、病理及其复杂的内在关联被归纳成阴阳、表里、寒热、虚实等几个字，从这几个字来了解病位的深浅、病邪的性质和盛衰，以及人体正气的强弱，成为分析疾病共性和辨证论治的总纲，实现在诊断疾病过程中的执简驭繁和提纲挈领。中医中的气、血、津、液、精、神，升、降、浮、沉，温、热、寒、凉等术语，无不包含着极其丰富而复杂的内容和意蕴。中医命名以文言为载体，记录了先辈与疾病做斗争的经验，历数千年而不衰。历史上的医学文献典籍积淀了很深的文化内涵，它绝不是通过简单文言和白话的转换就可以实现含义精准传达的。

（二）中医术语命名的经验取向

中医术语的命名大多采用了经验性的比类手法，现以中医穴位的命名为例说明。中国针灸学穴位的命名都不是随意所为，都有经验蕴意。中医经典《素问·阴阳应象大论》说："气穴所发，各有处名。"著名医学家孙思邈著《千金翼方》说："凡诸孔穴，名不徒设，皆有深意。"古人对腧穴的命名，取义很广，可谓上察天文，下观地理，中通人事，远取诸物，近取诸身，是结合腧穴的分布特点、作用和主治等内容制定的。大体可分为以下几类命名方式：其一，天象地理类。以日月星辰命名，如日月、太乙等；以地理方位命名，如以山、陵形象命名的承山、大陵等；以溪、谷形象命名的后溪、陷谷等；以海、泽形象命名的少海、尺泽等；以街、市形象命名的气街、风市等。其二，人事物象类。以动物名称比喻命名，如鸠尾、犊鼻等；以植物名称比喻命名，如攒竹、口禾髎等；以建筑名称比喻命名，如梁门、天窗等；以什物名称比喻命名，如天鼎、悬钟等。其三，形态功能类。当我们把拇指和食指合拢的时候，中间的肌肉隆起，形似一粒"稻谷"，因为是二指合拢才显现的，于是把位于这里的一个穴位叫合谷穴。我们再把拇指跷起，见到拇指根部的两根筋（肌腱），这两根筋中间凹陷，如溪似沟，因在阳侧，于是又把位于这里的一个穴位叫阳溪穴。以生理功能命名，如关元、心俞等；以治疗功效命名，如睛明、筋缩等；以解剖名称命名，如腕骨、大椎等；以经脉交行命名，如百会、三阴交等。

由此而来的穴位名称不仅仅是体表某一点的符号和标志，更有它广泛的内涵和形意，能使人顾名知义，顾名知里，顾名知位，顾名知用。顾名知义，如气海穴，气之汇聚之所；顾名知里，如肺俞穴，里通于肺；顾名知位，如耳门穴，必在耳部；顾名知用，如神门穴，必能用于调神。

（三）中医术语命名的数字特色

中国古代数学不仅包含有关纯粹数量关系的研究，还有自然哲学等文化意蕴。古代数学研究的对象也是"象"，它以象为体论述客观事物的有序性，以文辞数字形式为用，循着抽象与实用辩证统一道路不断发展，形成了以有机论数学观念为理念的非构造性数学体系。

1. 中医学认定人体生理规律"法于阴阳，和于术数"，体现了"象为主，数为用"的数字抽象象征

在数字与五脏的关系方面，中医经典有如下认识："1"是"道在于一"，是五行中肾水的生数；"2"是两仪，是阴数之始，是五行心火的生数；"3"是《老子》论"三生万物"的小成之数，《素问·三部九候论》言"三而成天，三而成地，三而成人"，是五行中肝木的生数；"4"是四象四时四方，是五行中肺金的生数；"5"是天地数的总括，《周易·系辞上》谓"天数五，地数五"，在五行是脾土的生数；"6"是筮法老阴之数，阴爻称六，又与六合、六律、六吕之数相契，在五行为肾水的成数；"7"是《周易》"七日来复"之数，《伤寒论》有热病七日转愈的经验，在五行为心火的成数；"8"为八卦八风，在五行为肝木的成数；"9"是极数，阳爻用九为老阳，应九州、九野、九候的黄钟数，《灵枢·九针十二原》言，数"始于一，终于九"，在五行为肺金的成数；"10"是"9"以后晋上之数，在五行为脾土的成数。

2. 中医学中其他与数字相关的命名

以"三"与"五"为例。以三命名的有"三宝""三焦""三因"等。中医学把"精、气、神"视为人生"三宝"，认为一个人要想健康长寿，必须"惜气""安神"

"养精"。中医学把人体看作是一个有机整体，根据人体内在脏腑的生理功能和部位，将人体划为上、中、下三个层次，"胸中膈膜之上，日上焦；膈膜之下，脐之上，日中焦；脐之下，日下焦，总名为三焦"。中医学认为人之病因不外乎三类即"三因"。《金匮要略》云"千般疢难，不越三条"，即六淫邪气所触为外因，五脏情志所伤为内因，饮食劳倦、跌扑金刃以及虫兽所伤为不内不外因。另外，手足经络中的三阴三阳、脉诊中的上中下三部和寸关尺三部、观察小儿指纹的风气命三关、药物中的上中下三品等。以"五"命名的有五行、五气、五味、五脏、五官、五志、五毒、五伤、五香、五方、五色等。其中"五行"为木、火、土、金、水；"五气"为风、热、湿、燥、寒；"五味"为酸、苦、甘、辛、咸；"五脏"为肝、心、脾、肺、肾；"五官"为眼、耳、舌、鼻、口；"五志"为怒、喜、悲、忧、恐；"五毒"为蝎、蛇、蜈蚣、壁虎、蟾蜍；"五伤"为久视伤血、久卧伤气、久坐伤肉、久立伤骨、久行伤筋；"五香"为大茴香、小茴香、花椒、桂皮、丁香；"五方"为东、南、西、北、中；"五色"为青、赤、黄、白、黑。

中医方剂中也有诸多有数字参与的方剂名。如一贯煎、二至丸、三痹汤、四物汤、五味消毒饮、六神丸、七珍丹、八味肾气丸、九味羌活汤、十全大补丸等，还有六一散、九一丹、四七汤、七三丹等。再如中草药中有不少用数字起修饰作用但蕴含丰富想象的中药名。如一见喜、二丑、三棱、四方草、五灵脂、六味松、七叶一枝花、八角莲、九里香、十大功劳叶等。

所有这些都展现了数字与中医的精妙组合，使医者可以尽情领略中医数字的韵律之美与数字背后的物理之美。

（四）中医术语命名的方位特征

中医在形成发展过程中，具有很独特的方位色彩，方位在中医中具有很重要的地位，体现在中医的各个领域内。如治法中的泻南补北法，是指泻心火、滋肾阴，适用于肾阴不足、心火偏盛、水火不济、心肾不交之证。在左肾右命学说指导下，创立了滋补肾阴的左归丸、滋补肾阳的右归丸。中药中有南沙参、北沙参、南五味子、北五味子；就脏腑而言，有上焦、中焦、下焦之分等，类似的术语在中医中常可见到。

因此，对中医学概念的理解，并非是一种解释过程，而是一种体悟过程。解释过程是一种逻辑过程，而体悟过程是一种直觉思维过程。而在中西医结合研究中，就没有理由用西医概念来定义或解释中医概念，而只能用西医的技术与方法为中医服务。

二、中医惯用语的语言艺术

中医之称谓是相对于西医而言的。在西方医学没有流入我国前，是不称"中医"的，它有一些独特且内涵丰富的称谓。

（一）岐黄

这个名字源于我国最早的中医专著《黄帝内经》。书中内容以黄帝与岐伯两人对话形式写成。黄帝与岐伯都是传说中人物，黄帝是古代中原各族共同领袖，姓姬号轩辕氏、有熊氏。岐伯是古代医家，黄帝的臣子。岐黄即为岐伯与黄帝二人的合称，因而后世即以"岐黄"代称《黄帝内经》。并由此引申而专指正统中医和中医学，更多的则是作为中医和中医学的代称。同时，由"岐黄"组合的新词，也各有自己相应的意义。如"岐黄之术""岐黄之道"指中医学术或医术、中医理论；"岐黄家"指中医生、中医学家；"岐黄书"指中医书；"岐黄业"指中医行业等。有关岐伯与岐黄的研究中充满了浓郁的中国传统文化气息，由此说明中医药学与其母体文化的密切关系。

（二）青囊

现在知此名字的并使用者甚少，青囊原指古代医生盛医书的囊，用以指称中医则与三国时期的名医华佗有关。《后汉书·华佗传》："吴押狱者每以酒食供奉，佗感其恩，告曰：'我死非命，有青囊未传，二子不能继业，修书与汝，可往取之。'吴至金城，取又藏之。佗知不免，大饮如醉而殂。吴弃役回家，向妻索书，妻曰：'纵学得神术，终毙于狱中，故我以囊烧毁也。'"因华佗精医术，生前行医各地，声名颇著，后遂将青囊喻医书，后借指医术。唐代刘禹锡《闲坐忆乐天以诗问酒熟未》云："案头开缥帙，肘后检青囊。唯有达生理，应无治老方。"以此命名者有明代邵以正的《青囊杂纂》、清代赵濂的《青囊秘效方》。

（三）杏林

这个名字的起始，也与三国有关。有资料介绍，三国时吴国有位名医叫董奉，他一度在江西庐山隐居，一边修道，一边行医济世。当时，许多山民患哮喘、阴虚、血亏、便秘之疾，董奉以祛风、解毒、降肺气等具有显著功效的"杏仁"为主要成分的方剂施治，治愈了许多山民。董奉对前来求治者分文不取，只要求重病愈者种杏五株，轻病愈者种杏一株。如此数年，得杏十万余株，枝繁叶茂，百亩杏林园自然形成。为了感激董奉的德行，老百姓写了"杏林春暖"的条幅挂在他家门口。从此以后，患者赠送医者的匾额、锦旗，常有"杏林春暖""誉满杏林""杏林功德""杏林医圣"等词，后人将医药界的善事美谈称为"杏林佳话"，以"杏林春暖"来赞誉医者的仁心仁术。医家也常以"杏林中人"自居，进而引出"虎守杏林"的魅力传说。后世把"杏林"作为医学或医术之誉称。杏苑与杏林同义，以此命名者有清代张启倬《杏林碎锦》、清代宋钧衡《杏苑丛谭》等。

（四）悬壶

《后汉书·费长房传》载，传说河南汝南的费长房在街上看到一卖药老者的竿杆上挂一葫芦，奇怪的是，天黑散街后，老者就跳入那葫芦中。为弄清底细，费长房以酒款待，老者后来约他同入葫芦中，只见玉堂俨丽，甘肴醇酒。费长房即拜老者为师，学修仙之道。数载后，他术精业成，辞师出山，又得壶翁传赠的治病鞭鬼之竹杖，从此悬壶行医。古代医药不分家，就把"悬壶"作为行医的代称。从那时起，医生腰间挂的和诊所前悬的葫芦，便成了中医的标志。一些开业医生也将葫芦作为招牌，表示开业应诊之意，后人称医生的功绩为"悬壶济世"。以此命名者有唐代韦宙《玉壶备急方》、清代杨风庭的《一壶天》、清代李晴川的《痘疹壶中天》。

在中医学中，针对医生、医术、医药等也有一些颇有特色的文化称谓。

其一，以和缓与折肱指称良医。医和、医缓，为春秋时秦国两个名医，后人常并称之为"和缓"。如晋代挚虞《疾愈赋》曰："讲和缓之余论，寻越人之遗方。"故以和缓喻良医。以此命名者，如清代全子久《和缓医风》。《左传·定公十三年》曰："三折肱知为良医。"《楚辞·九章》曰："九折臂而成医兮，吾至今而知其信然。"朱熹集注为："人九折臂，更历方药，乃成良医，故吾于今，乃知作忠造怨之语，为诚然也。"后遂以"三折肱""九折臂"以喻良医。以此命名者，如明代黄承昊《折肱漫录》。

其二，以仁术、仁寿指称医术。《孟子·梁惠王上》云："无伤也，是乃仁术也。"孟子所谓的"仁"，本于孔子"爱人"之说。后世遂以医术比之仁术。《论语·雍也》："知者乐，仁者寿。"《汉书·董仲舒传》："尧舜行德则民仁寿。"此故将仁寿比之医术。

其三，以理瀹指称医药。《子华子·北宫意问》云："子华子居北岑，北宫意公仲承侍，纵言而及于医。子华曰：'医者理也，理者意也。药者瀹也，瀹者养也。'"吴师机改《外治医说》为《理瀹骈文》，其自跋云："《外治医说》刊既成，时贤皆云不甚解。其欲得吾之说者，则取其方而已。予知说之不行也，而要围垦遂弃。爰改名骈方，借《子华子》'医者理也，药者瀹也'之句，摘理瀹二字以题其篇。"

数千年来，中医学许多词汇成为汉语言文字的一个组成部分。日常的许多话语都与中医词汇有关系。在通俗汉语言文字中，在民间的口语上，中医文化比比皆是。中医文化是一种植入于汉语言文字的文化，比如说"心"。中医理论上的"心"有两个功能：一个是"心主血脉"，一个是"心藏神"，更有"心之官则思"。然而，心脏的中医解剖位置却不是在左侧，而是在胸部正中央。于是，就有了"心眼儿不长在正当中""心术不正"之类的刺言戏语，就有了"多长个心眼儿""真是个有心人""心想事成""心有灵犀一点通""身心健康""死心眼儿""热心肠""狼心狗肺""心心相印""说句心里话"等，这些与心脏实际解剖位置和实际功能有着错位关系的词语，在中国不但不是笑料，不是笑话，不是笑柄，反倒是约定俗成的语言定式、公式和语言定理，是中国人约定俗成的共同认识。而且，"心"与"胃"的解剖位置，在一些中医和民间也常常混淆，许多人管"胃痛"叫"心口痛""心里痛"等。

第二节　中医诊疗语言艺术

中医临床是一门诊疗艺术，它要求医者了解自己的"活人"对象——患者生理、心理的现状及变化，还应取得患者的充分信任，才可以身心并调。可以说每一个中医师都应是一个充分掌握语言艺术的语言大师。因为患者是"活人",如同人的容貌"千人千貌"一样,人的心理、生理也同样"千人千样",医者必须有"见人说人话,见鬼说鬼话"的语言艺术。例如:中医师常说"吃了我的药就好了",有人就说中医爱吹牛,其实中医就是要靠这种语言取得患者的信任,调动患者身心积极性,使患者失常的身心状态归于正常。所谓"病,三分治,七分养"的道理就在于此。这里的"养"即调养身心之意。

一、 中医诊疗理论语言修辞

中医学一大特色是采用人文社会科学的手法来表达自然科学知识,所以,中医学多用比喻、类比、象征、联想、以虚写实等手法来论述深奥的生理、病理、病机、病因、症状及临床治疗与用药等,这是中医的思维方式,也是中医学理论的表述方法。

(一)顶真手法

《难经·二十四难》为了强调"足太阴气绝"造成的严重后果,用顶真的修辞手法表现这一连串症状的严重性、它们之间的因果关系以及患者的预后。"足太阴气绝,则脉不营其口唇,口唇者,肌肉之本也,脉不营,则肌肉不滑泽,肌肉不滑泽,则肉满,肉满则唇反,唇反则肉先死,甲日笃,乙日死。"在讲到"手太阴气绝"和"手少阴气绝"的后果时,《难经·二十四难》同样用了顶真手法。"手太阴气绝,即皮毛焦。太阴者,肺也,行气温于皮毛者也。气弗营,则皮毛焦,皮毛焦,则津液去,津液去,即皮节伤,皮节伤,则皮枯毛折,毛折者,则毛先死,丙日笃,丁日死。手少阴气绝,则脉不通。脉不通,则血不流,血不流,则色泽去,故面色黑如黧,此血先死,壬日笃,癸日死。"

(二)排比手法

《难经·五十八难》载:"中风之脉,阳浮而滑,阴濡而弱。湿温之脉,阳濡而弱,阴小而急。伤寒之脉,阴阳俱盛而紧涩。热病之脉,阴阳俱浮,浮之而滑,沉之散涩。温病之脉,行在诸经,不知何经之动也,各随其经所在而取之。"该段把伤寒有五:中风、湿温、伤寒、热病、温病之脉的具体脉象排比列出,行文中阴阳相对,浮沉对举,井然有序。在张仲景的《伤寒杂病论·序》文中,排比句式比比皆是,行文齐整,气势跌宕,音节铿锵,表达出强烈的音节美,使得文章思想明快清晰,读来朗朗上口,生动形象,能收到节奏和谐美的视听效果。如:"勤求古训,博采众方"采用正对;"进不能爱人知人,退不能爱身知己"采用反对;"感往昔之沦丧,伤横夭之莫救"采用了串对①等修辞手法。

---

① 宋宝琦. 让古典医籍中的美学思想闪光 [J]. 医古文知识, 1994 (4):32.

（三）比喻手法

一般公认中医理论比较深奥费解，因此很多人觉得难学，这也许是事实。如果把深奥的中医理论用通俗贴切的比喻揭示出来，则可使深奥的道理变得浅显，抽象变得具体。《素问·脉要精微论》曰："夫精明五色者，气之华也。赤欲如白裹朱，不欲如赭；白欲如鹅羽，不欲如盐；青欲如苍璧之泽，不欲如蓝；黄欲如罗裹雄黄，不欲如黄土；黑欲如重漆色，不欲如地苍。五色精微象见矣，其寿不久也。"这一段对人体"精明五色"的描述，以排比的句式、生动的比喻，对其正常情况与不常之变做了具体的说明。全句一气呵成，而文中所喻朱、赭、蓝之色，鹅羽、盐、苍璧之物，黄土、地苍之象，为人耳闻目睹，令人印象深刻，而同一症状之间的差异也是书中注意的关键所在。通过对《伤寒论》《金匮要略》两书使用比喻句的情况进行粗略统计，能总结出近八十条，这虽不能与其后王叔和之《脉经》相比，但为后世医学文献特色的形成打下基础，应是无可争议的事实。在《神农本草经》卷三中，"桔梗，味辛，微温，有小毒。治胸胁痛如刀刺，腹满，肠鸣幽幽惊恐悸气"。该句先以"如刀刺"比喻胸胁疼痛的感觉，又以叠音词"幽幽"形容肠鸣之状，把两种方法集于一句之中，用得灵活、自如，恰到好处。

（四）叠音词手法

叠音词文字精练，整齐上口，能使行文精炼整齐，谐调匀称，如无韵之诗，流畅自然。由于特别适合中医典籍对不同症状的描述、对脉象的细微辨别以及比况药物的性质状态，经典医籍如《黄帝内经》《伤寒杂病论》等，多处使用了叠音词，使这些经文精炼整齐，匀称谐调，比喻贴切，语言生动，意味深邃。《伤寒论》第82条："太阳病发汗，汗出不解，其人仍发热，心下悸，头眩，身𥆧动，振振欲擗地者，真武汤主之。"加了"振振"两字，就把病家因太阳病过汗、误汗、阳虚水泛所致的身体颤抖、站立不稳、欲倒于地的虚弱形象刻画出来，读来如见其人。同样是发热，《伤寒论》第12条"翕翕发热"，意为像羽毛覆盖在身上温温发热；而《伤寒论》第248条"蒸蒸发热者"则形容发热如热气蒸腾，从内达外。张仲景以"翕翕""蒸蒸"二词，十分生动地将两种不同程度、不同性质的发热勾勒出来，使人一览即知：前者为微微发热，后者则为大汗蒸腾。《素问·刺疟》曰："足太阳之疟，腰痛头重，寒从背起，先寒后热，熇熇暍暍然，热止汗出。足少阳之疟，见人心惕惕然，热多汗出。足厥阴之疟，腹中悒悒。肝疟者，令人苍苍然，肾疟者，令人洒洒然，目眴眴然手足寒。"句中叠音词"暍暍"，形容热邪极盛的样子；"惕惕"，形容惊恐惧怕的样子；"悒悒"形容郁滞不畅的样子；"洒洒"，形容发寒发抖的样子；"眴眴"，形容目眩头晕的样子。把几种不同情况的疟疾之症鉴别开来，丝清缕明，使人一目了然。

叠音词在经句中，还有一个重要的作用，就是提示强调，加重语气，表示出句意之重要，意味之深邃。如《伤寒论》第71条："太阳病，发汗后，大汗出，胃中干，烦躁不得眠，欲得饮水者，少少与饮之，令胃气和则愈。"《伤寒论》第166条："不吐者，少少加。"古文"少"字，意同"稍"。上诸"少少"，均作医嘱，以示病家饮水或服药宜"少量"，"稍稍""逐渐""徐徐""不可过量"等意。使用叠音词，旨在加重语气，提示强弱，恐有失于万一。以此亦反映出仲景投药谨慎，用量考究及对患者极其负责的精神。

（五）隐名手法

所谓隐名，不是一种修辞手法，而是利用双关、借代、析字、藏字等手法，将意思显示在言外。中医隐名实际上是一种秘密传递中医、中药信息的方法，虽意思表达隐晦曲折，但大多颇有文化气息。如：恋绨袍（陈皮）、苦相思（黄边）、觅封侯（远志）、兵变黄袍（牡丹皮）、醉渊明（甘菊）等。而有些中药隐名，大概是为防止患者对不雅药物随意联想而设，比如：金汁、人中白、人中黄、五灵脂、蚕沙等。这些药物多从人或动物的尿液、粪便中提取。

二、 中医诊疗操作语言艺术

中医特色疗法丰富多彩，妙趣横生，千百年流传下来的许多诊疗奇闻佳话，不仅使人莞尔一笑，大有"喜怒哀乐"皆是药之感，而且可以领略中医对一些疑难怪病独具特色的治疗方法，明白它那神奇的疗效蕴藏着丰富的道理。

（一）激怒疗法

中医认为，肝木之志为怒，脾土之志为思，木克土，怒胜思。愤怒虽然是一种不良的情绪，但它属于阳性的情绪变动，因此对忧愁不解而意志消沉、惊恐太过而胆虚气怯等属于阴性情绪变化所致疾病，均可用激怒疗法治之。用激怒的方法治疗疾病最早记载于《吕氏春秋·至忠》。据记载，战国时期的齐闵王（公元前 301 年至公元前 284 年在位）有病，多方医治未见效果，便去宋国请名医文挚前去诊治。文挚详细诊断后对太子说：齐王的病只有用激怒的方法来理疗才能治好，如果我激怒了齐王，他肯定要把我杀死的。在太子的恳求下，又出于治病救人的天性，文挚决定为齐王治病。当即与齐王约好看病的时间，结果第一次文挚没有来，又约第二次，第二次没来又约第三次，第三次同样失约，齐王见文挚恭请不到，连续三次失约，非常恼怒，痛骂不止。过了几天，文挚突然来了，连礼也不见，鞋也不脱，就上到齐王的床铺上问疾看病，并且用粗话俗话激怒齐王，齐王实在忍耐不住了，便起身大骂文挚，一怒一骂，郁闷一泄，齐王的忧郁症也好了。可惜，太子和王后并没有保住文挚的性命，齐王还是把他杀了。但文挚根据中医情志治病的"怒胜思"的原则，采用行为语言激怒患者的治疗手段，却治好了齐王的忧郁症，给中国医案史上留下了一个心理疗法的典型范例。

（二）逗笑疗法

清代有一位巡按大人，患有精神抑郁症，终日愁眉不展，闷闷不乐，几经治疗，终不见效，病情却一天天严重。经人举荐，一位老中医前往诊治。老中医望闻问切后，对巡按大人说：你得的是月经不调症，调养调养就好了。巡按听了捧腹大笑，感到这是个糊涂医生，怎么连男女都分不清。自此之后，每想起此事，仍不禁暗自发笑，久而久之，抑郁症竟好了。一年之后，老中医又与巡按大人相遇，这才对他说：君昔日所患之病是郁则气结，并无良药，但如果心情愉快，笑口常开，气则疏结通达，便能不治而愈。你的病就是在一次次开怀欢笑中不药而愈的。巡按这才恍然大悟，连忙道谢。

（三）痛苦疗法

明朝有个农家子弟叫李大谏，自幼勤奋好学，头一年考上了秀才，第二年乡试，又中了举人，第三年会试，又进士及第，喜讯连年不断传来，务农的父亲，高兴得连嘴都挂到耳朵上了，逢人便夸，每夸必笑，常大笑不止，久而久之，不能自主，成了狂笑病，请了许多医生诊治，都没有效果。李大谏不得已便请某御医治疗。御医思考良久，才对李大谏说：病可以治，不过有失敬之处，还请多加原谅。李大谏说：谨遵医命，不敢有违。御医随即派人到李大谏的家乡报丧，给他父亲说：你的儿子因患急病，不幸去世了。李大谏的父亲听到噩耗后，顿时哭得死去活来，由于悲痛过度，狂笑的症状也就止住了。不久，御医又派人告诉李大谏的父亲说：你儿死后，幸遇太医妙手回春，起死回生被救活了。李大谏的父亲听了又止住了悲痛。就这样，历时十年之久的狂笑病竟然好了。从心理医学上讲，此所谓相反疗法。

（四）诗文书画疗法

历来中医家大多钟情于诗文书画之类的艺术，这是一个不争的传统。但是，诗文书画之语言艺术作为一种治疗手段却鲜为人知。

诗词可以用作治疗手段。正如，唐代诗人李颀所说："清吟可愈疾，携手暂同欢。"陆游为头痛不愈和忧愁难解之疾开出的处方是："不用更求芎芷药，吾诗读罢能醒然。""闲吟可是治愁药，一展吴笺万事忘。"苏东坡开出的养生方更妙："正当逛走捉风时，一笑看诗百忧失。"他的处方只有两味药，"笑""看诗"。杜甫得知一位客人罹病时，他说："诵吾诗可疗之。"于是，客人就反复朗诵"予璋髑髅血模糊，手持掷还崔大夫"之句，果然疾病得愈。另有一位患失眠症的落第秀才向杜甫问道，杜甫仍以诗为方，送诗一首："长镵长镵白木柄，我生托予以为命。黄精无苗山雪盛，短衣数挽不掩胫。"秀才边采药边吟诗，道理明白了，心里的疙瘩解开了，身体健壮了，失眠症也痊愈了。

中医认为，吟诗是一种气功锻炼，由抑扬顿挫、节奏分明的朗诵引发的深呼吸运动，能起到气归丹田的作用，以达到"精神内守"的效果。《黄帝内经》云："精神内守，病安从来？"民歌诗词有如此好的效果，病岂有不愈者？如果再按照中医辨证施治的理论，辨证施唱、辨证施吟，针对不同的病情，选择有针对性的民歌诗词进行歌唱吟咏，达到令抑郁者振奋、令亢奋者安定、令焦虑者平静、令多猜者解疑的效果，是情理之中的事。今天，一些学者还对运用这种疗法提出了更具体的要求，包括正确的姿势、标准的声音、合理的时段安排等。真正能够按要求去做，就能起到类似做一套健身操的作用，对调节大脑的兴奋抑制过程、加速血液循环、活跃新陈代谢、改善不良情绪、增强抗病能力等都有积极作用，从而使人的机体处于相对平衡的健康状态。

第三节　中医知识传播语言艺术

中医知识传播不仅要靠中医药疗效，还要靠中医家临床为医的品行；不仅要靠中医理论自身的通达明了，还要靠中医语言的文化表达。在古代，"医儒不分家"，很多医家本身就是科举不第或高中之后立志学医的。所以，很多医家不仅精通医道，而且才情横溢，以诗词歌赋等行医著文，成为"儒医"。于是，文化底蕴深厚的古代医家们，常常使用多种文学体裁与修辞手法表达中医学识，这为中医学理论传承、传播起到很大推动作用。

一、诗词与中医学传播

诗词是广受中国人民喜爱的文学形式。历代不少医家多会作诗填词。从清代诗人沈德潜所编的《唐诗别裁集》《明诗别裁集》与《清诗别裁集》中可发现很多医家的诗，不少人还是大名医。如晋朝陶弘景，唐朝陆贽，宋朝林亿，金朝张从正，元朝朱震亨，明朝王履、李时珍，清朝傅山、吕留良、薛雪、赵学敏等，都有诗词留下。清朝薛生白还有《一瓢诗话》诗集传世。也有不少文人名家以医药为体吟诗作文。现摘选几首与医药知识相关的诗文。

白居易的《病中五绝句（其四）》："目昏思寝即安眠，足软妨行便坐禅。身作医王心是药，不劳和扁到门前。"此诗表达睡眠生理与心理疗法及药物治疗的关系。

孙思邈《养生铭》："怒甚偏伤气，思多太损神。神疲心易疫，气弱病来侵。勿使悲欢极，当令饮食均。再三防夜醉，第一戒晨嗔。亥寝鸣天鼓，寅兴漱玉津。妖邪难侵犯，精气自全身。若要无诸病，常当节五辛。安神宜悦乐，惜气保和纯。寿夭休论命，修行在本人。倘能遵此理，平地可朝真。"此诗生动形象地表达了人的精气神之间的关系，及其保养精气神对养生的价值。

刘禹锡《赠眼医婆罗门僧》："三秋伤望眼，终日哭途穷。两目今先暗，中年似老翁。看朱渐成碧，羞日不禁风。师有金篦术，如何为发蒙。"唐代称金针拨白内障手术为金篦术，看来这一词语更文雅简练。刘禹锡用此诗赠予来自印度的眼科医僧。值得提及的是，金针拨白内障技术在唐代以后并没有得到广泛普及，而是不绝如缕地传薪至今，其中主要在道教医学和佛教医学中承传，这在其后文献中有记载。

围绕中医穴位名，一些医家有感而发，作诗成文。如上海中医药大学潘朝曦教授作穴位诗《赞医道》："习医虽未到京门，府舍关门竟有成。神道已赢众口赞，天池太乙正攀登。"诗中"京门"指专门的学府，"府舍"此处指家中，"关门"指闭门自学，"神道"借指医术高，"天池""太乙"借指医学的高妙境界。这几个都是穴位名称，列于诗中，竟也将作者自学成才的豪情壮志抒发得淋漓尽致。

有人把学习中医理论的经验写成诗词。"中医文化数千载，继承发扬称国粹；中华儿女树信心，师徒互尊译古文；简便廉验土单方，广大群众最欣赏；望闻问切是基本，表里虚实辨病因；切脉握准寸关尺，弦浮沉细论归经；左须分清心肝肾，右必理清肺脾命；六淫七情内外因，卫气营血三焦通；十二经脉六经病，冲任督脉诊妇情。"

有人用诗词表达中医学哲学基础之五行关系知识。"木香春意劲东风，生羌青皮酸味角；火盛夏至济南暑，长江赤石苦参徵；土苓长夏杜仲湿，化作黄芪甘草宫；金果秋收润西燥，收敛白豆辛经商；水蛭冬草胜北寒，藏龙黑山咸不羽。"

有人用诗词表达五行与人体器官关系知识。"木护肝胆喜清目，筋怒呼唤能把握；火控心系小肠舌，脉喜笑孕不担扰；土培脾胃清爽口，肉思歌哥哥不哕；金撒肺经大肠鼻，皮悲哭声自身咳；水经肾脏膀胱耳，骨恐呻吟战寒栗。"

有些中医学著作内容用诗词形式编写。《医宗金鉴》是以四言韵文为主要形式而阐述医学原理。蒲松龄所著《日用俗字·疾病章》也如此，全文以七言律文形式书写，字句虽少，然言简意赅，层次分明，结构严谨。全文把繁多的病名、病机、诊断、治疗均有机地贯穿、融合在全文中，以通俗、形象、具体、集中的方式进行表达，使人一目了然，印象深刻，并采取韵文形式，利于记忆。

二、 对联与中医学传播

古人曾谓"文之妙者为诗，诗之精者为联"。其中的"联"即为对联。对联平仄押韵、对仗工整，且不乏深意，深受国人喜爱。2006年，国务院把楹联习俗列为第一批国家非物质文化遗产名录。自五代后蜀皇帝孟昶的"新年纳余庆，嘉节号长春"这第一幅对联产生以来，它作为一种独特的文学艺术形式，已渗透到各行各业，犹以医药学更为突出。

古往今来，不少杏林名家巧用中医知识撰写对联，赋岐黄之术以生机，寄青囊杏林以活力，在给人艺术享受的同时，又传播了中医药知识。医家们自觉或不自觉地把对联文化广泛使用于医学论著之中。在众多医学典章中，先哲们应用对联的形式精炼文意，既定了"温凉寒热"之药性，又规划了"升降浮沉"之走向，更以"杀反畏使；恶须单行"表达了中药配伍之关系。中药方剂的联中有对，妙不可言，如：滋阴玉女煎熟地，补益参君煮麦冬。

有些对联生动形象地传播了医学知识。有位中医，善用中药名做对联。一天，客人一进门就指着门口灯笼说："灯笼灯笼，纸（枳）壳原来只防风。"医生笑对道：

"鼓架架鼓，陈皮不能敲半下（夏）。"客人进院后，赞叹道："烦暑最宜淡竹叶。"医生随口对说："伤寒尤妙小柴胡。"客人在院子里坐下后，又出一联："玫瑰花开，香闻七八九里。"医生不假思索地应道："梧桐子大，日服五六十丸。"客人看了病，告辞出来，说道："神州到处有亲人，不认生地熟地。"医生对道："春风来时尽著花，但闻霍香木香。"这些对联中包含柴胡、半夏等中医学知识。东汉时期张仲景《伤寒论》讲到小柴胡汤，现经用现代科学技术提取制成"小柴胡颗粒"，主要成分为柴胡、黄芩、半夏（姜制）、党参、生姜、甘草、大枣等。其中柴胡疏泄少阳之郁，黄芩清胆腑之热，二药合用而解半表半里之邪；半夏、生姜降逆止呕；党参、大枣、甘草益气补脾，扶正被祛邪。诸药合用，攻补兼施，寒热并用，表里双解，升清降浊，分别以药性之偏，调节体内功能之偏，对机体表与里、寒与热、虚与实相互对立的两方面都发挥作用，协调机体平衡，达到防治疾病的作用。

有些对联内容是医者对医生职业的仁爱苍生情怀的反映。清代浙江宁波名医范文甫写过两副奇特的春联。一副贴在自家的大门上，联曰："但愿人常健，何妨我独贫。"他一反常态，怀着一颗医生所特有的"赤心"，衷心祝愿人常健，哪怕自己诊所无人光顾而"独贫"。另一副对联贴在自己书斋的门上。联曰："何必我千秋不老，但术人百病不生。"良医此心皆同，真是无独有偶。明代安徽休宁县吴士彪，医名振乡里，他仗义疏财、扶贫济困，虽生活清苦，但情怀高雅，曾撰联以明志：一钱罄矣还栽菊；四壁萧然不卖琴。明从化县人，字惠翁，名刘邦永，少孤贫，樵于山中，遇异人授以岐黄之术及上池刀圭之法，久之尽得其秘，以医行世，一时号称国手，著《惠济方》四卷，作对联"虽无惠翁逢仙术；只效岐黄济世心"，虽套用名联，但瑕不掩瑜。清代以文风鼎盛而闻名天下的安徽桐城，至今还流传一副医家对联"春夏秋冬，辛劳采得山中药；东南西北，勤恳为医世上人"。

有用对联表述医理医德。如有一家药店对联奇巧："膏可吃，药可吃，膏药不可吃；脾好医，气好医，脾气不好医。""一药一性，岂能指鹿为马；百病百方，焉敢以牛做羊。""除三亲四友病痛，收四海五岳精华。"有用对联彰显医学精神。曾经两次被乾隆皇帝召入京都治病的名医徐灵胎，曾自题一副对联："一生哪有真闲日；百岁仍多未了缘。"临死前还为自己撰墓联："满山芳草仙人药；一径清风处士坟。魄返九泉，满腹经纶埋地下；书传四海，万年利济在人间。"有的对联则表达高超医术。湖北宜昌有一名医，医术精湛，著述颇丰，曾自撰一联云："左指把脉，疗尽人间痛苦；右手握笔，写出天下文章。"还有一些用门联来表达此意，如"红枣二枚姜三片；绿豆五钱糖一羹"，"金银花小，香飘五六七里；梧桐子大，每服八九十丸"。

对医家医疗活动做出评价的对联颇多。宋代四川名医石藏用，治病善用热药，疗效显著，名扬成都。同时期的浙江名医陈承与石氏相反，立方用药喜用寒凉之品，治病也获良效。有文人撰一对联形象描述他二人迥然不同的用药风格："藏用檐头三斗火，陈承篓里一盘水。"清代江苏孟河医派名家费伯雄，医术高超，曾两次被召入京，为皇太后治疗肺痈和为道光帝治疗失音，均获良效。道光皇帝特赏赐御联一副："著手成春，万家生佛。婆心济世，一路福星。"清代中叶，江苏名医何书田治愈巡抚林则徐夫人所患肝病顽疾，与林公结成至交。在何氏 60 岁寿诞，林则徐撰书一联相赠，一时传为美谈："谈史有怀经世略，验方常著活人书。"

三、 谜语与中医学传播

谜语是用某一事物或某一诗句、成语或文字为谜底，用隐喻、形似、暗示或描写其特征的方法作为谜面，供人猜测。谜语原是民间口头文学，后也成为文人游戏。以中医设谜，不乏精彩之作。如谜面：风萧萧兮易水寒，壮士一去兮不复还（打一中医古籍）。谜底：汤头歌诀。谜面：女佯怒之（打一中医名词）。谜底：阴虚火旺。谜面：一个是水中月，一个是镜中花（打一中医名词）。谜底：阴阳俱虚。谜面：两岸阻隔同胞泪（打一中医词语）。谜底：通则不痛，痛则不通。谜面：知人知面又知心（打一中医词语）。谜底：表里双解。

有些谜语与经典著作相结合。如"赵云怀内小龙眠"是《三国演义》第 42 回，后人咏叹赵云救阿斗的诗句。以此为谜面，打中药名二，谜底为"使君子、安息香"。汉时，称州郡长官为"使君"。刘备时为豫州牧，故有此称。阿斗自然是"使君"之"子"。在猛将赵云怀中睡着则是"安息"甚"香"。及至第 119 回刘禅投降司马昭之后，昭问："颇思蜀否？"答曰："此间乐，不思蜀也。"以"乐不思蜀"作为谜面，打中药名二，谜底为："使君子、忘忧"。再一次郑重使用"使君子"时，则已非旧日睡于赵云怀内之人了。细品斟酌，莫不称是。

"漏泄春光与乃堂"此语乃《西厢记》第一本第二折张生唱词，以之为谜面，打二中药名，卷帘格；谜底为"知母、合欢"。谜底依格逆读为"欢合，母知"。崔夫人家教甚严，禁止莺莺胡行乱走，恐伤风化。若与她调情，恐怕"漏泄春光与乃堂"。"春光"即"欢合"，意指男女私情。"乃堂"则谓老夫人也。"欢合母知"，诸多不便耳。又一条，谜面为俗语"有奶便是娘"，打"乳香、知母"，同一用到"知母"，意思便又不同。"乳香"，喊出"有奶""知母"，换而言之"便是娘"了，何等顺溜，谜人手法之善变也如此。

有些谜语与诗词相结合。如以南宋诗人陆游《夜泊水村》诗"太息燕然未勒铭"的大半句为谜面，打二中药名。谜底为"石耳、文无"。细思，这倒是比较含蓄而有韵味的一则谜。《后汉书·窦宪传》载，宪率部追逐北匈奴单于，"遂登燕然山，去塞三千余里，刻石勒功，纪汉威德，令班固作铭"。陆游反用此典。所谓"燕然未勒铭"，反映于谜底即是："石耳，文无"。光秃秃的一块硬石头罢了，上面的文字一个也没有，真是彻底干净到家了。

"轻薄桃花逐水流"打"香附、泽泻"，花多有香味，以香扣花："平明寻白羽"打"石见穿"，读过唐诗的人都知道，此后一句是"没在石棱中"，意为白羽毛的箭将石头射中，谜底与谜面当然吻合了。

具浓厚诗情画意的中药谜，面句现成为好的境界。如"千树万树梨花开"打"木通、白英"（英扣花），"四海之内皆兄弟"打"昆布"，昆在这里指昆仲（兄弟）之昆，布指遍布的意思。

有些与历史典故相结合。如"昭君出塞"猜中药名"王不留行"，"昭君"扣"王"（王昭君也），出塞当然是不留步走了。

有些与现时政策相结合。如"自觉只生一个"猜二味中药"甘遂、杜仲"，杜仲原系古人名改为中药名的，本为姓氏的杜字，现在变成杜绝的杜，仲为第二，与当时计划生育政策吻合，为不错的应时谜作。

四、 谚语与中医学传播

《古谣谚·序》中说："欲探风雅之奥者，不妨先向谣谚之途。"谚语是在群众中流传的固定语句。它用通俗易懂的语言阐述某些道理，这些道理往往正是人民群众社会生活的经验总结。高尔基说，谚语和歌曲总是简短的，然而在它里面却包含着可以写出整部书来的智慧和感情。

我国谚语的数量之多、质量之高、范围之大、历史之久、运用之广泛，在世界文化史上是独步的。谚语的内容丰富多彩、包罗万象。天文地理、人生哲理、道德情操、风土人情……凡大千世界的各个领域无所不包。而有些谚语不仅包含着丰厚的中医药文化，而且包含有丰富的中医药知识，是中医学传承、普及的重要内容之一。

医学谚语，大都具有哲理清晰、医理确实、思路明快、诗意芬芳的特点，不仅能使人有知识的获取，而且能给人以美妙的享受，寥寥数语就可以把人带入充满乐趣的医药文化境界中去。如："火烤三伏，护头护肚。""秋蝉鸣，懒妇惊。""寒从脚上起，病从口中入。"病从口入，人人皆知，不必赘述；而寒从脚起有何道理呢？脚是人们行走与承重的器官，国外学者认为，脚趾活动少了，是腰痛的病因之一。一些科学家还认为，脚与上呼吸道黏膜间也存在密切关系，一旦脚部着了凉，便会反射性地引起呼吸道黏膜内的毛细血管收缩，纤毛摆动减慢，抵抗能力削弱，易患感冒等疾病。而在我国，早在1 400多年前，唐朝的著名医学家孙思邈就认识到脚与全身健康有密切关系。他提出了"足下暖"的科学见解，认为脚部受寒，势必影响内脏，引起胃病、腰腿病、男子阳痿、女子行经腰痛、月经不调等疾病。因此，富贵人家遍访名医，选购参茸补药，调养身体；而贫苦大众只能采取简单易行的保健措施：泡脚。每晚用温热水泡脚，可以起到洗涤污垢、消除疲劳、促进血液循环、预防恙疾的作用。正如一则旧时的谚语所说："有钱人吃药，无钱人泡脚。"

有些谚语告诫人们急性病来势凶猛，而恢复起来却十分缓慢。如《红楼梦》第五十二回运用一句谚语描写这两种情形："病来如山倒，病去如抽丝。"语言生动，形象鲜明。有些谚语告诫人们要预防为主，强身健体，如"百治不如一防"，"百病乘虚而入。"若不慎罹患恙疾，则要及时治疗："有病早医，无病早防。""衣服早补补丁少，有病早治痛苦少。"有些告诫人们得了疾病不能讳疾忌医，如"有病不要背，越背越吃亏"，因为"养病如养虎"。有些谚语告诫医生人命关天，要胆大心细，"临诊如临阵，用药如用兵"；更要博学多闻，提高医术，如"学医不明，暗刀杀人"。

有些谚语规劝人们要养成良好的饮食起居习惯。"睡觉不蒙头，清晨郊外走。""早起看日头，睡眠不蒙首。""无事勤扫屋，强如上药铺。""饮食要卫生，一热二鲜三干净。""宁吃鲜桃一口，不吃烂杏一筐。""早上吃得好，中午吃得饱，晚上吃得少。""暴食暴饮易生病，定时定量可安宁。""一顿吃伤，十顿喝汤。""常洗衣服常洗澡，常晒被褥疾病少。""指甲常剪，疾病不染。""烟酒不尝，身体必强。""小小一口痰，细菌千千万。"

现代科学研究表明，情绪与健康的关系是非常密切的。诚如医谚所说："笑口常开，青春常在。""生气催人老，快乐变年少。"南北朝时期田园诗人谢灵运说过："天下良辰、美景、赏心、乐事，四者难并。"一个人既能在顺境中扬帆远航，又能在逆境中不甘沉沦，才是难能可贵的。"心宽体胖"，"心宽出少年"。如果一旦"气"字当头，"愁"字缠身，"闷"字压人，"悲"字笼家，那么就有可能使人一夜之间"白头三千丈"。医谚说："酒多伤身，气大伤人。""忧愁多病，伤身害命。""笑一笑，少一少；恼一恼，老一老；愁一愁，白了头。"这些有益的谚语颇值得细细玩味和借鉴。

医学谚语大多借助修辞手法来表达。比喻修辞是最典型的手法。如"刀越磨越快，脑越用越灵"，以磨刀喻用脑的学问；"打铁还要亲兄弟，知冷知热是夫妻"，以打铁需要的密切配合，喻夫妻间的和谐关系。夸张是谚语运用得最亮眼的手法。例如："一天一口酒，能活九十九"，把酒对益寿的作用上升到九极之数；"唾沫一口，价值千斗"，把人们不经意的唾液夸大到千斗之价。借助于形象的借代、亲切的拟人、逼真的摹状、鲜明的对比、巧妙的对偶、趣味的回环等手法，也是谚语中常用的手法。由此，一些本来枯涩难解的问题，立时就被谚语的无限魅力软化了。难怪有人赞誉说："好的医学谚语是科学的诗、防病的药。"

中医学讲究辨证施治的理论、因人因时因地而异的治疗思想，这与谚语的泛指性是有差异的，所以，医学谚语不能与医学科学画等号。有些谚语具有鲜明的地域性特点，实际上大量古代谚语的指向，大多是以黄河流域的时序和节令为基点的。如"三月茵陈四月蒿，五月割了当柴烧"，"正月二月三月间，荠菜可以当灵丹"的说法，如放在湖广地区，时段上可能要提早一个月左右；要放在华北地区，可能就得推迟一个月左右；如放在东北地区，可能就更要向后推迟了。而有些谚语在强调表达效果时，可能夸大了事物的一些方面，而弱化了另一些方面。如"四季不离蒜，不用去医院"，"十月萝卜小人参，家家药铺关大门"等，强调的都是事物的一个方面，把大蒜、萝卜当成包治百病的良药；"石榴止肚痛，简单又易行"，"生姜拌蜜，咳嗽可医"，说的是石榴、生姜、蜂蜜作用的一个侧面和与它们功能相对应的那些腹痛、咳嗽，上述方式既不是腹痛、咳嗽治疗的唯一方法，也不是这些药食兼用之物的功能全部。

有些谚语随意流俗、言之失当，甚至是传达着完全错误的信息，出现与医学理论无法接通的鸿沟。如"饭后一支烟，胜似活神仙"，"妈妈嘴馋吃兔肉，孩子患病长兔唇"，"脚踏一星，能管千兵"等，显然都是受到古代各种客观条件限制，认识局限的产物。对于这些谚语，一般不要采取"一概否定的态度，而应采用扶正纠偏的原则，取其合理内核，纠正其不科学因素，运用科学知识，对其加以重塑，使其获得新的生命力。既要讲清其谬误所在，引人走出误区，又要拨乱反正，加以改造，'借题'创出科学的新谚语来"。"饭后一支烟，难做活神仙"，"孩子兔唇不兔唇，无关妈妈吃兔肉""脚踏一星，难管千兵"等就是由旧谚语脱胎、改造而来的新谚语。

学习与思考

1. 简述中医术语命名的数字特征。
2. 举例说明中医语言诊疗法。
3. 举例说明谚语在中医药知识传播中的作用。

第五章
中医医事道德文化

　　我国传统文化十分重视道德建设。诸子百家把有关人的行为规范的探讨看作自己的核心任务，重规范、讲道德是中华民族优良传统。医学活动是人类基本活动，对人类繁衍和发展发挥着关键作用。受中国传统文化影响，我国历史上以医生为主体的医学工作者极为关注医学道德建设，在医学道德意识、医学道德实践和医学道德评价诸方面进行了不懈探讨，留下丰厚医学道德文化遗产。

第一节　中医道德意识

　　《荀子·劝学》最早使用道德概念，"故学至乎礼而止矣，夫是之谓道德之极"。求学问达到礼为止境，就是道德最高境界。张岱年认为，在中国伦理学史上，道德可以说是一个概念，又是两个概念，"道"指行为应该遵循的原则，"德"指行为原则的实际体现，"道德"是行为原则及其具体运用的总称。① 我们认为，传统道德概念核心在德，德是人们对道的体悟及实现，既表现为内在的心性和谐和能力提升，又表现为对外在世界的一种给予和贡献行为。今天我们讲"道德"更多指个人或组织修养行为及达到水平。作为一个学术概念，人们更多关注道德的发生学和社会伦理学意义，认

---

　　① 王泽应. 张岱年对 20 世纪中国伦理思想的贡献［J］. 南通大学学报（社会科学版），2007，23（5）：3.

为道德是以社会舆论形式调节社会中人与人、人与社会、人与自然关系行为规范的总和。中医道德是在中华文化熏陶下，中医这种独特的医学模式特有的有关医事参与者应持有的观念、态度及行为规范。中医道德意识是中医家在医学活动中，对医学道德规范的心理和观念的总体认知，它主要表现为中医家对医学本质、医生责任、医德关系和医德修养的认识和把握。

一、医学本质

关于医学本质的回答决定着中医家对医学及其临床实践的态度和情感，是医学道德不可或缺的内容，我国历代医家对此都有论述。

（一）医学乃关于人体生生之理的学问

中华医学是体现生生之理的生命科学。生生即连续不断的生成和演化，是自然界之存在方式，是一切有机体存在之本体，可谓自然之道。人不仅是自然界生生之道的体现，也最能善用自然界生生之道。人禀自然界生生之气而生，人的生生之理必然受约于自然界生生之道。《韩非子·解老》认为："道"是宇宙本原，是万事万物之"所以然"，是一切规律之所以法，"道"是宇宙最根本的总规律；"理"是道在万物的具体表现，指宇宙万物的具体规律。宋代以来，理学兴起，"格物穷理"成为儒医探究人体生生之理的人生目标。

《黄帝内经》把阴阳变化之道具体化为人体生生之理。《素问·阴阳应象大论》说："阴阳者，天地之道也，万物之纲纪，变化之父母，生杀之本始，神明之府也。"把阴阳之道具体落实到人体上下内外、脏腑经络气血、生理病理变化，以及药物气味的厚薄等方面，形成中医药学之理。大凡医学大家论及医学时无不定位在对生生之理的把握上。明代医家张介宾提出"医贵精一"，强调要把握疾病变化之理，方能对症下药。他在《景岳全书·论治篇》中说："凡看病施治，贵乎精一，盖天下之病，变态虽多，其本则一，天下之方，或法虽多，对证则一，故凡施治之道，必确知为寒，则散其寒；确知为热，则清其热。一拔其本，诸证尽除也。"[①] 这里的"一"就是生生之道体现的人体中的生生之理。清代医家李盛春从理、方关系谈及医学之根本是医之理，他说："千古不变者，医之理，而变化无穷者，方知用，故脏腑经络血脉，千古不变之理也。必于此处探其精微，究其彀窍，乃能于受病之由，不属影响，立方施治，变化无穷之用也。"[②] 清代医家俞廷举强调医理在医学中地位，"医者，理也，理在而法即在，故活病必有一定之规矩准绳……，盖凡一病，有一病之阴阳、虚实，一病有一病之起止传变，一线到底，丝毫不错者也，以法治之，自无不疗……，穷理格物，此医

---

① 周一谋. 历代名医论医德 [M]. 长沙：湖南科学技术出版社，1983：231.
② 李盛春. 医学研悦 [M]. 北京：中国中医药出版社，1991：87.

中之体也，临证看病用药立方，此医中之用也。"①

（二）医乃仁术，医儒同道

尽管张仲景在《伤寒论》中褒奖了医术的重要性，"上以疗君亲之疾，下以救贫贱之厄，中以保身长全，以养其生"。但直到宋代前，医术并未得到社会的重视，医家的社会地位并不高。宋代以降，儒学高扬，儒学对中医学的影响增强，儒医一跃成为医家群体的主体，他们援儒入医，融会贯通，提升医学的社会价值认同。社会对医学及医家的看法开始发生变化。

元末明初眼科医家倪维德在《原机启微》中认为儒士不能不知医。他说："父母至亲者，有疾而委之他人，……平日以仁推于人者，独不能以仁推于父母乎？故仁缺。朋友以义和，故赴其难，难虽水火兵革弗顾，……而不能携友于死生也，故义缺。己身以爱为主，饮食滋味，必欲美也，……疾至而不知，任之妇人女子也，任之宗戚朋友也，故知缺。夫五常之中，三缺而不备，故为儒者不可不兼夫医也。"② 他从儒家的仁义礼智信五常解说为人子不能不知医。明代医家潘楫说："医以活人为心。故曰，医乃仁术。有疾而求疗，不啻求救焚溺于水火也。医乃仁慈之术，须披发缨冠，而往救之可也。否则焦濡之祸及，少有仁心者能忍乎！"③ 清代医家章楠论述医、儒关系，认为医儒同道，他说："尝思天下无二道，自格致诚正，而致参天地赞化育，岂不为儒者之大道乎！但人禀天地气化而生，凡八风之来，六气之变，皆能致疾。虽其参赞之能，而猝婴非常之疾，气血溃乱，性命卒不能留，则所谓大道者，亦不可恃矣。"④

（三）医非小道，医者意也

清代医家王士雄认为医学是天下之难事，非小道也。"天下之难事，莫如医。同一证也，所因各异，传变悠殊，况体有虚实，病有浅深，脏性有阴阳，天时有寒燠，虽方与病合，尚须随证损益，以期无纤毫之格，庶可药到病除，而无遗人夭殃之误。"⑤ 徐大椿从医学理论之结构、医学之本质论及医学非小道。"孰知医学之为道，乃古圣人所以泄天地之秘，夺造化之权，以救人之死。其理精妙入神、非聪明敏哲之人不可学也。黄帝、神农、越人、仲景之书，文词古奥，搜罗广远，非渊博通达之人不可学也。凡病之情，传变在于倾刻，真伪一时难辨，一或执滞。生死立判，非虚怀灵变之人不可学也。病名以千计，病症以万计，藏腑经络、内服外治方药之书，数年不能竟其说，非勤读善记之人不可学也。又内经以后，支分派别，人自以为师，不无偏驳。更有怪僻之论，鄙俚之说，纷陈错立，淆惑百端，一或误信，终身不返，非精鉴确诚之人不可学也。故为此道者，必具过人之资，通人之识，又能屏去俗事，专心数年，更得师

① 沈洪瑞. 中国历代名医医话大观［M］. 太原：山西科技出版社，1991：304.
② 陈梦雷. 古今图书集成医部全录［M］. 北京：人民卫生出版社，1959：35.
③ 王治民. 历代医德论述选译［M］. 天津：天津大学出版社，1990：250.
④ 沈洪瑞. 中国历代名医医话大观［M］. 太原：山西科技出版社，1991：254.
⑤ 王士雄. 四科简效方［M］. 北京：中医古籍出版社，1991：1.

之传授，方能与古圣人之心潜通默契。"①

医学是一门深奥的学问，尤以诊脉、用药为难；治病不可生搬硬套、墨守成规；必须最大限度地发挥自己的聪明才智，方能正确辨识疾病，并找到适合的治疗方法。不善于思考，不善于辨证，难获医理，也难以为医。唐代孙思邈不止一次提到医者意也。《千金要方》中说："张仲景曰：预疗诸病，当先以汤药涤五脏六腑……故用汤也；若四肢病久，风冷发动，次当用散；……次当用丸……能参合而行之者，可谓上工。故曰医者意也。"他在《千金翼方》中也讲"若夫医道之为言，实为意也。故以神存心手之际，意析毫芒之理，当其情之所得，口不能言；数之所在，言不能谕"。明代王文禄在《医先》中指出："医者意也，度时治病者意起之，立方医之，若天时圣教不同也。……是以医贵审运气，察人情，及致病之原。"②清代吴瑭从辨证施治角度论医："医者意也，通其意则灵，不通其意则滞，善用其意则巧，不善用其意则拙。医林漫说秘青囊，活人全凭用意良，读书泥古非师古，因证施方不执方。甚矣！医贵通其意，又必善用其意也。"③显然，中国古代医家已深深认识到医学是一门思维严谨而又不乏创新的科学。

二、医生责任

医生是人类最早的兼具知识性和技术性的职业。关于这个职业承担的责任、义务以及职业操守，我国医学史上有诸多医家都从医疗实践出发给予过精辟论述。

（一）精勤不倦，博极医源

《周易》说："天行健，君子以自强不息。"其意是天地永恒地运动着，人应该图强向上，永远向前。《素问》说："至道在微，变化难极。"即是说医学道理艰深，变化难测。基于此，我国历代医家都认为为医者务必做到精勤不倦，博极医源。张仲景在《伤寒论》中指出："自非才高识妙，岂能探其理致哉！"医学道理很深，若非多闻博识，勤学苦练，又怎么能掌握它呢？晋代医家皇甫谧"带经而农"，一边生产，一边读书，文、史、哲、医各方面的书籍都读，直到中年得了风痹证，仍"耽玩典籍，忘寝与食，时人谓之书淫"。大医家李时珍在向别人介绍自己的学医体会时说："长耽典籍，若啖蔗饴，遂渔猎群书，搜罗百氏。"明代外科大家陈实功曾勉励学医者："要勤读先古名医确论之书，须旦夕手不释卷，一一参明融化机变，印之在心，慧之在目，凡临证时，自无差谬也。"清代徐大椿向学医者推荐医家尤怡时说："尤君在泾，读书好古士也，而肆其力于医。于轩岐以下之书，靡昕夕寒暑，穿学几遍，而以己意条贯之，其间凡有所得，笔之于书，日月既多，卷帙略定。辨五行之生克，察四气之温严，

①　王治民. 历代医德论述选译［M］. 天津：天津大学出版社，1990：270.

②　陈梦雷. 古今图书集成医部全录［M］. 北京：人民卫生出版社，1959：31.

③　沈洪瑞. 中国历代名医医话大观［M］. 太原：山西科技出版社，1991：517.

审人事之阴阳虚实，与夫药性之君臣佐使。凡成书之沿误者，立而正之；古人纷纭聚讼者，折而衷之。夫惟多读古人之书，斯能善用古人之书，不误于用意，亦不泥于用意，于长沙氏之旨，庶几得之，可谓通其意者矣。"①

（二）普同一等，全力救治

我国历代医家都把医学视为仁术，强调对患者要关心、体贴，全力救治，而不把医术只作为赚钱、谋生和晋升之手段。孙思邈在《千金翼方》中写道："凡大医治病，必当安神定志，无欲无求，先发大慈恻隐之心，誓愿普救含灵之苦。若有疾厄来求救者，不得问其贵贱贫富、长幼妍媸、怨亲善友、华夷愚智，普同一等，皆如至亲之想。"明代医家龚廷贤在《万病回春》中写道："今世之医，多不知此义，每于富者用心，贫者忽略，此固医者之恒情，殆非仁术也。以余论之，医乃生死所寄，责任匪轻，岂可因其贫富而我为厚薄哉？告我同志者，当以太上好生之德为心，慎勿论贫富，均是活人，是亦阴功也。"明代医家缪希雍认为医生应忧虑医术不精，不应当忧虑报酬不多，他告诫同道："医师不患道术不精，而患取金不多，舍其本业，专事旁求，假宠贵人，冀其口吻，以希世重。纵得多金，无拔苦力，念当来世，岂不酬偿？作是思惟，是苦非乐。故当寻求道术，以济物命，纵有功效，任其自酬，勿责厚报，等心施治，勿轻贫贱。"②元代医家朱震亨、明代医家万全等都以实际行动履行了普同一等，全力救治的医家责任，在医学史留有佳话。

（三）认真负责，追求真理

医生不论著书立说，还是临床医病都身系人之生死。严肃认真、一丝不苟、尊重事实、追求真理是对医家的根本要求。《素问·征四失论》曾指斥庸医"诊病不问其始，忧患饮食之失节，起居之过度，或伤于毒。不先言此，卒持寸口，何病能中，妄言作名，为粗所穷"。张仲景在《伤寒杂病论·序》中也对不负责任的医生进行批评，"省疾问病，务在口给，相对斯须，便处汤药。按寸不及尺，握手不及足……，夫欲视死别生，实为难矣"。以后各代医家在著书立说时都把负责、求真作为医家的立命之本。明代医家吴昆在《医方考》序中报告了自己考证医方的求真态度，"盖以考其方药，考其见证，考其名义，考其事迹，考其变通，考其得失，考其所以然之故，匪徒苟然志方而已"。君子曰："夫夫也，弱龄谫陋，轻议古人，则昆有罪焉尔。世有觉者，触目而疵之，从而可否之，吾幸吾之得师也；游艺者，玩索而惜之，存而左右之，吾幸吾之朋与也。"③李时珍在《本草纲目》中怀疑先贤，纠正历史成见，他说水银在"《大明》言其无毒，《本经》言其久服成仙，甄权言其还丹元田，《抱朴子》以为长生之药，六朝以下贪生者服食，致成废笃而丧厥躯，若干人也！方士故不足道，本草曾

---

① 尤怡. 医学读书记［M］. 北京：人民出版社，1991：2.
② 王治民. 历代医德论述选译［M］. 天津：天津大学出版社，1990：188.
③ 吴昆. 医方考［M］. 南京：江苏科技出版社，1985：4.

可妄言？"① 清代医家王清任读书中发现古人论及脏腑有多矛盾，立志纠正，四十年孜孜追求，他在《医林改错》中写道："余尝有更正之心，而无脏腑可见。……十年之久，念不少忘。……因谈及膈膜一事，留心四十年，未能审验明确。……余于脏腑一事，访验四十二年，方得的确。"②

（四）研究医生职业规范，关心医学发展

医生是一种社会职业，有诸多人研读医学以期成为医生。一个合格的医生，需要遵循德高望重的医家建构的医生职业规范，需要关心医学的发展。历史上，我国诸多医家都把培养医生、著书立说作为自己的责任。明代医家龚信著《古今医鉴》，对医者、患者的责任提出要求。他的后人龚廷贤在《万病回春》中提出建立和谐医患关系的"医家十要"和"病家十要"。明代医家陈实功所著《外科正宗》也总结了"医家五戒"和"医家十要"。明代医家李梴著《习医规格》，规范医家诊断过程，"为人诊视，先问证起何日。从头至足，照依伤寒初证，杂证及内外伤辨法，逐一详问。证虽重而门类明白者，不须诊脉，亦可议方；证虽轻而题目未定者，必须仔细察脉。先单看，以知各经隐曲，次总看，以决虚实死生。既诊后，对病家言必以实，或虚或实，可治、易治、难治，说出几分证候，以验自己精神。如有察未及者，值令说明，不可牵强文饰，务宜从容拟议，不可急迫激切，以至恐吓。如诊妇女，须托其至亲先问证色与舌，及所饮食，然后随其所便，或证重而就床隔帐诊之，或证轻而就门隔帏诊之，亦必以薄纱罩手"③。李梴对医生诊治过程应遵守的规范进行了系统整理，可谓周全备至。清代医家章楠著《医门棒喝》，黄凯钧所著《友渔斋医话》中的"为医须明十弊论"，喻昌著《医门法律》，他们系统揭露医生成长过程中存在的诸多问题，提出相应的规矩和要求。

三、医德关系

医德关系是医学实践中医学主体间的特定社会关系，主要表现为医患关系、医医关系和医及他人、社会的关系。

（一）医患关系

医患关系是医德关系的核心内容。在医患关系中，医生、患者地位如何？各自应注意些什么？什么样的医患关系才是和谐的医患关系？我国历代医家都有论述。

龚廷贤在《万病回春》中提出要建立和谐的医患关系，医生要满足"医家十要"，病家也要满足"病家十要"。他提出医家十要："一存仁心，乃是良箴，博施济众，惠

① 何兆雄. 中国医德史［M］. 上海：上海医科大学出版社，1988：170.
② 王清任. 医林改错［M］. 上海：上海科技出版社，1966：2.
③ 王治民. 历代医德论述选译［M］. 天津：天津大学出版社，1990：236.

泽斯深。二通儒道，儒医世宝，道理贵明，群书当考。三精脉理，宜分表里，指下既明，沉疴可起。四识病原，生死敢言，医家至此，始称专门。五知运气，以明岁序，补泻温凉，按时处治。六明经络，认病不错，脏腑洞然，今之扁鹊。七识药性，立方应病，不辨温凉，恐伤性命。八会炮制，火候详细，太过不及，安危所系。九莫嫉妒，因人好恶，天理昭然，速当悔悟。十勿重利，当存仁义，贫富虽殊，药施无二。"①病家十要："一择明医，于病有裨，不可不慎，生死相随。二肯服药，诸病可却，有等愚人，自家耽搁。三宜早治，始则容易，履霜不谨，坚冰即至。四绝空房，自然无疾，倘若犯之，神医无术。五戒恼怒，必须省悟，怒则火起，难以救护。六息妄想，须当静养，念虑一除，精神自爽。七节饮食，调理有则，过则伤神，太饱难克。八慎起居，交际当祛，稍若劳役，元气愈虚。九莫信邪，信之则差，异端诳诱，惑乱人家。十勿惜费，惜之何谓，请问君家，命财孰贵？"②他把不正当医患关系归为五种情况：第一，买卖关系；第二，对病家不一视同仁；第三，患者损害医生名利；第四，歧视妇女，不让医生对之望闻问诊；第五，在病家面前夸己之长，形人之短。

我国古代医家分析不同的医患关系，提出不同的处理办法。对地位低下之人，医家要视为良人。如陈实功说：凡娼妓及私伙家请看，亦当正己视如良家子女，不可他意见戏，以取不正，视毕便回。对贫穷病人，医家可不要药钱，并量力为赠。贫穷之家及游食僧道衙门差役人等，凡来看病，不可要他药钱，只当奉药。再遇贫难者，当量力微赠，方为仁术。对妇女及孀尼，医生要隔帷诊治。凡奉官衙所请，必要速去，无得怠缓，要诚意恭敬，告明病源，开具方药。病愈之后，不得图求扁礼，亦不得言说民情，至生罪戾。如李梴说：诊妇女，须托其至亲先问证色与舌，及所饮食，然后随其所便，或证重而就床隔帐诊之，或证轻而就门隔帏诊之，亦必以薄纱罩手。贫家不便，医者自袖薄纱。对官家病人，医生要诚意慕敬，不可提过分要求。

（二）医医关系

医医关系是医家同道间的关系，它依赖于医患关系，并受医患关系制约。作为农业社会为数不多的职业，医生职业具有较强的竞争性。但受儒家思想影响，我国古代医家在处理相互关系方面富有东方智慧。

明代医家龚廷贤批评褒己贬人的医者。他说："吾道中有等无行之徒，专一夸己之长，形人之短，每至病家，不问疾疴，惟毁前医之过以骇患者。设使前医尽是，复何他求？盖为一时或有所偏，未能奏效，岂可概将前药为庸耶！夫医乃仁道，况授受相传，原系一体，同道虽有毫末之差，彼此亦当护庇，慎勿訾毁。"陈实功在《外科正宗》中也告诫医者："凡乡井同道之士，不可生轻侮傲慢之心，切要谦和谨慎，年尊者恭敬之，有学者师事之，骄傲者逊让之，不及者荐拔之，如此自无谤怨，信和为贵也。"

① 王治民. 历代医德论述选译［M］. 天津：天津大学出版社, 1990：226.
② 王治民. 历代医德论述选译［M］. 天津：天津大学出版社, 1990：229.

清代陈修园平生尊经崇古，对背离仲景学说者多有批判，但他对事不对人，对同道以诚相待。"若言之过激，则怨而生谤，位置过高，则畏而思避，踽踽独行，济人有几？凡我同仁，务以推诚相与，诚能动物，俾此道日益昌明。则以言无隐，和气可亲。"① 医家俞廷举指出医贵虚心，集思广益方能进步，他说："医贵虚心，凡医家见症不真，则不可妄下药，凡医病不效，即自己告退，另延名医，切不可延人病体，或曰医一病有高我者，即就医之，亦谦受益之道也。即低我者，我药不能愈病，而彼能医愈者，即将彼方细思其理，即得治病之道也。如一人知识有限，原贵乎集思广益，切不可因人而废言也，更不能生猜忌心。"② 陈士铎认为医道之明是医家们共同议论之结果，他劝医家要虚怀，博采广咨，"医道讲而愈明，集众人议论，使可以佑一人识见，倘必人非我是，坚执不化，又何能受益于弘深乎。迩来医术纷纭，求同心之助，杳不可多得，然而天下之大，岂少奇人"③。清代周学霆在《三指禅》中说："病有大医不能治者，而草医却有办法治疗，当医生的各有所长，也各有所短，理当彼此敬重，互相学习，切不可持门户之见而互相鄙薄。"

（三）医及他人、社会的关系

在建立和谐医患关系过程中，旁人和社会因素的影响是要注意的。患者的亲人、朋友对医生、患者的了解和配合有利于优化医患关系。明代医家李中梓提出正确处理医患关系，必须考虑影响医患关系的三个因素：患者之情、医人之情、旁人之情。所谓旁人之情，就是他人的感受："或执有据之论，而病情未必相符；或兴无本之言，而医理何曾梦见；或操是非之柄，同我者是之，异己者非之，而真是真非莫辨；或执肤浅之见，头痛者救头，脚痛者救脚，而孰本谁知？"④ 他认为医生一定要把握旁人之情。

医乃仁术，自宋代以来儒医已成为我国医生队伍的主体。儒医深信医生职业是国家兴亡、民族复兴之所系，同时国家强大、社会进步又是医学发展之基础，实现儒士人格理想之保证。历史上诸多医家并不把医生职业作为谋生之手段，而是作为救治百姓疾苦，实现儒士人格之手段。汉代淳于意、华佗不愿行走于宫廷、权贵之间，而愿游历于民间为百姓治病，救百姓于水火。宋代法医家宋慈曾任高级法官，但每遇死伤疑案，不问路途遥远和尸臭污垢，必亲赴现场检验，年老后，他研读历代法医著作结合亲身经验，编成《洗冤集录》，为后人留下宝贵财富。清代医家关心社会，由医人升华到医治社会。清初医家面对国破家亡，爱国主义得到升华。一些医家散尽家产投入抗清复明斗争中。失败后，他们拒绝与清人为伍，不为清人服务。明末清初医家吕留良17岁时明朝灭亡，他悲愤之余，散尽家产，结友成社，图谋复兴。50岁时，他拒绝官方征用，以必死自誓乃免。傅山在清军入关后，抱定"生死即旦暮，男儿无故乡。

---

① 陈修园. 长沙方歌括［M］. 福州：福建人民出版社，1988：15.
② 沈洪瑞. 中国历代名医医话大观［M］. 太原：山西科技出版社，1991：304.
③ 陈士铎. 本草新编［M］. 北京：中国中医药出版社，1997：6.
④ 周一谋. 历代名医论医德［M］. 长沙：湖南科学技术出版社，1983：234.

血丹中土碧，骨白高秋霜"的决心参加反清斗争。后来，他多次拒绝官方征召，坚决不为胡人治病。王清任主持正义，为民请愿，反对官绅欺压百姓，并与乡绅对簿公堂，站立辩论，义正词严。一些清代医家对清代中期大量鸦片流入中国，积极研制戒烟良方。清代名医何其伟支持林则徐禁烟运动，积极为林则徐出谋划策，撰写禁烟奏章，并"缓据医经，审救治理，考诸药性，参之古法，编辑成方"著成《救迷良方》，使诸多吸毒者断绝烟瘾。

四、医德修养

修养，作为名词，是一种状态或境界，医德修养指医家的医德境界。作为动词，修养指达到一种状态所采取的手段和途径，医德修养就是医家在医学实践中为提高医德境界所做的各种努力。

（一）医德修养境界

明代医家顾景星从医术和医德两方面入手，以李时珍为例，提出医德的理想境界："李公分分，乐道遗荣，下学上达，以师古人，既智且仁，道熟以成，遐以媲之，景纯、通明。"[①] 龚信在"明医箴"中提出名医的医德境界："精通道艺。洞晓阴阳，明知运气；药辨温良（凉），脉分表里。治用补泻，病审虚实；因病制方，对证投剂。妙法在心，活变不滞；不炫虚名，惟期博济。不计其功，不谋其利；不论贫富，药施一例。"龚廷贤则把存仁心，通儒道，精脉理，识病源，知运气，明经络，识药性，会炮制，不嫉妒，勿重利视为对医者的基本要求。清代医家对医家修养所达到境界有多种描述。清代医家吴瑭从多方面考察医家标准。从德、术角度，他认为医家应以德统才，德才兼备。有德者必有不忍人之心，不忍人之心油然而生，必力学成才。从果、达、艺角度，他认为果、达、艺缺一不可少。"设使果者不达不艺，岂非一鲁莽之夫？设使达者不艺，虽知其事，而无以处其事。达者不果，徒达而已也，艺者不果已有大只不果也。"[②] 华岫云从古人三不朽论述医德修养之境界。他说："良医处世，不矜名，不计利，此其立德也；挽回造化，立起沉疴，此其立功也；阐发蕴奥，韦著方书，此其立言也。一艺而三善咸备，医道之有关于世，岂不重且大耶。"王学权考虑到诊病去疾之复杂，认为凝神定气、忍辱负重才可成为名医。"凝神定气，惟心小胆大者能之；忍辱负重，惟智圆行方者能之，不如是，不足以为名医。如临一大证，学识不足以当之，则宜举贤让能……而同道之识见不一，各抒议论者有之，簧鼓惑听者有之，阴谋排挤者有之，加以亲友之好恶，戚党之疑信……故非凝神定气之心思，不足以辨疑难险恶之大证，无含蓄坚忍之才力，不足以负扶危持颠之重任也。"[③]

---

① 周一谋. 历代名医论医德 [M]. 长沙：湖南科学技术出版社，1983：180.

② 沈洪瑞. 中国历代名医医话大观 [M]. 太原：山西科技出版社，1991：517.

③ 沈洪瑞. 中国历代名医医话大观 [M]. 太原：山西科技出版社，1991：617.

(二) 医德修养途径

第一，医儒同道，精通儒理。明代医家徐春甫著《古今医统》说："吾闻儒识礼义，医知损益；礼义之不修，昧孔孟之教，损益之不分，害生民之命，儒与医岂可轻哉?"他明确指出，医生要提升医德修养一定要习儒知儒，以儒家仁爱价值要求自己。

第二，潜心研究，不耻下问。历代名医都善于学习，不耻下问。孙思邈闻人有"事事长于己者，不远千里，伏膺取决"。明代麻风病专家沈之问"每遇知风者，即礼币款迎，研搜讨论"。明代医家缪希雍著《本草经疏》指出："人之才识，自非生知，必假问学，问学之益，广博难量，脱不虚怀，何由纳受，不耻无学，而耻下问，师心自圣，于道何益?"[①]

第三，从小事做起，从日常做起。明代医家陈实功著《外科正宗》提出"医家十要"：凡食只可以一鱼一菜，一则省费，二则惜禄。凡有所蓄随其大小，当置产业以为根本，不可收藏玩奇及不紧要物件，浪费钱财。

第四，反思、悔过、内省和慎独。清代医家许豫和认为医生执成方，以应变，幸中之处又失手之处亦不少，劝告医家：能于失手之处，清夜自思，吾知其必有进也。他在《怡堂散记》中自勉："不渐为道小，但恐济人迟，有验皆留简，无稽非我思，杜陵曾有句，得失寸心知……但求无鬼责，何暇记人非，洁己名能保，贪功罪有归。"[②]

第二节　中医道德实践

医家医德实践指医家为提高自己的医德境界，在各种与医事活动相关领域所展开的具体医德行为。医事活动丰富多样，我国古代医家在诸如学术组织、诊断治疗、传道授业等活动中都身体力行，留下诸多值得后人学习的德行佳话。

一、优化医德关系的实践原则

在医德关系的处理上，我国古代医家既有理论也有实践。不少医家常年在临床第一线，面对各种复杂情况都坚守"医者仁心"的儒医价值，为后人留下诸多值得借鉴的医德经验。

---

① 王治民. 历代医德论述选译 [M]. 天津：天津大学出版社，1990：188.
② 沈洪瑞. 中国历代名医医话大观 [M]. 太原：山西科技出版社，1991：277.

（一）坚持原则，敢于直言

明代医家戴思恭深得朱元璋器重，在他得知朱元璋因晋王病死，逮捕王府诸医处死而独留自己时，挺身而出，向朱元璋说明实情"臣尝奉命示王疾，启王曰，疾今即愈，单独在膏肓，即复作不可疗也。今果然也。"① 朱元璋精心思虑，赦免了诸医。《南翁梦录》记述明代太医院判范彬在遇到急病贫妇和王府贵人得病同期邀诊情况下，不惜个人生命，舍缓救急。"急请曰：'家有妇人卒暴血崩如注，面色稍青。'公闻之，遽往。出门而王使人至，曰：'宫中贵人有发寒热者，召公看之。'（公）曰：'此病不急，今人家命在顷刻，我且救彼，不久便来。'中使怒曰：'人臣之礼安得如此！君欲救他命，不救尔命耶？'公曰：'我固有罪，亦无奈何！人若不救，死在顷刻，无所望也。小臣之命，望在主上，幸得免死，余罪甘当。'"② 明宣德年，太医院院判钦谦面对宣德帝屡次向其索秘药，坚持原则，不与奉诏，并说："臣以医受陛下官禄，先圣传医道者，无此等求，亦无此等书。"③ 后来，宣德帝将其下狱，他也不改悔。《嘉兴府志》记载：明永乐年医生严乐善，业医有名，理药星湖市。一日突有一男子造其室，出金饰一器，跪而进之曰：先生请受而后敢言。因附耳语，未竟，乐善掷金大诟，且胁之曰：我今且不发汝隐，汝若更求他医，杀汝同气，我必讼汝于官。逾年，男子感悟来谢。

（二）主动施治，不图名利

扁鹊是古代名医，他周游民间，遇到患者，主动施治，把很多人从死亡边沿拉了回来。最著名的是扁鹊救治虢国太子假死症死而复生的故事。一次扁鹊遇到将要下葬的虢国太子，扁鹊认真查看断定太子得的是尸蹶症，即假死症，直言能治活太子，国王十分感动，扁鹊师徒经过短暂的针刺、汤熨，即使其复醒过来。《孙思邈传》中讲到孙思邈主动救治已入棺下葬之人复生的故事。一天早晨，孙思邈背药囊，带银针去出诊，看到有人抬流有点滴鲜血的棺木，一帮人在哭啼。孙思邈主动上前仔细询问后，得知是少妇生孩子憋死。他从仍流有鲜血的情况出发要求开棺施治，少妇家人都蔑视孙思邈不可多管自己家事，直到他认真解释后才同意施治。经过孙思邈的认真施治，不但救活了少妇而且使其顺利产下小孩。中午时分，孙思邈谢绝少妇家好意款待，继续到应诊病家看病。明代医生江瓘著《名医类案·卷七·蛇虫兽咬门》记述明代一临川道医不图报酬，途中主动救治蛇伤者。在陌生的环境下，为保险起见，他说："此人死矣，我有一药能疗，但恐毒气益深，或不可治，诸君能相与证明，方敢出力。"④然后他在众人的帮助下救治了患者，并公开了药方，不收报酬，拂袖而去。

①③　李经纬，林昭庚，赵璞珊，等. 中国医学通史·古代卷［M］. 北京：人民卫生出版社，2000：511.

②　王治民. 历代医德论述选译［M］. 天津：天津大学出版社，1990：255.

④　章树林. 从《名医类案》看古代之医患关系［J］. 中国医学伦理学，1997（2）：24－25.

（三）不分彼此，等心施治

《幼科发挥·卷四》记述万全（1495—1580）不记宿怨用心施治的事迹。文中记述，万全和同乡胡元溪有宿怨，胡元溪四岁小儿生病，遍请诸医治疗无效，只好请万全。万全不记前仇，即刻前往，全力诊治。虽病势有好转，胡元溪却嫌见效慢，换请万绍来治。按理说，万全可撒手不管，万全却说"彼只一子，非吾不能治也，吾去，彼再不复请也，误了此儿，非吾杀之，亦吾过也。"①他留下来看万绍处方，当发现有过错时，立刻提出反对意见，万绍不接受，他只得离去。但当万绍的治疗又使小孩病重，不得不又向万全求治时，万全仍然重新回来精心治疗，使其恢复健康。宋代医家张杲著《医说》，讲到医生何澄为贫苦患者治病，不辞辛苦、不计报酬、不贪美色的故事。一位家贫如洗的患者妻子把医生何澄请到家中说："我因丈夫患病日久而家贫，无法支付你的医药费用，我情愿用身体酬谢你，恳请您用心为他看病。"何澄听后严肃地说："你怎么说出这样的话来，请你尽管放心，我会尽心尽力为他医治，使他早日康复，万万不能用这样的不良行为，对我进行侮辱，如果这样的话，就算没有人来惩罚，也必有鬼神来谴责问罪。"此后，经过何澄的精心治疗，她丈夫的病真的痊愈了。在我国医学史上这样的故事很多，等心施治已成为传统医家的行动指南。

（四）尊重同行，互相学习

宋代张杲在《医说》中记载宫医李防御在治疗皇妃咳病无法可施时购买游医草药，一举治好皇妃咳病的故事。皇妃咳病治愈后，他一方面庆幸游医草药的神效，另一方面又怕皇帝诏问方药情况，便把游医请到家中尊为上宾，然后叩问方药成分。明代医家王肯堂是一位谦虚的明医，他八十岁时患脾泻，自治不愈，就请来李中梓。由于王肯堂比李中梓年长，名气也大，于是李中梓小心翼翼地问："你能放心我用峻药吗？"王肯堂真诚地回答："你我都是名医，哪里会有什么顾虑呢？"后来李中梓一反他医之法，一味巴豆霜治愈了王肯堂的病。明代针灸大家杨继洲在《针灸大成》中赞扬医家徐东皋实事求是，把无把握治好的病人推荐给技能高于自己的人。书中记载："辛未夏，刑部王念卧公，患咽嗌之疾，似有核上下于其间。此疾在肺膈，岂药饵所能愈？东皋徐公推予针之，取膻中、气海，下取三里二穴，更灸数十壮，徐徐调之而痊。东皋，名医也，且才高识博，非不能疗。即东垣治妇人伤寒，热入血室，非针莫愈，必俟夫善刺者，刺期门而愈。东皋之，即东垣心也，而其德可并称焉。"②清代医药学家赵学敏重视民家医学，广泛结识民间铃医、草医，他与草医赵柏云合作编写《串雅内外编》。他曾说，许多国医看不起草医，其实有些草医比国医还要高明。

---

① 周一谋. 历代名医论医德 ［M］. 长沙：湖南科学技术出版社，1983：10.

② 周一谋. 历代名医论医德 ［M］. 长沙：湖南科学技术出版社，1983：201.

二、 规范医学组织的医德实践

医家自发组建具有近代意义的医学组织始于明代。明隆庆二年（1568），京城官医徐春甫组织客驻京城的医家成立"一体堂宅仁医会"，制定入会资格和医会章程，其目的是规范医家行为，提高医术水平。据当时闽人高岩为"一体堂宅仁医会录"序文称："今岁来京师，就试南宫，偶以疾受知新安徐东皋公。间持一帙示余，曰：'此某集天下之医客都下者，立成宅人之会。是此由此录也，愿得一言惠之。'"① 参与医会的医家有四十六人。安徽居多占二十二人、次之为江苏占十一人。序文说知该医学组织的宗旨有四：其一，穷探《黄帝内经》、四子之奥；旨在上溯经典精义，医广智识，并用于临床。其二，精益求精，共同进步，学之者有精有不精，我精之美而忧有精之加于我者。是以君子朋友讲习，求益盖求其精也。其三，深戒徇私谋利，克己行仁，技术公开。其四，会友之间"善相劝，过相规，患难相济"。宅仁医会制定该组织会款二十二项，即诚意、明理、格致、审证、规鉴、恒德、力学、讲学、辩脉、处方、存心、体仁、忘利、自重、法天、医学之大、戒贪鄙、恤贫、自得、知人、医箴、避晦疾等。一体堂宅仁医会入会医生，多为京城名医，他们把医会章程垂范自己和影响同道，对明代中后期中医事业繁荣发挥重要作用。

乾隆五十七年（1792），我国出现最早的医学期刊《吴医汇讲》。该期刊由医家唐大烈主办。它尽管只存在 10 年，但在中国医学史上意义重大。该期刊提出我国最早的期刊道德。第一，倡导学术自由。唐大烈认为"各人之趋向不同，集众说以成书，不免或有互异"，为不至于存此取彼，定人耳目，他主张多说并采，文责自负，由读者自己取舍。第二，不分贵贱，一视同仁。唐大烈办刊没有拜名意识。不因人抑扬高低，而是以质论稿，论质取舍。凡高论赐广，随都随镌，不分门类，不限卷数，不以年齿论先后。第三，务实求是，尊重创新。唐大烈主张广搜博采，共同探讨。他在《吴医汇讲》凡例中指出"凡属医门佳话，发前人之未发，可以益人学问者"，"奥义显词，统为求数，长编短章，并日无拘"，重内容厌空谈，既是文笔粗俗，只要其中有意，且能达意也多采用。第四，尊重和保护作者权益。《吴医汇讲》刊出每篇文章，在标题前先简要介绍作者姓名、讳号、籍贯、生卒、学位、住址等。为方便投稿，他还同意作者把稿件直接邮寄自己家中。第五，注重医生医德教育。唐大烈认为向医生阐明医德理念，提升医德修养是医学之任务。《吴医汇讲》卷首曾登载《祷告药皇誓疏》一文："或遇濒危之症，悉心疗治，誓不惜名靳置；或遇轻浅之疾，实时安慰，誓不张皇显功；或病果疑难，学识未到，必详审以待高明，誓不耽延贻误；或遇富浓人家，誓不幸灾攫利；或遇贫困之人，随力救援，誓不市恩而沾誉；或遇当道缙绅，随缘调治，

---

① 项长生. 我国历史上最早的医学组织：宅仁医会［J］. 中华医史杂志，1981，11（3）：144－146.

誓不媚谀以玷祖先。"① 告诫一个医者面对不同医疗环境和患者，都要以患者为中心，不可在医疗活动中有非分之想。

三、 诊治医德实践

我国古代医家重视诊治规范及其对过程的记录，通常由弟子整理师傅诊治记录，编写成医案以便学习，成为我国医学传承的主要形式。汉代有《诊籍》流传于世，但规范的医案书始于明代。这些医案书不但是对诊疗技术的总结，而且其中有诸多对师傅诊疗道德规范的记述，对后世临床医学发展意义非凡。

（一）诊疗记录和医案的规范性

明代前，尽管已有医案，但记录随便，对患者以后的医疗实践指导作用不大，保存价值不大。明代医家韩天爵（1441—1522）在《韩氏医通》中提出书写病历要六法兼施，把六法作为填写病案的具体内容，使病案内容完善起来。一望形色。二闻声音。三问情况，即何处苦楚、何因而致、何日为始、昼夜孰甚、寒热孰多、喜恶何物、曾服何药？四切脉理。五论病原，提出六问：某人素禀孰盛、某病今在何类、标本孰居、毕意何如、服药应如何将息、病疾治痼今在何标？六是治方术，包括主治用何法、先后用何方？凡治一病，宜用此或一纸为案，填清年月日及地点，表明风土时令②。这些诊治规范对医生行为有约束作用，也使中医临床行为走向有序化。吴昆在韩天爵的基础上在《脉语》中对病案格式进一步规范使其科学化、实用化。他把病案规范为七部分，即书写年月日、地、人；书写人年之高下、形之肥瘦长短、色之黑白枯润，声之清浊长短；书其人之苦乐病由，始于何日；书初时病症，服某药，次服某药，再复某药，某药少效，某药不效；书时下昼夜孰甚、寒热孰多，喜额何物，脉之三不久候如何；引经旨以定病名，某证为标，某政委本，某证为急……最后书写某郡医生，某某撰。以后，明清医家遵守韩式、吴式医案之要求，在诊治医案整理方面有较大进步，出现诸多医案著作。如江瓘父子的《名医类案》、汪机的《石山医案》、薛端的《薛端医案》。这些医案的大量出现一方面有利于引导医家规范诊治行为，另一方面也有利于医学的普及和学习。

（二）四诊合参，问诊优先

尽管在诊断中，先圣医家均强调望、闻、问、切四诊兼备。但不少医家往往仅以脉象一项诊病，使诊断粗化，错漏百出，误诊不断。强调四诊合参在临床中的地位和突出问诊的优越性，谴责以脉诊代四诊，成为诊疗医德的内容。李时珍在《濒湖脉学》

---

① 王明侠. 从《吴医汇讲》看唐大烈的编纂思想［J］. 中华医史杂志，1985（4）：210.

② 李经纬，林昭庚，赵璞珊，等. 中国医学通史·古代卷［M］. 北京：人民卫生出版社，2000：509.

中批评当时的医生：世之医、病两家，咸以脉为首务，不知脉乃四诊之末，并强调问诊，列出 48 问，妇人需再加 4 问，产后又加 4 问。明代医家李中梓认为凡至病家，未诊先问，最为要法，他批评一些医生：不知自古神圣，未有望、闻、问而独凭一脉者。医家张介宾写了"十问歌"，即"一问寒热二问汗三问头身四问便五问饮食六问胸，七聋八渴俱当辩，九因脉色察阴阳，十从气味章神见"①。清代医家喻昌著《医门法律》，给出"明问病之法"。首先强调医生对患者笃情是问诊的基本要求，"笃于情，则视人犹己，得其欢心，责问者不觉烦，病者不觉厌，庶可详求本末"。其次要求问病周全，既要问过去，也要问现在，不可迁就患者，"受病情形百端难尽"，"出病口大渴，久病口中和"，"末病素脾约，才病忽便利，未病先有痼疾，已病重添新患"，如果医生不加深问世就不能知道内情。最后指出不要受人误导。"无知戚友探问，忘其愚陋。强逞明能，言虚道实，指火称痰，抑孰知其无责而易言也！坐令依傍迎合，酿成末流，无所低止，良足悼矣！"② 清代医家对四诊合参多有研究，出版诸多有关四诊合论的专著，如林之翰《四诊抉微》、何梦瑶《四诊韵语》、吴谦等《四诊心法要诀》等。

四、 育人医德实践

（一）医非人人可为

医乃仁术，也是生人之术。医学之人要兼备特殊素养，并非人人能养成或具备。所以，择人学医要谨慎，马虎不得。清代医家徐大椿在《医学源流论》中指出医非人人可学，"可孰知医学之为道，乃古圣人所以泄天地之秘，夺造化之权，以救人之死。其理精妙入神，非聪明敏哲之人不可学也。黄帝、神农，越人、仲景之书，文词古奥，搜罗广远，非渊博通达之人不可学也。凡病之情，传变在于倾刻，真伪一时难辨，一或执滞。生死立判，非虚怀灵变之人不可学也。病名以千计，病症以万计，藏腑经络、内服外治方药之书，数年不能竟其说，非勤读善记之人不可学也。又内经以后，支分派别，人自以为师，不无偏驳。更有怪僻之论，鄙俚之说，纷陈错立，淆惑百端，一或误信，终身不返，非精鉴确诚之人不可学也。故为此道者，必具过人之资，通人之识，又能屏去俗事，专心数年，更得师之传授，方能与古圣人之心潜通默契"③。徐大椿从医学之精妙、复杂出发要求学医之人要聪慧、诚心、勤奋和持之以恒。清人夏鼎著《幼科铁镜》提出选人学医的 13 个条件："残忍之人必不恻怛，不可学。驰骛之人必无静气，不可学。愚下之人必无慧思，不可学。卤莽之人必不思索，不可学。犹豫之人必无定见，不可学。固执之人必不融通，不可学。轻浮之人必多忽略，不可学。

① 李经纬，林昭庚，赵璞珊，等. 中国医学通史·古代卷 [M]. 北京：人民卫生出版社，2000：509.
② 周一谋. 历代名医论医德 [M]. 长沙：湖南科技出版社，1983：248.
③ 王治民. 历代医德论述选译 [M]. 天津：天津大学出版社，1990：270.

急遽之人必期速效，不可学。怠缓之人必多逡巡，不可学。宿怨之人借此报复，不可学。自是之人必以非为是，不可学。悭吝之人必以此居奇，不可学。贪婪之人必以网利，不可学。"① 夏鼎比徐大椿的思考更为周全，对人的内在天资、性情和品格要求更高。叶天士深感医生责任重大，凭自己对子孙的考察，临终前，特叮嘱子孙不可轻言学医。清代麻风病专家沈之问著《解围元薮》后，希望得到品学兼优的后生传之，但终未遇到，为了不使之成为赚钱工具，他甘愿珍藏起来。

（二）著说授徒重视育人道德

受儒家立德、立言思想之影响，我国古代有诸多医家先贤一生医人无数，同时著书立说，招徒授教重视医德教育。

清代医家陈修园是著名伤寒大家，且倾心医学教育，帮助更多的人踏进医学之门。他著作多部医学入门书，如《医学从众录》《医学实在易》《时方歌括》《医学三字经》《长沙方歌括》《金匮方歌括》《伤寒真方歌括》《重定活人百问》等。他在《医学三字经》自序中说："童子入学，塾师先授以《三字经》，欲其便诵也，识途也；学医之始，未定先授何书，如大海茫茫，错认半字罗景，便入牛鬼蛇神之域，余所以有三字经之刻也。"② 据说在临死前，他还在口授其子修改霍乱、吐泻两文，力争通俗、简练，使初学者明晰。在这些书籍中常有对学医者进行医德育人的内容，如他在《长沙方歌括》中讲劝读十则："一劝读仲师书；二劝知过必改；三劝明经方疗效；四劝知经方有利无害；五劝知经方道本中庸；六劝逛去市中徇任恶习；七劝知经方之权奇造化；八劝温故而知新；九劝专一不杂；十劝有言无隐何其可亲。"③ 清医家喻昌重视医学教育，他开堂授徒，把一生所学传给后人，他曾说，吾执方以疗人，功在一时，吾著书以教人功在千秋。清代医家汪昂（1614—1701）为使初学者很快理解医方，撰写《医方集解》，但想到医方难记时，又把医方编成《汤头歌诀》，精选医方306个著成200首七言歌，为初学者带来福音。清代医家程国彭为习医者编著教材《医学心悟》，在自序中坦然说："盖以上，奉君亲，中及僚友，下逮卑幼，性命攸关。其操术不可不工，其处心不可不慈，其读书明理，不至于豁然大悟不止。爰作是书，以教吾徒，而名之曰《医学心悟》。盖警之也。然心悟者，上达之机；言传者，下学之要。二三子读是书，而更加博览群言，沉思力索，以造诣于精微之域，则心如明镜，笔发春花。"④

① 夏禹铸. 幼科铁镜［M］. 上海：上海卫生出版社，1958：11.
② 陈修园. 医学三字经［M］. 上海：上海卫生出版社，1956：2.
③ 陈修园. 长沙方歌括［M］. 福州：福建人民出版社，1988：15.
④ 周一谋. 历代名医论医德［M］. 长沙：湖南科学技术出版社，1983：270.

第三节　中医道德评价

医家医德评价包括两方面内容：一是医家自我医德评价，即医家对自己医德实践的自我意识；二是社会对医家医德实践的评价，即公众对医家医德实践的意识。医德评价是医德进步的表现。通过医德评价能使医家辨认善恶曲直，弃恶扬善，净化医学环境。我国古代医家重视医德评价，在医德评价方面为后人留下诸多可鉴史料。我们从形式和内容两方面简要介绍我国的医德评价文化。

一、　医德评价形式

翻开浩瀚的医学史料，我们可以发现医家医德评价的多种载体形式，归纳之，主要包括如下若干方面。

（一）医家传记

为医家立传，对医家生平及医术医德进行追记是我国古代医德评价的最早形式，如《史记·扁鹊仓公列传》《后汉书·费长房传》《后汉书·郭玉传》《三国志·华佗传》。明代后，以专一的医家传记评价形式出现。1450 年，熊均著《医学源流》列历代名医小传 136 个。1526 年，李濂编《医史》辑录名医 71 人，对各家进行追忆和评价。徐春甫著《古今医统》，其中列万世圣贤名医一项，并在名医下各附一传记，书中共录名医 273 人，其中增明代医家 53 人。清代出版的《古今图书集成·医部全书》中有"医术名流列传"记载有清代前 1 200 多名医家，对他们的医术、医德做出评介。《四库全书总目提要·子部·医家类》收录古今医家 1 000 多名，对所录医家学术成就、医德修养做出评论，如记载叶天士"以医术鸣于时，然生平无所著述"。《医学源流论》探医学源流，对自秦越人以来名医进行评判，尤其对近世医家既有褒奖又有批评，追求公正，耐人寻味。

（二）地方志

古人有写史立志习惯，各个地方官员、文人都愿把该地方名人写入地方史志，世人以载入地方史志而倍感荣耀。地方志录用的医家通常限于地方名医，而且对他们的记载肯定较多，批评较少。另外，地方志对医家的记载内容较多，涉及医家的家族历史、社会关系及个人的职位、功名、医术水平、医德修养等。如《宝庆府志》载明代医生李台春，字怀川，世精医理，中无城府。与人药，不问其值；穷民日填户，无倦容。《靖安县志》载喻昌：治疗多奇中，户外之履常满焉；《海宁县志》载王士雄：乾隆年间，曾祖父王学权举家从海宁盐官迁钱塘，曾祖、祖、父三代业医，王从小受医家熏陶，12 岁已留心于医学。

（三）医案

明代通过韩懋、吴昆等人对病案内容、形式的规范，病案变得科学化、实用化，为明代医家医案整理提供了方便。由此，明代以后医案著作大量出现，为后人继承前人医学成就提供了机会，同时也为后世医家评价前世医家提供了依据。医案以具体事实记载医家医术、医德真实情况，是医德评价的根据。医案著作有个人医案、诸多医家混合医案等，前者通常有个人或弟子整理，后者为他人采集多家临床实践汇编而成。如明代江瓘父子的《名医类案》、汪机的《石山医案》、薛立斋的《薛立斋医案》，清代叶天士弟子整理叶天士医案《临证医案指南》，王士雄整理徐大椿医案《洄溪医案》，薛雪后人整理《薛生白医案》等。由于建立在完善的病案基础上，医案记载了医家的姓名和诊断、辨证内容，就使人们通过医案了解医家大量医德信息。如《名医类案·卷五·积块》中记录"盛御医启东，永乐中，东宫妃张氏十月经不通，众医以为胎而胀"。整个治疗过程，既向人们展示了盛启东医术高明，又揭露了上层统治者变化无常，不把医生放在眼里的现状。

（四）建祠、立碑

中国古代社会习惯为对社会做出贡献的人建祠、立碑以表纪念，同时为后人提供一个示范。封建政府为医家建祠、立碑，强化民众医药观念的行为影响了民间。在民间也出现为名医立碑、建祠的行为。如 1542 年，陕西省源县人葛太宾在耀县药王庙立了一块碑，前面刻有孙思邈的体样和疗风病方，背面刻历代名医神碑，上刻明医 201人。明成化年间，云南嵩明县杨林镇人为纪念《滇南本草》的作者兰茂对当地人的功德，修建了"兰公祠"。

（五）赠物质、授头衔

赠物质是对医家的实体褒奖，授头衔是对医家的荣誉奖励，都是对医家医德的肯定。《名医类案·卷七·误吞金》载医家刘遵道：有涌人误吞钓钩，遵道令熔蜡丸，以线贯下，钩锐入蜡，即拉而出。其人德之，日献鱼一条，至殁乃止。在《证治准绳》自序中，医家王肯堂谓自己无钱刻书时，会侍御周鹤阳公，以按礠行县至金坛，闻而助成之，遂行于世。授头衔有两种情况：一是由官方给予术高德望医家的。在《李时珍传》中，顾景星载：楚王闻之，聘为奉祠，掌良医所事。世子暴厥，立活之。荐于朝，授太医院判。《明史·方技》载：明太祖病重，下令逮捕诸医官，独慰勉戴思恭曰"汝仁人也，勿恐"，未几，明太祖逝。建文帝即位，将侍医治罪，却升戴思恭为太医院院判。乾隆帝为医家黄元御亲题"妙悟岐黄"匾额，并诏为御医。二是民间给予的荣誉称号。如傅山一心为穷人治病，医术高，被百姓誉为"医仙""医圣"；由于叶天士医术高，被民间传为"天医星下凡"。

（六）序

医书有自序、他序两种。自序中作者多对自己的医术、医德有所叙述，常有自我意识或自我评价的味道，如明代医家吴昆著《医方考》自序："余年十五志医术，逮今十有八稔，惧辱医名，蚤夜遑遑，惟经论是搜，不敢自是，游海内者数年，就有道者而赞谒之，见贱工什九，良工什一，不惟上古之经论昧焉，虽中古之方，犹弗达也。"① 清代徐大椿在《伤寒论类方》序中说："余纂集成帙之后，又复钻穷着七年，而五易其稿，乃无遗憾。"② 他序更多表现为他人对医家的评价。文学家王世贞为《本草纲目》作序高度评价李时珍："博而不繁，详而有要，综核究竟，直窥渊海。兹岂仅以医书觑哉，实性理之精微，格物之通典，帝王之秘箓，臣民之重宝也。"③ 清代医著中他人作序比较普遍，如清人纪树馥为章楠《医门棒喝》作序："章子积数年细心阅书，博极群书，为之剖厥指，正厥归，缕析条分，发蒙振聩。意若不正之力，生命莫全，不持之严，宗依莫定，盖为医门中护法有如此者。此而不广其传，将偏执艺术，胶固不通者流，方沾沾自诩为有得，安望大发觉悟于当头棒喝下也？"④ 给予章楠在关心医学发展，规范医学行为方面以极大褒奖。

二、 医德评价内容

医家医德评价主要是对医学实践中的行为表现，依据医德原则、医德规范所进行的衡量和评判。医家医德评价由两方面构成：一是针对具体医家从医德实践的某一方面所进行的评价，即典型评价；二是不对具体人，只对医学实践中出现的共性医德现象做出评判，即概括评价。

（一）典型评价

由于医学实践多样，一个医家不可能在每一个方面都很优秀，所以典型评价较为客观、具体。

从"仁爱救人"出发的评价。宋濂在《故丹溪先生朱公石表辞》中盛赞朱丹溪："四方以疾迎候者，无虚日，先生无不即往，虽雨雪载途，亦不为止。"万全在《幼科发挥·卷四》中自评："余以活人为心，不记宿怨。"江瓘在《名医类案·卷四·泻》中载有汪石山面对生命垂危患者，心里想的是治而不活者有也，未有不治而活者，并赞扬汪石山以救人为务，不计个人得失。

从"不图私利"出发的评价。《嘉兴府志》记载明代医生严乐善当有人出金求毒药方时，掷金大诟，且胁之曰："我今且不发汝隐，汝若更求他医，杀汝同气，我必讼汝于官。"潘楫在《医灯续焰》中记述医生张彦明：为医而口终不言钱，可谓医中第一等人也。

① 吴昆. 医方考［M］. 南京：江苏科技出版社，1985：4.
② 徐大椿. 伤寒论类方［M］. 南京：江苏科技出版社，1987：2.
③ 周一谋. 历代名医论医德［M］. 长沙：湖南科学技术出版社，1983：181.
④ 章楠. 医门棒喝［M］. 北京：中国古籍出版社，1999：1.

从"严谨治学"出发评价。吴敖为《养生类要》作跋赞扬吴正伦："我侄子俱弊道而诧人也，收集于见闻之真，犹疑于心思之极，察其风土，辩其气候，审其年数，沦其方之可传者，定为司南，以示用之存乎道焉，用其心亦良也。"沈之问在《解围元薮》序中自我评价："苟得一言善法，即珍而笔之，随即随证若干方，旁搜考试，验而奇异者，录之。"

从"医术精湛"出发评价。在《伤寒海底眼》序中，杨士奇称赞何彦澄："既而吾之姻与友，病不一症焉，皆质乏彦澄，若曰可治，而治辄瘳；如其难焉，既不可治，虽更医不治，非其博达乎医之理，能臻此哉。"钱薇在《明医杂著》注序中赞扬薛立斋："今所注《明医杂著》乃屡试屡验也。如吾叔东圩公，八十又二，病肩疽，众以消治，翁以补肾效，又病痰喘，重以散治，翁以补脾效。"

从"学术深远"出发评价。明代胡滢作序《证治类方》，赞戴原礼："谓其论断，出新意于法度之中，推测病源，著奇见于理趣之极。"在《李时珍传》中，顾景星评价《本草纲目》的学术水平："旧药一千五百一十八，今增三百七十四，分一十六部，五十二卷。正名为纲，附释为目。次以集解，辨疑正误，详其出产、气味、主治。上自坟典，下至稗记，凡攸枚关，靡不收掇。虽命医书。实贱物理。"①

（二）概括评价

概括评价不对医家具体医德实践做出评判，而是对各种医德行为进行概括，形成规范，对医家做出宏观命名式评价，使人们能对照识别某医家为何类医家。

名医：名医是医家评价中常用的称谓，但名医内涵有哪些，历史上并不完全一致。一般讲来多指知识渊博、技术高超，为公众所知的医生。龚信在《古今医鉴》中指出名医应该满足如下条件：心存仁义、博览群书、精通道艺、洞晓阴阳……存施一例。缪希雍在《祝医五则》中提到宫中太医多为名医之列，他认为古时太医技术高明，受人尊敬，他们知识渊博、经验丰富，且做事非常认真。周学霆认为，所谓名医"黑籍除名，丹经注字，儒释道心归一贯，天地人理通三才……其于是症，外有以烛照五运六气之淫邪，内有以洞鉴五脏六腑之亢害"②。徐大椿在《医学源流论》中认为名医技术高，经验丰富，患者对其希望值高，来请者众，由此名医的责任也大。

良医：良医是指医德高尚又有一定技术的医生。黄凯钧在《友渔斋医话》中说："且丈夫之于学也……能及小大生民者，固惟相为然。既相不可得矣，夫能行救人利物之心者，莫若良医，果能为良医也，上以疗君亲之疾……在下而能及下大生民者，舍夫良医，则未之有也。"③这里讲的良医突出了他活人的一面。王清任在《医林改错》自序中对良医要求较高，他认为良医不但有一心救人的思想，而且能积极探索，追求真知。"治国良相世代皆有，著书良医无一全人，其所以无全人者，因前人创著医书，

① 周一谋. 历代名医论医德［M］. 长沙：湖南科学技术出版社，1983：177.
② 周一谋. 历代名医论医德［M］. 长沙：湖南科学技术出版社，1983：196.
③ 沈洪瑞. 中国历代名医医话大观［M］. 太原：山西科技出版社，1991：397.

脏腑错误，后人遵行立论，病本先失，病本既失，纵有雕龙之笔，裁云补丹之能，病情与脏腑绝不相符。"① 华岫云在《临证指南医案》中指出："故良医处世，不矜名，不计利，此其立德也；……如范文正公虽不业医，而其所言不为良相，即作良医者，斯纯以利济为心者也。"周学霆所说草医也属良医之列，"草医何以敢与明医抗衡哉！是症经验之方，有用之一世者，有用之二世者，有用之三世者……举凡玉女瞬菇，鸡头鸭脚，无非逐风燥湿去寒之品。妙手所得，适与是症相当，而与明医吻合"②。草医一心在民间为民却病，不重名声，疗效好。但事实上讲，并非所有民间草医都为良医。

时医：时医是指赶风潮、追求名利、徒有虚名、招摇撞骗，对医学浅尝辄止之类的医生。俞廷举在《金台医话》中作时医叹："一书不读任意为，其中更多白丁子。纵有儒者强观书，数卷便谓道在是。於戏！阴阳虚实了不知，草菅人命可悲矣！君莫齿，君不见招牌高挂长安市，牧猪奴亦为此。"③ 徐大椿定义时医为赶时髦，迎合时风，不学无术之人，"若趋时之辈，竟以人参、附子、干姜、……等峻补辛热之品，不论伤寒、暑湿，惟此数种，轮流转换，以成一方，种种与病相反，每试必杀人，毫不自悔。……今之所学汉人之方，何其害人如此之毒也。其端起于近日之时医，好为高论以欺人"④。赵学敏把乘华轩、繁徒卫、峨高冠、游权门、徒虚名的官医视为时医。傅山所讲的"胡医""奴医"也属时医，因为他们为了名利，甘愿以敌人为友。

庸医：庸医是指不学无术，水平低下，对患者生命不负责任的医生。明代医家李中梓在《不失人情》中列举庸医的表现，是对庸医的大曝光。"或巧言诳人，或甘言悦听，或强辨相欺，或危言相恐，此便佞之流也。或结纳亲知，或修好僮仆，或营求上荐，或不邀自赴，此阿谄之流也。有腹无藏墨，诡言神授，目不识丁，假托秘传，此欺诈之流也。有望闻问切，漫不关心，枳朴归芩，到手便撮，妄谓人愚我明，人生我熟，此孟浪之流也。有嫉妒性成，排挤为事，阳若同心，阴为浸润，是非颠倒，朱紫混淆，此谗妒之流也。有贪得无知，轻忽人命。如病在危疑，良医难必，极其详慎，犹冀回春。若辈贪功，妄轻投剂，至于败坏，嫁谤自文，此贪幸之流也。有意见各持，异同不决，曲高者和寡，道高者谤多，一齐之傅几何，众楚之咻易乱，此庸浅之流也。"⑤ 沈金鳌讲到庸医时说："医者以庸陋之资，胶执之见，贪鄙之心，相与从事，甚且读书而不通其义，虽浅近之语亦谬解讹传，吾见其治一病必杀一人。即或有时偶中，侥幸得生，在医者并不知其所以然；然犹张目大言自据其功，以为非我莫治，不亦可愧之甚矣。"⑥ 叶天士对庸医的定义是：茫无定识，假兼备幸中，结和平以藏拙，甚至

① 周一谋. 历代名医论医德 [M]. 长沙：湖南科学技术出版社，1983：284.
② 周一谋. 历代名医论医德 [M]. 长沙：湖南科学技术出版社，1983：292.
③ 沈洪瑞. 中国历代名医医话大观 [M]. 太原：山西科技出版社，1991：281.
④ 王治民. 历代医德论述选译 [M]. 天津：天津大学出版社，1990：279.
⑤ 陈梦雷. 古今图书集成医部全录（第十二册）[M]. 北京：人民卫生出版社，1983：50.
⑥ 沈金鳌. 沈氏尊生书 [M]. 上海：上海卫生出版社，1957：2.

朝用一方，晚易一剂，而无有成见。顾炎武（1613—1682）认为庸医随着时代在变化，古时的庸医由于技术差往往把人治死，而今天的庸医不把人治死，也不把人治好："今之时庸医不杀人，亦不活人，使其人在不死不活之间，其病日深而卒至于死。"①

学习与思考

1. 历史上中医家是如何定义中医学本质的？从其观念出发，中医学的任务主要有哪些？

2. 在诸多医德关系中，医患关系处于什么地位？如何看待政府与医关系对医患关系的影响？

3. 中医医德评价有多种形式，应如何借鉴这些形式改善当今医风医貌？

---

① 王治民. 历代医德论述选译 ［M］. 天津：天津大学出版社，1990：263.

第六章
中国古代医事管理文化

历代王朝都十分关注医药卫生事业。因为国民的健康与否和寿命期望是衡量国家强弱的标志，君王及皇族成员的健康是统治阶级向国民、邻邦显示国威的象征。同时，历代统治阶级为享受人间快乐，长生不死已成为追求目标。每当疫情发生，疾民遍野，每当战争爆发，血流成河，统治阶级不可避免地要承担起救死扶伤之任。医药卫生事业是统治者实现阶级统治的工具，也是他们建立勋业泽及后世不可或缺的内容，更是他们的奢侈生活之必需。于公于私，统治阶级在其所统治时期都竭力设置相应的医药卫生机构，颁布典章，建立制度，加强医药卫生管理，鼓励医药卫生发展，推动医药文化繁荣。但由于诸多原因，各个时期的统治阶级发展医药事业的政策和措施，及其所走过的道路又有所不同，造成中国古代医药管理文化的复杂化。

第一节　我国古代中医管理体制

中国古代社会以儒学为正宗，忠君爱民、家国一体，施仁政是历代皇帝所标榜的主体。医药是契合百姓生命及健康的公共必需品，是社会稳定和国家富足有力的支撑因素，也是帝王追求享乐长寿的手段之一，中国历代王朝都竭力构建适合时代要求的医疗管理体制，以适应皇室及百姓之需要。

一、 中国古代政府中医管理体制变迁

纵观我国古代政府医药管理体制的演变，我们把它分为三个阶段，各阶段管理机构设置、规章制度和管理理念均有明显不同，经历一个从初创、成熟到解体的自然周期。

（一） 中国古代政府医疗管理体制初创阶段

医疗管理机构建立及制度设置是国家医药组织有序化的反映，也是政府医药卫生功能彰显之表现。我国古代政府开始设立医药管理机构，建立初步的医药管理体制历经较长的阶段，这个阶段可归为从奴隶社会晚期的西周直到封建社会早期的秦汉。在封建生产关系取代奴隶生产关系的社会大变革中，不仅是思想文化取得巨大飞跃，社会医药管理方面也逐步形成相对完善的体系，那就是宫廷医官设置及制度管理和民间医药的自我管理。

在周代，我国宫廷设立有医官制度。《周礼·天官冢宰》记载：周代医师分上士、中士、下士三级；医学有食、疾、疡、兽四科，每科设对应医官，分而治之；在考核方面，每年底根据治疗情况评定等级，十全为上，十失一次之，十失二次之，十失三再次之，十失四为下，并根据等级决定薪酬分配方案。医师上士就是行政管理最高长官，中士、下士是业务性医官。医学四科均是如此。春秋战国时期，各诸侯国为了建立霸业，积极招揽人才，赢得民心，在医药管理方面强化周代医官制度，同时给予民间医药关注。诸侯各国都允许民间医生自由行医，传道授徒，并给予保护。譬如，当时的长桑君、扁鹊、子阳等师徒关系。这种自由的民间医生管理制度一直是我国的传统。[①] 周代的医官和医事制度对后世政府医药管理具有引导意义。

秦汉时期，国家一统，政府在医药管理方面借鉴周代医药管理理念，并使其管理制度具体化。据杜佑《通典》载，秦有"太医令主医药"，负责皇室、百官医疗事务。西汉亦设太医令，但西汉设有两个太医令，一为太常太医令，一为少府太医令，两机构的最高长官均为太医令，下领丞、监。太常之太医主治百官之病，少府之太医主治宫廷之疾。东汉删去太常太医令，只设少府太医令一人掌"诸医"，并置丞、诸员医、员吏以及药丞（主药）、方丞（主药方），侍医分工更加细致。东汉在中央政府九卿各朝官署设置官医，主持所属官员疾病治疗。东汉中央医政虽归少府一元统辖，但其组织则已开始自皇室内部向外扩展至中央政府九卿各朝，表明医疗组织的设立不再局限于中央，服务于皇室，而开始从皇室向中央行政单位延伸，医政管理制度不断细化。

除中央外，两汉地方开始设医官，负责地方官吏的疾病治疗。西汉初期，西汉分封于各地的王国仿照中央设立"太医令、丞"等官医，并统辖于少府之下，其职能与

---

① 李经纬，张志斌. 中医学思想史 [M]. 长沙：湖南教育出版社，2006：146.

汉廷太医职能相似。但西汉分封王国的医药管理系统与汉廷医药管理系统互不统属，各行其是。吴、楚之乱后，景帝鉴于王国势力不断增大，逐渐削去王国政权，裁去王国少府，将王国官医权利收归中央，其职称也由"太医令、太医"变为"医工长（或医长）、典医丞以及医工"。医工长接受地方行政长官领导。汉代，国家遇到疫情时，中央已开始组织医药人员进行医药赈济。宫廷医生的选用开始有一些选拔规定，民间医生有机会进入宫廷。军队中已配置有医药人员。

从周代到秦汉，我国医疗管理体系开始逐步确立，医官设置和制度管理成为该时期政府医药管理的亮点。上自中央政府，下到地方王国、边郡及内地郡属，包括军营，都次第设立医官，制定医官责任，通过制度进行医药管理的模式已形成。

（二）中国古代医药管理体制完善与成熟阶段

秦汉时期的医药管理体系的基本特点是医官和制度管理的建立，这种管理有一定弊端。因为医官管理人为因素很多，制度靠人去执行，对制度的理解不尽一致，管理者与被管理者矛盾更是一种客观存在的事实。于是从两晋开始，随着医疗活动的复杂化，通过设立医药机构，以相对稳定的机构组成部分的相互依存、相互制衡机制，强化人员和制度管理。大量医药机构的设置以及职能的不断完善，使我国古代王朝的医药管理体制走向成熟，到唐宋时达到新高度。

两晋、南北朝跨越 300 余年，是我国历史上最为混乱的阶段。在思想文化领域，汉代的以儒立国思想历经两汉已出现僵化。魏晋开始，佛学、道学赢得人们重视，于是出现三教并立局面，思想异常活跃。这些在统治阶级的医药政策中都有反映。譬如，北魏太祖拓跋珪迷恋制仙丹，设置仙人博士，炼百药；梁武帝萧衍信佛，诏令"太医不得以生类为药"[①]。尽管如此，西晋建立政权后在医药管理方面还是进行了大胆探索。西晋设立专一的医药管理机构太医署，一改隶属于少府的太医令。太医署是组织机构，下有一些职能部门，而非是医官。太医署不仅主管全国医疗预防事务，还负责管理宫廷医药。北朝时期，在太医署之外首创"尚药局"，隶属于门下省管理，其下设有"典御二人，侍御师二人，尚药监四人"，专门掌管御用医药，成为我国最早的皇室医药管理机构。自此之后，尚药局机构被历代因袭，专门负责皇帝的医疗保健。皇室医疗开始从医政管理系统中分离出来，成为独立的机构。在医疗管理机构中，进一步细化医官设置。如北朝的北周宫廷医药设置有太医下大夫、小医下大夫、小医上士、疡医上士、疡医中士、疡医下士、医正上士……

隋代继承西晋以来的太医署和尚药局医药设置，进一步完善太医署的内部结构和功能。隋代太医署是全国最高医事管理机构，设太医令二人，丞一人领之，同时设主药二人，医师二百人，药园师二人，医博士二人，助教二人，按摩博士二人，祝禁博士二人等负责教授医生和具体的医疗工作。隋朝太医署增加了医学教育职能，设"药

① 李延寿. 南史 [M]. 北京：中华书局，1975：196.

园师，按摩博士，祝禁博士"等医教人员教授医学，并认同了按摩、祝禁等医学科目的存在。隋代尚药局专门负责皇室医疗。隋文帝时，尚药局隶属于门下省。设典御二人，侍御医、直长各四人，医师四十人。隋炀帝归门下为殿内省，尚药局统于殿内省。置奉典御二人为长（正五品），直长二人（正七品）。又有食医员，尚药直长四人，又有侍御医司医佐员，太医又置医监五人。隋朝设药藏局，管领合剂太子医药，隶属东宫统领。

我国进入封建社会中期的唐宋时代，封建生产关系在此时得到巩固，社会政治、经济、文化达到较高水平，医药卫生事业得到空前发展，政府医药管理体制进一步完善。承接隋代，唐代在医药管理机构设置上进一步完善，有太医署（隶太常寺）、尚药局（隶殿中省）、药藏局（隶东宫）三大机构，其职能和隶属关系基本和隋朝相同。太医署仍为医政管理机构，但唐代太医署的医学教育职能在隋代的基础上更加健全。太医署的职责范围很广，它不仅为皇帝和文武百官提供医疗服务，而且还要为京师百姓、军队士兵、官府工匠和病囚提供医疗服务，并把医学教育功能纳入自己的职能和管理范围。在三大医药机构外，后宫的尚食局以及翰林院也设有医人，尚食局有医药、典药、掌药各二人。翰林院设有医术待诏，也称翰林医官，为皇帝身边特殊医药人才。唐代在州一级的单位都设有官方医疗机构，其主事者是医学博士，他将和地方医学生共同负责地方的医疗事务。

宋代是我国医药管理体制走向成熟的时期。宋代创立"翰林医官院"作为全国医药管理机构。同时，改太医署为太医局，主管全国医学教育，造就医学人才。掌管医政的"翰林医官院"和负责医学教育的太医局互不隶属，各司其职。翰林医官院掌"供奉医药及承诏视疗众疾之事"。所谓"承诏视疗众疾"包括出宫赈灾防疫，向军队、学校等派遣医官。除此之外，官方医生的选拔、任用、调转，修订本草，校定医籍，地方医疗等与医药相关的事务基本上都由翰林医官院统一领导或协调。宋政府加强了对医药事业的统一管理。宋政府首设翰林医官院，医学教育和宫廷医疗任务分别划归太医局和御药院，其余医药管理通归翰林医官院。翰林医官院的设立改变了秦汉乃至隋唐时期我国医药事务管理上的混乱局面，医药管理内部分工更加明确，对后世医药管理产生了积极影响。

围绕宫廷医药，宋代继承传统做法，设尚药局专门为皇帝的医疗服务，隶殿中省，设"监、少监、丞"各一人，掌供奉天子玉食、医药、服御、幄帟、舆辇、舍次之政令。宋代设御药院，"掌按验秘方、以时剂和药品，以进御及供奉禁中之用"，最初隶属于主管禁中服务的宦官机构内侍省。宋代御药院除了以上职责外，还兼有保管加工炮制国内外进贡药物，采购药材，奉敕代表皇帝向驻外边臣赐药，率太医给疫区送药等职能。太常寺太医局、尚书省礼部祠部司，均为宋代医学管理机构。太医局为宋代京师医学管理机构，祠部司负责医学考试。提举学事司负责地方医学管理。宋代设立"熟药库"，后改名为"卖药所"。它是中国历史上最早的官办药局。卖药所将制作好的成药出售，因其均为煮熟的医药，所以称"熟药所"。宋代不但在京师，还在全国各地遍设"熟药所"。政和四年（1114），宋廷将京城汴梁的两个"修合药所"改称"医药合剂局"，五处"卖药所"改称"医药惠民局"。但惠民局和合剂局的职能依旧，即惠民局专门负责成药保管和出售工作，合剂局专门负责制作成药。宋代在地方也设立医官负责地方医疗。如真宗时设立养病院，病囚院；神宗时设立熟药所；徽宗时设立安济坊、惠民药局等。这些机构的设立使得地方百姓有了一定的医疗保障，尤其是贫民医疗。

元代在宋代的医药管理体系的基础上进一步完善，并结合蒙古民族文化加以创新。元代设立太医院掌管全国及其宫廷的医药事务，成为国家最高医事管理机构，而服务于皇帝的御医系统则成为太医院的下属分支机构。后期，元代政府为便于管理医药和医学事务，设置官医提举司、医学提举司，分别管理全国医政和医学教育。这样，自太医院而下，元代政府形成了自上而下的网状辐射性管理体制。

窝阔台十三年（1241），蒙元可汗正式设立了太医院，总理天下医政。《元史》卷88记载，太医院设立"院使一十二员，正二品；同知二员，正三品；佥院二员，从三品；同佥二员，正四品；院判二员，正五品；经历二员，从七品；都事二员，从七品；照磨兼承发架阁库一员，正八品；令史八人，译史二人，知印二人，通事二人，宣使七人"。这是元朝对医药事务制度化管理的创新，是元朝史上一个重要的年份，是窝阔台在位的最后一年。

同时，元代在太医院之下，先后分别设立了"御药院、御药局、行御药局、御香局"，负责管理御用医药；"广惠司"负责管理御用回回药物；设"大都惠民局、上都惠民局"，负责两地贫民医疗；最为重要的是，伴随着医药管理上各种弊端的出现，元朝增设了"医学提举司"和"官医提举司"分别管理全国医学和各地医户。这些机构的建立大大提高了太医院的工作效率，有利于元代各项医药管理政策的顺利推行，表明元代政府医政的不断完善。

可见从晋代到唐宋元，面向全国的、皇室的和官员的医药治疗、养护和教育机构已建立起来，形成一个网状机构管理体系。

（三）中国古代医疗管理体制的解体阶段

明朝中期到清朝鸦片战争爆发是中国封建社会的晚期阶段。这个阶段的封建制度除中央集权统治加强外，另一个特点是资本主义生产关系的萌芽。从思想文化来看，西方自然科学大量输入，理学、心学的短期高扬在不能解决民族危亡问题后开始被抛弃，一些具有思想启蒙作用的进步理念开始传播。但明清政府看不到社会发展潮流，反而进一步加剧集权统治。

明清时期政府医药管理体制继承元代政府做法，维持着一个高度统一的集权式体制。但是资本主义经济的发展、西方医药的传入、多元医疗模式的出现与政府高度集权管理体制是矛盾的，包括医药管理体制的国家政体迫切需要改革。然而明清统治者极力保护落后的政体，享受其特权。明清时期设太医院作为国家最高医政管理机构，直接管理宫廷医疗。在太医院的垂直领导下，明清政府在开国之初也都设立一些医药管理机构，推出一些有效的医药制度，取得好的效果。如朱元璋推出修建三皇庙，定期祭祀先医制度，打击私制假药，开办宫廷医学等。但随着封建社会的衰落，明朝在制度上不肯创新，如明朝继承元代世医医户制度，规定医户人员不准改籍，大大限制了医药人才的获取渠道；明朝推行捐钱买医官制度，在无财力支付官医俸禄时推行以药代俸制度。这种医药管理集权体制，到了清代后期已经难以为继。资本主义经济的发展，城市的规模化，疾病谱变化加快，职业病、性病和传染病成为主导；医药贸易繁荣，真假药物鱼目混珠，监督监管刻不容缓；西方医药传入，其医药管理制度的先进性不可回避；医学教育的师徒形式遇到医学学校教育的挑战；依靠医德、良心约束的中医治疗模式和取薪方式迫切需要法律规范。所有这些新情况和新矛盾到了清代后期变得异常严峻，集权的、非规范的、依靠良心发现的封建医药管理体制在重重矛盾下，开始解体。近代化的医药管理理念开始自下而上地在我国的东南沿海地区自发孕育。

二、 我国古代官办医学教育体系演变

我国政府医学教育机构的设置可追溯到南北朝时期。《大唐六典》卷十四载："宋元嘉二十年，太医令秦承祖奏置医学，医广教授。"刘宋以后，北魏也兴办医学，设"太医博士""太医助教"之制。隋唐时代，政府开始科举考试，选取官员。在宫廷医官的选拔中也施行医学教育基础上的选拔。隋唐两代都以太医署作为官办医学教育机构。唐代太医署把医药分成五科：医、针、按摩、咒禁、药园，各科设博士、助教，分科教学。医科再分为"体疗、疮肿、少儿、耳目口齿、角法。体疗科修业 7 年，疮肿科、少儿科修业 5 年，耳目口齿科修业 4 年，角法科修业 3 年"[1]。太医署不仅分科明确，而且有严格的考核制度。学生入学有考核，入学后每月、每季、每年都有考试。对教授教学也有考核，《唐会要》记述，诸教授、助教皆分经教授，每授一经必令终讲，所讲未终，不得改业。诸博士、助教皆计当年讲授多少，以为考核等级。[2]

北宋初年承袭旧制，也成立太医署管理宫廷及全国医政。随着政府所需医生人数的剧增，主要由民间举荐再到中央考核的医生获取渠道已不能满足政府的需求，宋仁宗庆历四年（1044）设立专管医学教育的太医局，逐步形成体系严格的官办医学教育体系。开始时，太医局招生医科学生并不限额，愿意习医者即可听课。随着习医者人数的增加，嘉祐五年（1060）实行限额招生，规定报名资格。要求年龄 15 岁以上，填写履历和家事表，并有命官、使官等作保。在太医局听读一年后才能参加考试，合格者等限额有缺时补入，太医局限额为 120 人。规定限额，入局有限，可选取优秀人才，

---

① 唐玄宗. 唐六典［M］. 广州：广雅书局，1895：20.

② 王孝先. 丝绸之路医药学交流研究［M］. 乌鲁木齐：新疆人民出版社，1992：145.

入不了局，但一年的听课学习对行医者也大有裨益。宋神宗时，王安石锐意改革，太医局管理体系优化，太医局招生规模及医学教育水平得到提升。太医局设 9 科：大方脉、风科、小方脉、眼科、疮肿、产科、口腔、针科和金镞。每年春季考试录取合格者 300 人，学生在学期间轮流给太学、律学、武学学生及士兵诊治疾病，做记录，交太医局，年底根据记录分三等考核。① 神宗时的太医局有如下特点：医学生临证机会增多，对医学生奖罚分明，为优秀学生提供讲习机会，规定禁止向患者索取财物。

宋代最重视医学教育的皇帝是徽宗，他建立了一所完全模仿太学的医学院，把医学置于国子监，把医学与太学并列。他把用于太学的三舍教育法用于医学，三舍生 300 人，其中上舍生 40 人、内舍生 60 人、外舍生 200 人，并改革医学 9 科为 3 科 13 事，即 3 大科 13 小科，3 大科为方脉科、针科、疡科，13 小科为：方脉科的大小方脉科、疡科；针科的针、灸、口齿、咽喉、耳、眼科；疡科的疮肿、伤折、金疮、书禁科。医学内容以医学经典为主，三大科各习 7 书，其中《黄帝内经》《难经》《诸病源候论》《神农本草经》《千金要方》为公共课，另外每科再学两书。医学的考试设公试、私试和补试。补试为入学考试，私试是入学后本学长官负责每季 1 次试 3 场。公试由朝廷降敕差官的主考，试 2 场。徽宗皇帝信奉运气学说，倡导各科学生都要学习运气学说，把运气学说作为医考内容之一。徽宗皇帝如其他宋代皇帝重视地方医学教育，诏令各州县给公方 5～7 间作学校课堂，考试方法仿太医局，设立医学教育，并规定地方医学依照县学每三年向太学贡士之例，向中央医学贡医学生，医学生同太学生一样要"赐出身"给予升迁机会②。

明代太医院是国家最高医政管理机构，总领全国的医疗卫生和医疗教育。太医院开设有医学为太医院培养医生，规模不大，管理还算严格。明代效仿元代，在民间实行医户制度。明朝太医院具有选拔医生和组织医学的职能。朝廷规定：太医院医学生一般从医户子弟中选拔；医户无嫡系子孙，可在亲支弟侄中选拔一名有培养前途的补任，规模不大。医户都要登记造册。凡医药之人，礼部务必备知，以凭取用。明代医生考试一年分四次，三年大考一次，在读医学生与太医院医士等一同参加大考。《明实录》卷四"三年、五年一试、再试、三试、乃黜陟之"。即三年大考合格者录用，不合格再补一年，三试，三考不合格者黜免，仍旧为民。

清代太医院用医由太医院自己小规模封闭式培养，即在太医院设教习厅，在御医中选拔学识渊博者两三人，令居东药房教习御药房太监读医书。另再选御医两三人教授保送来的医官子弟学习医学。这些医官子弟通常要经六品以上的同乡官员推荐。经初试，粗知医理，且通晓北京话，合格者方可入学。所学功课主要是《黄帝内经》《伤寒论》《金匮要论》《本草纲目》等经典著作及各科有关书籍。乾隆十四年（1749），将吴谦等编成的《医宗金鉴》作为医学教科书，医学生学习三年期满时，经礼部考试

---

① 李经纬，张志斌. 中医学思想史［M］. 长沙：湖南教育出版社，2006：411.

② 李经纬，张志斌. 中医学思想史［M］. 长沙：湖南教育出版社，2006：414－415.

合格者，录取为医士，未录取的继续学习等待下次再考。清代太医院分科变化频繁。顺治年间，医学分为大方脉、伤寒、妇人、小方胀、痘疹、眼科、口齿、咽喉、针灸、正骨科。其特点是痘疹专门成为一科。嘉庆二年（1797）将小方脉与痘疹、口齿与咽喉合并成为儿科。嘉庆六年（1801），将正骨科划归上驷院蒙古医生兼任，太医院中只剩八科。道光二年（1822），太医院中又取消针灸科。总体上看，清廷医学规模不大。

清代继承明代开办地方医学，但其水平远不及明代。清代地方医学，府设正科一人（从九品），州设典科，县设训科，三者都由医士担任。清代地方医官一般也由礼部查明咨送，并知会太医院，年终造册报吏部存案。雍正元年（1723）题准，命各省巡抚详加考试所属医生，对精通《内经注释》《本草纲目》《伤寒论》者，题请作为医官教习，每省一人，准其使俸三年。此间如果工作勤奋慎重、品德正派，即上调太医院，授为御医。无论中央医学教育还是地方医学教育，总体看来，与宋、明等朝代相比大大萎缩，政府医学教育功能不如以前。鸦片战争后，西医大举传入我国，西医院校教育在地方独立开办，政府传统医学教育体系衰落，民间中医传承成为唯一途径。

三、 中国古代政府其他医药卫生机构设置及制度

（一）医药学文献书籍编纂机构设置

秦国以法家治国，国富民强，统一六合后仍独尊法家，讲究功利，重视医学和农学。始皇帝焚书，却明令"所不去者医药、卜筮、种树之书"①，重视对实用知识的收集和保护。汉代统治者重视医学，汉平帝曾下诏"征天下通知医经……方术、本草以及五经教授者，至者数千人"（《汉书·平帝纪》）。汉成帝河平三年命"陈农求遗书于天下，侍医李柱国校方技"，辑校医经类 7 家 216 卷，经方类 11 家 274 卷，房中类 8 家 86 卷，神仙类 10 家 205 卷。南北朝时的官颁医书，有刘宋时《宋建平王典术》120卷，北魏时李修《药方》110 卷，王显《药方》35 卷。隋代巢元方奉诏主持编撰《诸病源候论》；唐代苏敬受皇命编《新修本草》。

如果说宋代前历代王朝只是不自觉地，临时授命某人编制和整理医书，那么宋代以后，各朝皇帝都自觉设置机构，组建队伍，进行常规性的医书的整理和编撰。宋朝初期，宋太宗在翰林医官院设立民间医书征集处，用重金收购征集医书，诏令翰林医官院把征集的万首秘方编撰成《太平圣惠方》，亲自作序，颁布全国各州县。宋仁宗时设立校正医书局于编修院，校勘所收集医书，刊行天下。校正医书局是我国历史上第一个政府主持、专门负责校勘医学文献的机构，先后校勘《素问》《针灸甲乙经》《脉经》《伤寒论》《千金要方》《本草图经》等几十部经典，这一工作使医家所用有一标准程式，对保存和传播中医学有巨大价值。仁宗皇帝还组织翰林医官院进行全国药物

普查，在此基础上编成《嘉祐本草》和《本草图经》，指使医官院医官王唯一统一针灸腧穴标准，铸造两具标准教学模具——针灸铜人，一具在医官院，一具在相国寺。这是古代社会第一个用于教学或考试用针灸铜人。因校正医书局刊行医书都由国子监以大字本印行，价格昂贵，医家买不起。宋哲宗时规定国子监以小字本刊行天下，只收本钱，允许民间自由购买。徽宗帝组织医官院整理和编撰唐慎微的《证类本草》为《政和本草》，主持修编大型方书《圣济总录》200卷，以个人名义编印医学著作《圣济经》。明清时期，政府也成立有医书编纂机构，但其目的更多是政治需要，使读书人限制在古文字中。如明成祖为展示其丰功伟绩，组织成立《永乐大典》编辑机构，尽收医籍经典；乾隆帝成立纂修医书馆，编纂浩瀚巨著医书《医宗金鉴》。

（二）官办药园、药店及社会医药救助机构

政府医药机构的设置始于南北朝时期。据记载，南齐政府开办有面向贫民的"六疾馆"，北魏政府设置有"医馆"。唐朝时，政府设置有"悲田养病坊"，政府办有药园并设专人从事药物的引种和栽培。文献记载，隋唐两代于京师置药园一所，择良田三顷，取庶人子年十六岁以上，二十以下，充药园生，业成补药园师。唐代《新修本草》是我国第一部官修国家药典，载药创历史最高，达844种。《新修本草》的编撰，在一定程度上得益于京师药园及其药园师的支助。宋代官办医药较为发达。宋神宗时期设立熟药所，归太医局管。神宗重用王安石变法，药物交易纳入国家专卖，成立熟药所承担制造和出售太医局的中成药。徽宗时，熟药所一分为二，变为修合药所和卖药所，制药和卖药分离，后来二者演变为医药惠民局和医药合剂局，并在全国州县推行，事实上地方医药惠民局多从京城医药合剂局买成药出售。南宋时，几乎所有州县设置有惠民药局，制售成药。为了监管药物的制造和出售，徽宗时在太府寺设置官员专门负责熟药所工作，在生药购买方面设置"收买药材所"来加强管理。宋代政府关注百姓健康，开办了许多类似医院的病坊、安济坊等。如《宋史》载，徽宗时期置安济坊，养民之贫病者，仍令诸郡县并置。除官办养病坊、安济坊等为民疗疾外，宋代还办有各类医药救助机构；宋代建立福田院收养鳏寡老人，病囚院为囚犯治病，保寿粹和馆疗养宫人，漏泽园埋葬露尸。明清政府继承了宋代政府的一些做法，并有新内容。明军设惠军药局，有医人匠、毒药匠、医马匠，在郑和舰队设医官180余人，在民间有养济院和漏泽园。清代设有育婴堂收养弃婴，养济院收养孤寡，同时设有种痘机构。

（三）中国古代政府开展的其他医药活动

寻找丹药，追求永生，直到明代还是我国古代一些皇帝坚守的医药实践。公元前3世纪，秦始皇曾派方士徐福率五百人，入海找蓬莱、方丈、瀛洲神仙山，寻找不死仙药。汉武帝时，武帝指使李少君炼制丹药。魏晋时期，皇帝贪图享乐，引导贵族服用散药、丹药。到了唐代，李氏王朝信守道教，支持炼丹服丹的皇帝颇多。《唐书》记载，唐朝皇帝无一不贪恋丹药，六位皇帝服用丹药而死。唐太宗、武则天等这些雄才大略的皇帝都曾支持炼丹服丹。宋代以后，政府对炼丹服丹活动进行了限制，但仍有不少皇帝支持炼丹，尤其明朝部分皇帝贪图享受，还寻求诸如秋石、红铅的医药活动。如明正德帝因服用红铅而死。

疫情在我国古代十分频繁，面对疫情，我国古代不少政府都采取了一定措施。汉代为控制流民，在疫病大流行时曾设立临时医院。《汉书·平帝纪》："元始二年郡国大旱……诏民疾疫者，舍空邸第，为置医药。"《后汉书·曹褒传》："时有疾疫，褒巡行病徒，为致医药，经理食、粥，多蒙济活。"唐朝每年给药于民以防民疾，并于各县、镇、村榜示良方。对贫民和孤寡，朝廷建立养病坊、悲田坊等。宋代在唐代基础上又有较大发展，建立了不同性质的救助机构。每遇疫情时，政府组织编写防治方书向百姓发放，或贴于路旁，设坊隔离，遣官送药，减租，赐棺木。明清时期，不少皇帝也较关心流行病防治。万历十五年（1587），京城出现疫情，不但五城开局依方散药，而且在五城地方发放散银。顺治十一年（1654），在景山东门外盖药房三间，瘟疫流行时，委太医院散发药物。康熙十三至十六年（1674—1677），《清史稿·催华传》："疫疠流行，广施药饵，全活无算。"康熙二十年（1681）又在五城设药厂十五处，为百姓免费治病。

自明代洪武皇帝以降，明清政府都倡导为先医建设庙宇，鼓励百姓定期祭祀先医。明正德十一年（1516），立伏羲氏庙于秦州。嘉靖年间（1522—1566），建三皇庙于太医院北，名景惠殿。中奉三皇及四配。其从祀，东庑则僦贷季、岐伯、伯高、鬼臾区、俞跗、少俞、少师、桐君、雷公、马师皇、伊尹、扁鹊、淳于意、张机十四人；西庑泽华佗、王叔和……十四人。岁仲春秋上甲日，礼部堂上官行礼，太医院堂上官二员分献，用少牢。复建圣济殿于内，祀先医，以太医宫主之。明代多数皇帝还常派遣太医院官祭祀先医。以示对医药之重视。如嘉靖二年二月、隆庆元年二月、隆庆三年十月、天启二年十一月，皇帝都亲自遣太医院官祭先医。清初，清政府学习前朝皇帝，祭祀先医。致祭太医院景惠殿，岁仲春上甲，遣官行礼。祀三皇：中伏羲、左神农、右黄帝。四配：句芒、风后、祝融、力牧。东庑僦贷季、岐伯、伯高、少师、雷公、伊尹、淳于意、华佗、皇甫谧、巢元方、韦慈藏、钱乙、刘完素、李杲十四人，西则鬼臾区、俞跗、少俞、桐君、马师皇、扁鹊、张机、王叔和、葛洪、孙思邈、王冰、朱肱、张元素、朱彦修十四人。礼部尚书承祭，两分献，以太医院官，礼用三跪九拜三献。

古代政府有对名医嘉奖、赠送牌匾和对有助于国家的功臣给予医药恩赐的举措。从魏晋时代，就有皇帝奖励名医的记载。皇甫谧因医术高超受官府四次奖励和征召，但甘愿"带经而农"。陶弘景在齐梁时都受到皇帝优待，但自愿引退，整理医书。唐代孙思邈历经隋唐四帝，医学纯精，多次受到皇帝奖励。宋代皇帝笃信医药，对医术高超之人更是爱戴有加，对医书整理、编辑有功人员给予奖励，更是亲自为医家著作作序以鼓励。明清时期，皇帝奖励名医，或用医药奖励功臣的例子更为常见。《李时珍传》载："楚王闻之，聘为奉祠，掌良医所事。世子暴厥，立活之。荐于朝，授太医院判。"《明史·方技》载：明太祖病重，下令逮捕诸医官，独慰勉戴思恭曰"汝仁人也，勿恐"，未几，明太祖逝。建文帝即位，将侍医治罪，却升戴思恭为太医院院判。明代滇中著名中医药家兰茂去世后，朝廷根据他的贡献把他定为"乡贤"。清代徐大椿两度奉诏进京为乾隆看病，第一次因直言质朴受到嘉奖，给予官职，未授；第二次因年事已高，到京三日后去世，乾隆赠白金百两归葬。乾隆十五年（1785）为医家黄元御亲题"妙悟岐黄"匾额，并诏为御医。

此外，我国历代政府有向外国赠送医书、设备、药物以及向国外购药和接受外国留学生学医的政策。

第二节　我国古代政府医药法制

法律制度是政府管理国家的重要手段。医药服务是政府的重要职能，要履行好该职能务必要建立相关法律制度。随着我国封建社会的发展及成熟，王朝医药法制不断完善，形成诸多直到今天都对国家医药管理有价值的法制观念。

一、周、秦、汉医药法制端倪

西周时期，我国就制定有法规特征的医事制度。《周礼》载有医师管理制度，如"死终则各书其所以，而入于医师。岁终则稽其医事，以制其食"，要求对死亡病例应分别记录死亡原因，向医师报告。医师在年终详细汇总各医生治疗情况，据此确定其待遇。另外，《周礼》还载有对医生工作成绩评定的原则，规定："十全为上，十失一次之，十失二次之，十失三次之，十失四为下。"秦统一六国后，秦始皇对中华文化典籍采取焚毁之态度，但诏令"所不去者医药、卜辞、种树之书"。这一诏令就是法律，所有医药书籍得到很好保存。秦汉盛世，秦皇汉武曾贪恋不死丹药，可是二皇醒悟后，都又诏令打击神巫。汉武帝在《轮台罪己诏》中自叹："何时愚惑，为方士所欺，天下岂有仙人，尽妖妄耳。"西汉末王莽执政时，对医药活动制定税收法令，规定利润的1/10作为国家税收。如不申报或不如实申报，将没收医药活动全部收入归地方政府。秦汉时期虽未设置法医，但秦律规定：地方暴力事件致死人命，可由亭长进行验尸，提供处理依据。

显然，有关医药活动的系统法规已不自觉地以皇帝诏令形式酝酿着。

二、魏晋隋唐医药法律雏形

秦统一全国后，度量衡曾一时得到统一，但经汉代的分封制，诸侯国行事的自主性，各地度量衡又出现分歧。尤其在医药活动中，度量衡的统一尤为重要。西晋时期，政府鉴于医方民命之急，而称量不与古同，危害日重的现实，再次改治度量衡。改治原则是改今从古。按古代医书规定的尺寸标准处方用药。其次统一药方格式。在统一医药度量衡基础上，对药方书写做统一规定。唐朝中期，政府总结隋朝以前神仙巫术干扰医学发展的教训，多次诏令立法打击神巫。唐玄宗曾发布禁卜巫惑人诏："占相吉凶，妄谈休咎，假讹卜筮，幼惑闾阎，矜彼愚蒙，多受欺诳，宜申明法令，使有惩革，自今以后，缘婚礼丧葬卜择者听，自余一切禁断。"① 唐玄宗对医药度量衡再度立法统一。开元八年（720），皇帝敕格规定统一的度量标准："调钟律，合汤药及冕服制用之处。"② 唐代开始，出现政府保护医生的诏令。皇帝发布保护医生的诏令，这在历史上是首次，因为直到今天医生还是弱势群体。《钦定全唐文》第一部八十八卷载唐僖宗于文德元年（888）诏令："医官及技术人等……以各安存，勿或加罪。"晚唐几任皇帝均对治病无效而获罪医生给予赦免。

唐代在国子监中开设律学，讲授《隋律》《唐律》。《唐律》在有关医药事务中有诸多规定。在有关医生道德方面，《唐律》规定诸医违法方诈疗病，而取财物者，以盗论。诸诈病及死伤受使检验不实者，各依所欺，减一等。若实病、死及伤不以实验者，以故入人罪论。诸诈疾病，有所避者，杖一百。在医生选任方面，《唐律》规定施行生徒、贡举和制举三种科举方法。在医生考核方面，《唐律》规定有多种方法，但最根本标准是治疗效果。在医事刑法方面，《唐律》第一百零二条规定：合和御药误不如本方及封题者，医绞。料理拣择不精者，徒一年；未进者各减一等。监当官司，各减医一等。合和普通人药有误也要判刑。《唐律》第三百九十五条规定：诸医为人合药及题疏，针刺误不如本方杀人者，徒二年半。其故不如方杀伤人者，以故杀伤论；虽不伤人，杖六十。即买卖不如本方杀人者，亦如之。凡以毒药药人及卖者，绞。买卖未用者流放二千里。所谓买卖未用，指买者为毒人，卖者也知情，但未付诸制止，属行为罪。在婚姻方面，《唐律》规定同姓为婚者各徒三年，上下亲属关系婚以奸论。

显然，到唐代，医事法律已开始条文化，并纳入国家法律体系，成为国家法典的一部分。

三、宋元时期医药法律的完善

经过前代各朝医药法制的探索，到了宋元时期，理学盛行，求新求实思维进一步推动医药法制完善。在药物管制方面，随着王安石变法将药物列入国家专卖后，宋元都将药物列入国家统管，统一中成药制作规范，专有部门负责剂型研发；政府责成户部专人管理生药购买，检查所购药材质量，及时消除陈旧腐败药材；中成药出售前进

---

① 董浩. 全唐文：第1册［M］. 北京：中华书局，1982：347.
② 王溥. 唐会要：中册［M］. 北京：中华书局，1955：1154.

行严格检查，保证合格成药出售；惠民药局昼夜售药，对影响急症患者购药致使人命者，给予严惩。

在医药和医患关系管理方面的立法取得重大进步。其一，尊重医生，保护医生，提高医生地位。宋代把医学置于国子监之下，视与太学生同等地位，习儒者必习医，儒医成为医生队伍核心力量。元代政府将社会成员分为十等，一官、二吏、三僧、四道、五医、六工、七猎、八匠、九儒、十丐。元代医官品位最高，太医院院使为正二品。其二，对行医之人进行严格考核，发行医证明。至元六年（1269），政府规定："医人非选试及著籍者，毋行医药。""行医不通经书，不著科目之人，尽行禁断。"[1] 元代政府出台《选试太医法度》六卷，规定三年选试一次太医，不合格者不准行医。每月初一、十五日，各地医生都定时聚会，通报医疗情况。其三，通过刑律规范医药。《宋刑统》规定：诸医违方诈疗疾病而取财物者，以盗论；诸医毒药药人及卖药者，绞，即卖买而未用者流二千里；诸监当官司及主食之人，误将杂药至御膳所者，绞；诸妇人犯罪怀孕当决者，停产后一百天乃行刑；即有疮病，不待差而拷者，也杖一百等。对犯人有病者给予医疗，设立病囚院专为犯人治疗。至元九年（1272），元代律令"禁止货卖假药毒药，否则要仗六十七下，并追至元钞一百两正赏于原告人"。

宋元时期对医药的法律规范已经体系化。

四、 明清医药法制的发展

明清进入我国封建社会末期，集权统治登峰造极，服务于中央集权的法制进一步加强。明代朝廷重视依法制管理社会医药行为，对宋元医药律令进一步拓展。在合和御药、买卖毒药、饮食卫生、庸医杀人、囚犯医药等方面法令上，在宋元律令基础上有了发展，表现出更多的合理性。如宋代对合和御药误，不依本方及封题错误要判绞刑而明代律令则规定医人杖一百。料理拣择不清，宋代要判一年徒刑，而明代规定只杖六十。造御膳误犯食禁，宋代律令判主食绞刑，而明代规定杖一百。合造御药、御膳中，其他环节的失误判刑也相应减轻。在禁止庸医冒名杀人方面，明代《大明会典》做了两条新规：一是庸医为人用药、针刺，误不依本方，因而致死，责令别医辨验药饵穴道，如无故害之情者，以过失杀人论，不许行医。若故违本方因而致死及因事故用药杀人者，斩；二是雇庸医冒名顶替各杖八十，雇工钱入官。在监狱医药卫生方面，除承袭宋元外还有一些新规定。[2] 如明太祖洪武元年（1368）曾令禁京囚徒年令在七十以上、十五以下和废疾的犯人住在散监。在法医方面，《大明会典》卷一六九，刑十一，律例十规定：检视尸伤，多由官吏率领仵作执行，检验不实，应受法律制裁，在

---

① 宋濂. 元史 [M]. 北京：中华书局，1976：546.

② 梁峻. 中国古代医政史略 [M]. 呼和浩特：内蒙古科技出版社，1999：136.

检验尸时，如果托故不立即检验，致令尸变，或不亲自去监视，转委吏卒；初检和复检官司吏有意符同尸状；或移易轻重，增减尸伤，定执致死原因不明时，正官杖六十；若受财物故意检验不实的，以故入人罪论。总之，明代医药相关的法律相比宋元更为具体。

清代前期医药卫生法令大部分由满人入关前的旧有律令基础上发展起来，与明代医药卫生法令相比，较为简略，并具民族特殊性。为了民族健康，清朝政府重视保护长白山人参资源。顺治、康熙、雍正、乾隆诸朝都有私采人参的刑律。如《清文献通考》载：康熙五十年谕，每岁七月，自京派部院堂官一员前往，会同该院将军府尹究审；雍正二年谕：对私刨人参者就地审理，年底汇奏，部院堂官停其差往。清代前期对监狱医药提出一些要求。康熙九年（1670）规定："一案内监毙三人以上者，在外承向官及该官上司革职降罚有差。"① 雍正五年（1727），刑部遵旨议奏："监犯病毙，向例不分本犯情罪轻重，司狱官一例处分，诚为未协，嗣后应将死罪，军流及杖徒以下分为三等，按监毙人数分别议处。"② 此外，清政府对其他相关医药活动也有一些约束。雍正十三年（1735）规定毒药杀人者，不赦。嘉庆十三年（1808）还规定：郊坛重地除就近开铺卖药外，其余茶馆及各项作坊，俱不准开设。道光二年（1822），清廷颁旨以"针刺火灸，究非奉君之所宜，太医院针灸一科，着永远停止"。清代医药相关律令显然有相当的随意性，更多顾及满族自身的利益。

第三节 我国古代政府医药管理理念和特点

我国古代政府医药管理经历一个兴起、昌盛和衰落的过程。西周发端，首设全国最高医政长官——医师（上士），还建立了食、疾、疡、兽的医学分科制度；历经春秋战国医政经验积累，秦汉一统时，政府医官队伍责任体系确立，古代政府医政奠基；魏晋南北朝，政府医政机构太医署设立，政府医药管理组织化；隋唐宋元，政府医政组织化进一步深入，政府成立各类医药职能管理机构和业务经营机构，并推向地方，政府大规模参与医药服务，制定法律、建立学校，编撰和发行医药书籍，提高医药人员的地位；明清时期，政府医政在前朝的基础上有一些协调，但不能适应社会发展需要，已开始由盛转衰。对中国古代政府医政的兴衰进行总结，发现其基本发展规律，有利于进一步认识中国古代医药发展规律。

---

①② 梁峻. 中国古代医政史略［M］. 呼和浩特：内蒙古科技出版社，1999：171.

一、 中国古代政府医药管理理念

中国古代文化是人文精神十分浓厚的文化，封建等级的纲常伦理价值一直上至为皇帝，下至为平民百姓所信奉，在医药管理方面也有明显体现。如西周时期即把宫廷医师分上士、中士和下士三个等级，春秋各诸侯国对医生管理采用宫廷和民间两条管理线路，宫廷沿袭西周制度，民间允许医生自由行医，师徒相传。这些符合中国古代社会现实的做法有力地促进了医药知识的传播。这些古代医药管理理念蕴含着如下一些精神内容。

（一）效法先王

古代统治者确立自己的统治地位，发布一些制度和典章，总是先从先哲、先王那里寻找支撑依据。即便到了近代也是如此，康有为变法时，明明是要发展资本主义，但也要打起孔子的招牌。受"法先王"思想影响，我国古代统治者的医药管理理念极具追寻先哲、先王的法古价值取向。如宋代皇帝认为，黄帝、神农撰写医学著作，《周礼》专门记载医官都是先王垂范于后代。宋太祖赵匡胤设置太医署，说："朕每于行事，必法前王，思得巫咸之术，以实太医之署。"① 宋代皇帝重视医书编修，多位皇帝承继先王组织修编国家药典，先后出版有《开宝本草》《嘉祐本草》《大观本草》《政和本草》《绍兴本草》，事实上这些国家药典，相隔时间不长，新补内容不多，尤其后面几部国家药典价值不大，只不过是皇帝为了继承先王意志而已。

（二）仁政爱民

儒家"仁爱"伦理哲学一直是古代王朝的正统思想。统治者受儒家"仁爱"伦理理想驱使，有行使仁政的主观意愿，也有期待得到百姓颂扬而名垂千古，独享历史荣耀的个体动机。历代统治者在重视宫廷医药的同时，都会对臣民百姓的医药问题给予一定关注。尤其是唐、宋时期，统治者筹建医药机构，开展医药活动，甚者亲自参与医方、药书编写，其动机就是践行济世爱民思想。如宋徽宗在《圣济经》说序言中说："朕尊居亿兆之上，常以百姓为心，亲自检阅方书，并下令组织专人撰集，以期天下生民，各保遐年，挤于寿域。"清朝康熙皇帝继位后，深感清军入关以来天花横行，死亡无数，爱民之心油生，下诏全国征集种痘师，加以选考后，派往关外，在他努力下，痘科成为中医新的科目。他在《庭训格言》中说："国初人多畏出痘，至朕得种痘方，诸子女尔等子女，皆以种痘得无恙，今边外四十九旗，俱命种痘，凡所种借得善命。"②

（三）炫耀功德

古代皇帝都有好大喜功、标榜文治武功、粉饰太平的癖好。一则可以获得国民对

---

① 宋敏求. 宋大诏令集：219 卷［M］. 北京：中华书局，1962：842.

② 康熙. 庭训格言［M］. 台北：台湾商务印书馆，1986：55－56.

其的敬慕，增强凝聚力；二则可以吸引弱小邻国归顺，形成威慑力。正如前蜀杜光庭《贺鹤鸣化枯树再生表》中说："修文化而服遐荒，耀武威而平九有。"古代皇帝以功德魅力来粉饰自己的统治，换取天下人的归一。从秦汉到明清，历代皇帝都重视以国家力量编修医书，更有一些皇帝亲自主持收集、考证资料，写序并冠以书名，向国民推荐。如《汉书·艺文志》载汉成帝河平三年命"使谒者陈农求遗书于天下，侍医李柱国校方技"，辑校医经类 7 家 216 卷，经方类 11 家 274 卷；隋代巢元方奉诏主持《诸病源候论》；唐代苏敬受皇命编《新修本草》，拉开政府编著国家药典的序幕；宋太宗亲自主持编撰《神医普救方》《太平圣惠方》；明代成祖皇帝编修《永乐大典》医部全书；清代乾隆帝编修《医宗金鉴》。皇帝诏令的医书编好后，多有皇帝写序颁布。序文中多有仁政、炫功之意。

（四）力求创新

力求创新是我国古代政府医药管理的基本理念。尽管效法先王和遵循祖制是古代王朝开展医药活动的基本原则，但随着王朝更迭和社会发展，历代皇帝都在探求医药卫生治理的具体制度，呈现出政府医药管理的不断创新。譬如在医学管理方面，南北朝前各朝宫廷医生多有民间选拔，没有医学之说，北魏时宫廷兴办医学，设"太医博士""太医助教"之制。隋唐两代设立全国医药管理机构太医署，管理宫廷医药并举办宫廷医学教育。宋代则专门设置太医局实施医学教育功能，太医局不但举办和管理宫廷医学，还管理地方医学，至于医药的其他事务则专设翰林医官院管理。元代，政府根据民族特点，设立统一的太医院管理宫廷及全国的医政、医疗和医学，医学教育仅限于宫廷范围。在医学科目的设置上，各朝有明显不同。唐代宫廷医学分体疗、疮肿、少儿、耳目口齿、角法五科；宋代宫廷医学分大方脉、风科、小方脉、眼科、疮肿、产科、口腔、针科和金镞九科；元、明代宫廷医学分为大方脉、小方脉、妇人、疮疡、针灸、眼科、口齿、咽喉、接骨、伤寒、金镞、按摩、祝由等十三科；清代宫廷医学分大方脉、伤寒、妇人、小方脉、痘疹、眼科、口齿、咽喉、针灸、正骨科十科。所有这些变化，都是各王朝政府力求创新的结果。

二、 中国古代政府医药管理特点

我国历代王朝在政府医药管理方面都有自己的建树，他们在设置管理机构、开展医药活动、实施医药卫生管理，也有一些共同特性。

（一）皇帝诏令是古代政府医药政策之导向

封建社会集权政治决定了国家医药事业的发展方向。皇帝的家天下思维和个人价值偏向关系着政府医药政策指向。古代政府医药卫生政策的推出大多采取了皇帝诏令形式，皇帝诏令超越国家法典，更具权威性。如秦始皇"悉召文学方士甚众，欲以兴太平，方士欲炼求奇药"；汉平帝诏"征天下通知医经、方术、本草以及五经教授者，至者千人"；唐、宋帝下诏编修医书；清帝下诏求痘医和废针灸。这种诏令多基于皇帝个人意向，但客观上规定了该王朝医药发展方向。一旦诏令发出，各州县无不响应。宋代多个皇帝嗜好医药，即发出诏令，设立诸多医药管理机构，上至皇宫大臣，下至黎民百姓，都以知医、学医为荣，宋代医药事业发展颇为辉煌。清代皇帝康熙由于幼时深受天花毒害，当皇帝后一心想着寻找种痘方法，下诏寻找天下种痘能人，改进种痘技术，所以清代医学痘科受到格外重视。清代道光皇帝基于针灸之时，患者祖胸露股，熏烤灸治，有伤大雅，诏令太医院废止针灸科，发展了两千年的针灸术在官方医学框架下不复存在，致使针灸术仅在民间残喘。当然我国历代皇帝以儒学立国，关注医药事业，皇帝医药诏令对具体医药事务的展开起到开启和促进作用。

（二）皇室医药是古代政府医药工作之重心

文字记载，中华先祖黄帝、炎帝也是医药的最早发明者。中国古代最早王朝商周时期就有了服务于王朝统治者的宫廷医药设置。以后的统治者为了稳固统治，在关注皇室医药的同时也不得不关注百姓医药。但从其医药政策导向上看，首先是宫廷医药服务，其次是军队医药设置，再次是加强流行病防治，最后才是考虑平民医药服务。考察历朝政府医药管理体系，我们发现这样一个事实，即宫廷医药服务是政府医药管理核心，并由该核心辐射全国医药事业。在封建社会中，宫廷医药资源占去全国医药资源的大部分。宫廷医疗机构有为皇帝服务的太医院、尚药局，为太子、王子、皇后、嫔妃服务的药藏局、良医所、安乐堂等。宫廷医官名目繁多，分工细化，服务专一。专为皇帝诊疗的人员有侍医、太医、御医等。专管药品的有奉御、尚药监、直长等。专门负责制作御药的有典药、主药、药童等。宫廷医药制度完善，防护措施到位，如针对皇帝服药的尝药制度等。为满足皇帝健康和长寿，历代都不惜巨资寻求丹药、妙方，花去大量钱财，如秦皇汉武不惜大量钱财求仙炼丹，为了来世复生耗巨资建筑陵墓。

（三）宽松的民间医药管理和地方医学的开展促进医药民众化

历代统治者为标榜仁政，注重把一些政府医疗机构推向陵台寺院，同时也注重设立一些医药慈善机构，客观上搭起了政府医药走向民间的桥梁。封建皇帝讲究孝道，对皇陵保护十分注重，常年派有驻军守护陵台。皇帝关注守陵台官兵的医疗保障，为其配置医药人员，这些医药人员也向附近百姓提供医药服务。如记载唐昭陵、乾陵守陵官兵多达400余人，一般至少设医药人员4人，他们为官兵服务的同时，也为周围百姓接触医药提供机会。封建皇帝对宗庙护庙人员设置普济病坊，为护庙人员和周边百姓进行医疗服务。在唐、宋、明、清时期，政府面对平民设立有病坊、养济院、普济堂、保育堂等，配备一定的医药人员。政府的这些设置都在一定程度上让百姓受益。但更让百姓感到政府医药政策恩惠的是，我国古代政府对民间医药采取一种宽松管理政策，民间医生可以自由地开展医学活动，地方政府更多的是引导和推荐，提供交流学习机会，当然也办地方医学，对民间医药人员进行培训，并开通民间医药人员向政府医药人员晋升通道。譬如，唐、宋、元、明政府对民间医生的医疗事故在法律上都给予保护，都支持对民间医生向宫廷医生的保举和选拔，宋、元、明开展地方医学教育，并规定医学生到医生的考试和选拔制度，元代还规定民间医生的定期医术交流制度。由于古代政府对民间医药管理的宽容，医药知识在民间广泛传播，百姓医药素养较高。尽管我国古代疫情无数，所造成人员损失却远少于西方，这应该是主要原因。

（四）政治稳定和经济繁荣方可保障医药事业有序发展

医药学术争鸣不应该受政治因素干扰，但医药事业的发展则必须依靠政府力量。因为举办医学教育，整理和出版医药文献，研发和推广新医药技术，防治疫情等只有借助政府力量才能展开。而这些工作的开展又必须在国家政治稳定、经济繁荣条件下才能取得成功。

政府举办医学酝酿于南北朝时期，兴起于隋朝，较大规模兴办并达到较高水平是唐、宋时期。因为唐宋大多数时候政治稳定、经济繁荣。政治稳定给医学教育提供了优越环境，经济繁荣为其提供了物质条件。医学是保障人类健康的事业，培养医生、防治疾病、稳定社会尽管是政府目标，但在政局不稳、经济衰退的条件下，政府就无能为力。政府建立医药研发机构，在我国历史上也是有的。汉武帝支持李少君研究不死丹药；唐朝皇帝支持皇家药园建设，主持修订官方第一本草《新修本草》；宋王朝多位皇帝支持编制国家药典，推广局方和举办国家药厂。这些都是在汉代、唐代和宋代鼎盛时期政府开展的医药活动。秦始皇焚书不烧医药文献，赵匡胤攻城略地不忘抢救医药图书。大规模的征集、校对、编纂、颁行医药图书，都是在国家强盛时期。中国第一次征集校正医药文献是在西汉成帝时。此后在盛唐时，王焘受皇帝诏整理医药文献《外台秘要》。此后，到文化发达的宋仁宗时期成立校正医书局，第二次大规模征集、颁行医书。鼎盛的明代永乐时期，政府组织编修《永乐大典·医药编》；清康熙、乾隆时期组织编修《古今图书集成·医部全录》《医宗金鉴》。由于流行病的群体性，在防治上需要统一协调才有效，而这种统一协调必须有政府的有效组织才能完成。从秦代至鸦片战争这 2 000 多年内，有记载的流行病至少发生 316 次，在魏晋南北朝、元代和清代出现三个流行高峰。三个高峰时期，流行病夺去无数生命，使国力受到严重削弱。这三个时期多是战争四起、经济落后的年代，政府无力应对疫情。而在两汉、唐、宋、明等朝的大部分时期，由于政治稳定、经济发展，政府采取了较为有效的措施，从而使疫情流行频率降低，流行范围缩小。

（五）中国古代政府医药管理承袭和特色并存

我国古代王朝皇帝具有先王观念，政府医药管理体制多有继承性，即后一个朝代总是沿袭前朝。在医药管理机构的设置上，两晋之医署是在继承秦、汉太医令制度基础上诞生的，且又为南北朝政府医药管理机构设置创新提供了借鉴。北魏因袭此制仍置医署，刘宋稍易名而称太医署，其职能未变。隋唐太医署偏重于医学教育。北周与西周相隔甚远，且又为少数民族政权，但由于其据关陇，为了获得华夏正统文化继承者称号并借此取得中原地区汉族地主阶级的拥护，便采用了西周六官制度，在医生中设有上士、中士、下士等。医药卫生制度作为上层建筑范畴，必然反映一定时代经济基础，并受该时期思想上层建筑影响。由于各时期经济形态以及由此决定的上层建筑不尽相同，因而医药管理思想及其体制也各具特色。如果局限地观察某一朝代或某一阶段的政府医药政策，其特色还不明显，而纵观整个封建社会的医药管理时，其特色便明显起来。如北宋医政管理多有创新，这种创新与北宋经济繁荣、理学兴起不无关系。另外，中华民族的多民族特色，表现在少数民族执政的朝代，政府医药管理就融入一些民族特色。如辽、金、元、清时期适应游牧生产方式设置的行御药院、行典药局等组织，元代宫廷医学设立正骨科，清代宫廷医学设立痘科，清人立法保护长白山人参。

中国古代是以农耕为主的封建社会，受与此相啮合的儒家文化影响，追求大一统的社会安稳是封建王朝的目标也是普通百姓的目标。忠君爱民意识深入人心，医乃仁术是社会给予医学的定位，所以在此基础上历代政府围绕医药的社会设置和管理理念都要求医学得到平稳发展，以实现它的仁爱价值。

学习与思考

1. 简述我国宋代政府的医药管理体制，并加以评述。
2. 简述我国古代政府医药管理的基本理念。

第七章
中医食疗气功养生文化

学术界关于中医学与西医学区别有不同观点，但有一个共识，那就是两种医学所依据的思维方式不同，导致人体生命观不同，从而引起疾病观和医疗观的不同。中医学持一种有机自然主义的生命观，西医学则持一种机械原子主义的生命观。由此在对人体疾病、治疗和健康的认知、态度和方法上，中西医学迥乎不同。中医学把人体生命视为与自然界混为一体的自然要素，从自然存在出发窥视人体生命。生命个体的日常行为和人体生命的内外机制维持及平衡成为中医学关注的重心。生命是通过日常生活来养护的，养生是中医学核心要件，治辅养主是中医学捍卫生命的内在要求。历史上中医养生理论和实践丰富多彩，形成中医学特有的养生文化，饮食、呼吸是人体生命的基本特征，食疗和气功是中医养生核心内容，中医食疗气功养生文化在我国积淀深厚。

第一节　中医食疗养生观念的形成与发展

考古学家指出，我们祖先大约生活在 170 万年前，他们最早的生存仅仅建立在活着的最低要求上。寻找食物和维持生命是他们生活的第一需要，但在实现这一需要的过程中常遇到某些疾病和外伤。寻找一种方法既能满足饮食要求又能治愈伤病，成为先民们勇于探索的实践。先民发现正确的饮食可以实现这一目标，药从食出、药食同源、食能疗疾和食能养生观念渐渐生成。

一、 药食同源之说

(一) 药从食出

三国时期的历史学大家谯周曾著《古史考》，反映远古人的生活，"太古之初，人吮露精，食草木实，穴居野处。山居则食鸟兽，衣其羽皮，饮血茹毛；近水则食鱼鳖螺蛤，未有火化，腥臊多害胃肠。于是圣人造作钻燧出火，教民熟食"①。远古人在极低的生产力水平下，过着非人的生活，常常出现呕吐、腹泻等现象。于是他们对食物进行分类，把能维持生命、缓解病痛和导致中毒的动植物各归其类，并记录下来。这个过程被后人以一个神话记述下来。《淮南子》记载："神农……尝百草之滋味，水泉之甘苦，令民知所避就。当此之时，一日而遇七十毒。"② 由此医药伴随着食物的寻找过程逐步呈现在人们面前。

近年来，考古发现也证明了远古时期药食共存、药食同用的史实。河姆渡遗址中有葫芦、薏仁、酸枣、橡子、菱角、水稻等植物，以及羊、鹿、猴子、虎、熊、猪、狗、水牛等六十多种动物骨骸。半坡遗址中有白菜、芥菜种子等，均为原始人的食物，其中有的具有明显的药物性能，至今还作为有效的中药使用。

(二) 药食同进

药物拓展源于饮食发展。早期人们发现并非所有动植物都能直接食用，有些食物是在对某些动植物部分进行加工后才成为食物的。早期的加工方法是加热、烧、烤，后来发展出各种各样的方法。更多药物的发现和使用直接得益于食物的各种制作方法。我们把药物的制作称为炮制，炮制原意是用烂泥涂裹食物置火上煨烤，通过这个过程改变了它的物理、化学本性，使其成为利于健康的食品。而药物炮制，同样道理改变了原物的性能使其具有了医疗价值。药食原始相似的加工理念，其基本目的是一致的，是使人受益。油脂类，生食腹泻，热食补益；芋类，生食有毒，熟食甘美；蒜类，生食辛辣，熟食醇香。通过加工而成的食品往往具有药物功能。油、酒、醋、盐、蜜等不仅是食用调味品，而且具备引药归经、增加疗效、解毒行药功效。食品的丰富多彩带来药物的多样化。

中药复方源于食物烹调。直到今天中原地区有一种颇受欢迎的佳肴，即烩菜，它是由多种蔬菜、肉类、豆制品、红薯粉加上油、酒、醋、盐、葱、姜等在铁锅中焖制而成。中原地区是中华医药的发源地，饮食佳肴水席普遍，其做法与烩菜做法相似。中药复方汤剂显然与这种烩菜饮食方法不无关系。《伤寒论》第一方桂枝汤，被后世家誉为"群方之冠"，而桂枝汤的五味药物：桂枝、芍药、甘草、生姜、大枣都是厨房常

① 黄怀信. 谯周与《古史考》[J]. 古籍整理研究学刊，2001 (5)：21 – 24.
② 刘安. 诸子集成：第 7 册 [M]. 上海：上海书店，1986：331.

见调味品。《吕氏春秋》所说"和之美者，阳朴之姜，招摇之桂"，本是烹调食物原料，其和法与中药复方之间也有相同之处。

（三）药食圣贤一统

汉代郦食其直言："王者以民为天，而民以食为天。"饮食在华夏祖先眼中，不仅仅是满足口腹之欲而已，还上升到了礼的高度，象征华夏古代九万里河山的宝器——九鼎，即源于饮食文化中的烹调器具。然而中国饮食文化不仅仅和"人欲""礼仪"相关，它还有更深的一层精髓，那就是和养生祛病的医药文化的同根相融。中华始主神农氏教民五谷农耕，生产粮食解决先民温饱，同时又尝百草发现救治人民疾病的药物。另一始主黄帝轩辕氏，发明杵臼、釜甑、炉灶解决先民饮食器具问题，也不忘与大臣探讨救治百姓疾病的妙方。还有负鼎以"本味"游说商汤的伊尹，既精通烹饪，亦善医药，他用加工食物的经验来加工药物，创造了汤液用法，被厨师界尊为古代十大名厨之首，享有"厨祖""厨神"美誉。

神农、黄帝、伊尹三圣既关注百姓饮食又看重百姓医药。《神农本草经》《黄帝内经》虽非炎黄所著，但从人类学角度看却反映了先秦时期华夏人对炎黄为大医的心理映像。伊尹也是医学名家，本名挚，"尹"为汤所授之官名，甲骨文中尹字"象手执针之状，示以针刺疗人疾病"，可谓针灸之祖；《汉书·艺文志》所载的中医汤剂之本《汤液经法》（已佚）一书，古代医家多尊为伊尹所作，后世皇甫谧、陶弘景等人更将医圣仲景之学归于伊尹汤液一脉来光大。宋代张杲《医说》中将炎黄和伊尹奉为隐医"三圣人"，明清京师建先医祠，神农、黄帝、伊尹均在其中。

二、 饮食医疗养生观念的形成和发展

（一）汉代以前的饮食养生观念酝酿

在我国，人类以饮食来实现医疗、养生，增强健康的记载始于周代。《周礼·天官冢宰》关于食医的记载，"食医掌和王之六食、六饮、六膳、百羞、百酱、八珍之齐"。可见食医是调和王室贵族的饮食，并以防治疾病为己任。《山海经》记载有一些强身、健脑、美容、防病等作用的食物，诸如"何罗之鱼，食之已痈""有鸟焉……名曰青耕，可以御疫"等。《论语》记载了"八不食"反映了儒家对饮食保健卫生的要求。

成书于汉代的《神农本草经》记载365种药物，指出可长期服用的补养身体之食物药50种，并给出食疗方剂6首。出土汉代的《五十二病方》载50余种疾病，其中半数疾病被告知可用饮食疗法康复，其中饮食内容包括谷、菜、果、禽、兽、鱼、虫等。出土汉代的《养生方》《杂疗方》《阴阳十一脉灸经》等记载有饮食的宜忌及疗法。张仲景在《伤寒论》中写《禽兽鱼虫禁忌并治》和《果实菜谷禁忌并治》，论述了禽、兽、鱼、虫、果、实、菜、谷的饮食禁忌问题。张仲景指出："凡饮食滋味，以养于生，食之有妨，反能有害；自非服药炼液，焉能不饮食乎？"《黄帝内经》在理论

上也提出了饮食疗法，其中分篇阐述了饮食的配伍、饮食与五脏疾病关系等，如《黄帝内经》说："阴之所生，本在五味；阴之五宫，伤在五味。"强调以食物之五味滋养阴之五宫，实现阴阳平衡。

（二）魏晋隋唐食疗养生观念的独立

传说华佗用蒜泥加醋治疗蛔虫性呕吐病，开创了食疗医治急症的先例。晋代陶弘景著《本草经集注》，收载药用食物 195 种，并首创药物八类分法，其中三类，即是果、菜、谷类，把食物纳入药用范围。

食疗养生观念的发展及其得到更多关注是在唐代。唐代国力鼎盛，对外交流频繁，民族融合，各类食物、药物汇聚京城，政府对本草、食疗给予极大关注。政府主持编撰了《新修本草》，使更多儒生走上研究医药理论的道路。不少学者专注食疗养生，出现了一些最早的食疗养生著作。医家王焘著《外台秘要》，记载有多种食疗方法和食禁，对食物营养价值进行过系统论述。孙思邈著《备急千金要方》和《千金翼方》分别有《食治》和《养老食疗》卷，成为我国最早食疗专篇，分"果实、菜蔬、谷类、鸟兽虫鱼"四门，收载食物 150 多种。他高度赞扬食疗愈病者是良医。孙思邈的弟子孟诜继承老师学说，著《食疗本草》，载食物药 241 种，是我国第一部独立成本的食物疗法专著。该书在每味药食之下都注明药性、功效、禁忌、验方以及加工、烹调方法，系统记载了动物脏器的食疗方法和藻菌类食品的医疗应用以及不同地域所在同类食品的药物差异，还对不同人群，如妊产妇、小儿、老年人饮食宜忌等进行记述。唐代另一位食疗专家是昝殷，他著《食医心鉴》提出各种疾病的食疗方法和药方，其中对药粥疗法论述全面。此外，杨晔《膳夫经手录》、陈士良《食性本草》等，也是对"药""食"明确区分前提下对"食疗"和"食养"的专门力作。唐代，饮食、疗养已形成医学专科，通过饮食疗养来增进健康成为全民共识。

（三）宋金元食疗养生观念的成熟

宋代经济繁荣，文化发达，饮食养生深受权贵及文人关注，饮食御疾养生为百姓追捧。宋代政府汇编多部医药著作，皇帝钦典《太平圣惠方》100 卷，有两卷专述饮食治疗，记载 28 种疾病的食物疗法，并推荐一些药粥的做法，影响深远。另一部由徽宗皇帝主持编写的大型综合性皇家医书《圣济总录》，全书 200 卷，有三卷专讲食疗，载有食疗药方 265 个。皇室对医药的关注对民众形成强烈影响，大量医家研究饮食养生，著书立说。医家林洪著《山家清供》，专一探讨一些食品的药物价值，有荤素、茶饮、糕饼、羹菜、粥饭、果品等 102 种食品，开创了饮食营养学新方向。医家陈直专一研究针对老年人的食疗保健，著书《养老奉亲书》，载有老年人药食养生方剂 162 首，详述其烹饪方法、使用征候及注意事项。

金元时期，医学繁荣，出现四大医学家，他们学术争鸣，对中医理论进行创新。他们的理论创新也对食疗养生新观念的确立有指导作用。李杲《脾胃论》提出脾胃为后天之本，补养脾胃、培养元气是人体健康之首要。张从正著《儒门事亲》补下结合，倡导"精血不足当以食补",对饮食禁忌有独到认识。在新的医学思想指导下,元代太医忽思慧著《饮膳正要》3 卷,载食物 200 余种,详述它们的性味、功用、主治,载食疗方 61 个,并对诸多禁忌专门论述,使林洪开创的营养学研究方向得到进一步发展。

（四）明清食疗养生观念的发展

明清时期,资本主义经济萌芽,餐饮服务发展迅速,有关药膳、菜肴的理论研究和实践探讨较为深入。加之出版印刷业的发展,医药图书出版容易,饮食医疗图书不断涌现。《本草纲目》是明代医书名篇,载药 1 892 种,收载众多药膳,仅治病药粥就有 42 种,药酒 75 种。明周王朱橚著《救荒本草》,载有 400 多种可食野菜,不仅可以备荒,而且能扩大食用营养范围。明代医家卢和《食物本草》,主张多素少肉以疏通肠胃,而无窒滞之患。此外,明代汪颖著《食物本草》、宁原著《食鉴本草》、高濂著《遵生八笺》、徐春甫著《古今医学》等,对食疗食品、食疗原理、食疗方法进行了全面挖掘和整理。清代社会对食疗养生也颇重视。医家王士雄著《随息居饮食谱》、沈李龙著《食物本草会纂》、章穆著《调疾饮食辩》、费伯雄著《食养疗法》、陈修园著《增补食物秘书》、袁枚著《随园食单》、黄云鹄著《粥谱》等,从不同角度丰富了食疗养生理念。

第二节　中医食疗养生观念的内容

一、 中医饮食医疗理论基础

讨论中医饮食文化,自然需要探讨背后的中医之"道"。这"道"主要有四个方面。

（一）阴阳学说为基础的平衡观

《易经·系辞》有云:"一阴一阳之谓道。"阴阳学说是中国古代的哲学理论,其起源众说纷纭,或以为形成于《易经》以阴阳爻的组合表征整个宇宙的做法,尔后盛行于春秋战国时期,深刻影响了许多重要哲学流派如道家、阴阳家,并为医家和养生家所采用。阴阳理论盛行的春秋战国时期是中医饮食医疗孕育期,饮食实践与阴阳理论的初步结合,催生了中医饮食文化。《黄帝内经》中对饮食医疗的记载基本反映了这一过程。中医饮食文化中的阴阳理论可以概括为三大模块,即以阴阳平衡为中心的生理观、以阴阳失衡为核心的病理观和以调理阴阳为根本的饮食营养观。

其一,以阴阳平衡为中心的生理观。阴阳二气,相反相成,在中医理论中,则体现为人体组织结构中的矛盾对立统一关系。人体作为一个有机整体,其内部则是充满阴阳对立依存的关系。《素问》将人身外内、背腹、脏腑等皆分派阴阳，甚至一脏器本身亦可有阴阳之别，如肾阴、肾阳。一个健康的身体须是各方面均达到阴阳平衡，正如《素问·至真要大论》所说："谨察阴阳之所在，以平为期。"其二，以阴阳失衡为核心的病理观。中医理论将机体患病失健的原因归为阴阳失衡，即所谓失衡包括了阴阳之偏盛或阴阳之偏衰。在阴阳偏盛偏衰的病变过程中，因邪气阴阳属性之不同，对人体的阴阳之气损伤亦有所区别，如寒气伤阳、火气伤阴，生冷食物引致腹泻，就是因为脾胃阳气为寒湿之邪所伤而出现的一系列阴盛阳伤之现象。人体生理的阴阳动态平衡一旦被打破，就可能导致机体发生病变。其三，以调理阴阳为根本的饮食营养观。既然正常的人体生理状态是阴阳二气的动态平衡，而病理变化的核心则是阴阳失衡，那么从中医药文化角度来说，饮食营养的根本目的，自然就是通过调理阴阳使其变化，从偏盛偏衰重新趋于动态平衡了，即所谓"天之道，损有余而补不足"（《老子》）。掌握阴阳变化规律，围绕调理阴阳进行食事活动，使机体保持"阴平阳秘"，乃是中医药饮食文化的核心所在。

中医的一切治疗与康复手段，不论是药物还是针灸、气功、推拿、导引等，都是在调理阴阳复归于平的基本原则指导下确立的——"调其阴阳，不足则补，有余则泻"（《素问·骨空论》），其理论指引下的饮食文化自然也不例外，也即《素问·上古天真论》所说的"法于阴阳，和于术数，食饮有节"。比如饮食之宜忌，须以阴阳平衡为出发点，有利于阴平阳秘则为宜，反之则忌。如痰湿质人应忌食油腻，木火质人应忌食辛辣，胃寒患者忌食生冷，哮喘患者忌食发物等，其实质均是为了防止造成"实其实""虚其虚"而导致阴阳进一步失调。另外在食物搭配、饮食调剂等饮食文化的重要环节上，中医传统也十分明显体现在调理阴阳上，膳食必须不偏寒、偏热、偏升、偏降，比如烹调鱼蟹等寒性食物须佐以姜葱酒醋类温性调料，以防止菜肴性偏寒凉导致食后脾胃受损而引起脘腹不舒之弊；又如韭菜有助阳之功，但食用时多配蛋类滋阴之品，也是为了达到阴阳互补的目的。

（二）天人相应为基础的整体观

天人相应、天人合一是中国古代哲学基本命题。按照这个命题，人生天地之间，是大自然的一部分，因而人和自然具有相通相应的关系，共同受到阴阳法则制约，并遵循同样的运动变化，如五行运转之规律。人体作为一个有机整体，构成人体的脏腑组织之间，在结构上不可分割，在功能上相互协调，相须为用，在病理上相互影响，并且这种自身的完整性同时与自然界具有统一性，这一整体观念贯穿到中医生理、病理、诊断、治疗及养生之中，自然也体现在饮食营养方面。"食事"既可影响到整个机体的生理病理，又可协调机体与大自然的关系，整体观成为中医药饮食文化的基本理念。

人体的组成包括脏腑、经络、肢体、孔窍以及气血津液等，这些组成部分各有其功能与表现，但相互关系又十分密切，各部分间相互协调，相互影响，构成人体这个有机整体。而在这个有机体中，五脏的生理病理变化又是核心所在，起到联结全身各部分运转变化的中心枢纽作用，正所谓"人身之所守，莫重于五脏"（《医原》）。五脏理论的形成与战国时期五行学说的盛行有关，而其所涵括的五体、五味、五志以及生克乘侮等概念，均直接或间接的受到五行说的影响。饮食对人体的作用，自然离不开五脏这一枢纽。

饮食对人体的作用是整体性的，具体来说有两方面。

其一，饮食对人体本身的完整性和统一性具有重大的影响。饮食之物如五谷精微摄入人体后经过运化生成人体气血津液，成为人体各脏腑组织器官功能的物质基础；饮食之物自身各有性味功效之别，又能对人体各脏腑器官产生作用，而如前所述，这一作用是以五脏为中心的，比如说，饮食五味，于五脏之所好各不相同，酸味走肝，苦味走心，甘味走脾，辛味走肺，咸味走肾；而五脏对应五体，故此五味又能影响五体，酸走筋，辛走气，苦走血，咸走骨，甘走肉；过食五味易伤五脏之气，进而伤及五体，所以五体有病变之时，就须通过五味与五脏之关系来节制，比如病在肉则无食甘，这也是饮食宜忌的一大理论源头。中医药饮食文化对具体食事进行指导时，总是从饮食对人体的整体作用来考虑的。

其二，合理饮食是协调"天"与"人"相统一的重要因素。人总是尽量从饮食中去寻求有利因素以弥补天时之不足，如季节气候、地域水土，此非人力所能轻易更变者，人体难免会因为这些无法改变的因素而受到不利影响。而饮食中可以因时制宜、因地制宜，利用饮食的性味功效来调节人体与自然的关系，如气候寒凉时避免食用寒凉饮食，气候温热时避免食用温热饮食，即所谓"用寒远寒""用温远温"。《周礼》食医须根据四时机体所需五味来进行饮食调味，即"春多酸，夏多苦，秋多辛，冬多咸，调以滑甘"。五方水土之别也会导致流行疾病的差异，岭南地区的凉茶文化就是以饮食来调节南方湿热水土对机体造成的负面影响。

（三）辨证、辨体施食的中和观

辨证是中医学的重要概念，而其应用到饮食中，则是体现为辨证、辨体施食。辩证是针对食疗而言，辨体则主要针对食养。

证，或曰证候，是机体在疾病过程中某一阶段的病理概括，包括了病变的部位、原因、性质以及邪正关系，反映出疾病发展过程中某一阶段的病理变化之本质，因而它比症状更全面深刻地揭示了疾病的本质。在辨证施食的原则指导下，可以出现"同病异膳""异病同膳"等现象，以其着眼点为"证"而非"病"故也。

体，即是体质，是个体的人在其生长壮老过程中由于天、地、人等外在因素及个体自身年龄、性别等内在因素影响，形成了机体的特殊性，比如其正气之盛衰、阴阳之消长、抗邪能力之强弱等。辨体即对形成各种不同个体的因素进行综合分析概括，从而判断其为某种类型的体质，辨体施食则是在此基础上确立与体质相应的饮食调养法则，并根据其法则选食配膳，以增强人体正气，提高抗病能力，降低对某种病邪的易感性，达到增进健康预防疾病的目的。

辨体辨证，是审因用膳的根据，而审因用膳又是和全面膳食相结合的。实际上中国数千年饮食文化史中，体现出来的饮食习惯是以素食为基础，力求荤素搭配、全面膳食。全面膳食就是要求长期或经常在饮食内容上尽可能做到多样化，要讲究荤素、主副、正餐和零食以及食与饮之间的合理搭配。全面膳食也和后面将要提到的调理脾胃之法有关。总体而言，审因用膳和全面膳食是一种辨证互补的关系，要根据具体情况进行具体分析。

（四）后天之本的脾胃观

历代医家、养生家均认可调理脾胃是饮食养生之主法。因"脾胃为后天之本"，脾主运化，饮食之能营养机体，首以脾胃正常纳运为前提。只有脾胃功能正常，饮食方能化为精微以养五脏，以滋气血。也就是说，调理好脾胃，才能保证内运不失，保证了内运正常，才能确保五脏整体的安康，这是中医饮食文化重视调理脾胃的理论基础。

饮食若失节而伤人为患，脾胃每先受其害。故此饮食当有节，如此方能保脾胃之康健；脾胃得益，方能使整个机体得益。这就是"饮食有节，首葆脾胃"的观点。具体的做法包括不过饥过饱，不大热大寒，不大肥大甘，不偏食嗜食等，这样使得脾胃受益，继而能保健他脏。利益脾胃的药食，比如淮山、猪肚等物，在中医药饮食文化中有着重要地位。历代饮食医疗大家都重视粥疗，就是保养脾胃，作强脾胃。

二、《黄帝内经》中医食养观

（一）合理优化的饮食结构

《素问·五常政大论》提出"谷肉果菜，食养尽之"的平衡饮食模式。该模式的配膳原则正如《素问·脏气法时论》所言"五谷为养，五果为助，五畜为益，五菜为充"，这种用膳模式是世界最早提出的又最为全面的饮食指南。对这一原则，《素问》进行了解读。《素问》说："气味和而服之，以补益精气。"只有日常饮食全面而杂，才能气味和合。粮食、蔬菜、肉类、果品等食物，粮食是主食，肉类是副食，蔬菜和果品只是补充。有主、有次、有补充构成一个和谐的饮食系统结构。这种饮食结构的合理性不仅是文字上的和谐，现实中确有一些有利证据。

从现代营养学理论可知，五谷杂粮作为主食具有科学道理，五谷杂粮含淀粉、蛋白质较多，豆类含脂肪，二者混合使用，不仅提供人体热量和蛋白质来源，而且弥补了谷类蛋白质缺乏赖氨酸，豆类蛋白质缺乏蛋氨酸之弊。北魏农业专家贾思勰对百姓饮食进行系统研究后，著书《齐民要术》，提出：粮食作物、蔬菜、瓜果等素食是维持人民生活的主食，鸡、鸭、鱼、肉等荤食对人类健康不可缺少，但与前者相比是次要的。我国不少长寿地区，考察该地区人类饮食结构，都有素食为主、荤食为次的特点。

（二）合宜有节的食养心态

《素问·六节藏象论》指出"天食人以五气，地食人以五味"，说明茫茫天穹中的空气，苍苍大地中土壤滋生的饮食五味是人类赖以生存的物质。《素问·阴阳应象大论》说"味归形，形归气，气归精，精归化"，"精食气，形食味，化生精，气生形"，"味伤形，气伤精，精化为气，气伤于味"。这些思想体现了饮食五味与人体盛衰及精气功能之间的相互资生、相互依存、相互制约关系。

《黄帝内经》中有多篇讲道：饮食因素是中医病因学的重要组成部分。《素问·调经论》指出"夫邪之生也……得之饮食居处"，《灵枢·口问》说"夫百病之始生也，皆生于风雨寒暑，阴阳喜怒，饮食居处"，《灵枢·玉版》讲"病之生时，有喜怒不测，饮食不节"，这些都体现了古人饮食观在中医学中的渗透。《黄帝内经》把"饮食有节"作为养生的一个重要方面，反对"以酒为浆，以妄为常"的不良生活习性。

（三）综合制宜食养方式

《黄帝内经》指出食物的寒热温凉属性对人体健康影响深远，饮食要温凉平衡。《素问·阴阳应象大论》说："水谷之寒热，感则害于六腑。"饮食入胃，食气由经脉上肺，饮食过寒过热，不但损伤脾胃，也易伤及肺。《灵枢·邪气藏府病形》也说："形寒寒饮则伤肺，以其两寒相感，中外皆伤，故气逆而上行。"当今夏季不少少儿咳嗽，就是因为吃了过多的冰淇淋，降低胃的温度，同时又降低了肺的温度，毛细血管收缩不畅，饮食寒冷不调所致。《灵枢·师传》讲："食饮者，热无灼灼，寒无沧沧，寒温中适。"唐代孙思邈研读内经，也指出："热食伤寒，冷食伤肺，热无灼唇，冷无冰齿。"

《黄帝内经》还认为饮食要少肥限甘，清淡为好。《素问·奇病论》曰："头痛齿亦痛……此五气之溢也，名曰脾瘅，夫五味入口藏于胃，脾为之行其精气，津液在脾，故令人口甘也，此肥美之所发也。此人必数食甘美而多肥。肥者令人内热，甘者令人中满，故其气上溢转为消渴。"《素问·生气通天论》说："膏粱之变，足生大疔。"《素问·通评虚实论》也说："消瘅、仆击、偏枯、痿厥，气满发逆，甘肥贵人，则膏粱之疾也。"《黄帝内经》注意因时、因地、因人施膳，不能强求人们有相同的饮食模式。《素问·异法方宜论》指出：自然条件的差异，人们禀赋、体质的不同，都影响饮食习惯。气候干燥的西北高原，应多吃柔润食物；气候潮湿的东南山区，则多吃辛辣食物；山区缺碘，应多吃含碘海产品；体胖者需少肥腻多清淡，体瘦者需少辛辣香燥多滋阴生津。

三、 饮食疗养理论

中医药对饮食文化的影响首先是对食物的性能按照中医的角度进行考察，提出了与药物性能理论相一致的食物性能说，具体即是性味学说，它包括了四性说、五味说和与之相联系的升降浮沉及归经说。

（一）四性说

所谓四性，即食物所具有的寒、热、温、凉之性。寒凉与温热相对，各为一大类，只是程度有差，凉次于寒，温次于热。寒凉温热又可进一步分大寒、大热、微寒、微热等。寒凉之物，食之多能滋阴、清热、泻火、解毒，主用于热性体质和热性病症；温热之物则反之，多能助阳、温里、散寒，能扶助人体阳气，主用于寒性体质和寒性病症。中医药饮食文化对四性运用的一条基本原则，就是"以寒治热，以热治寒"，如机体因寒凉而引起脘腹冷痛泻下，则饮食中宜加生姜、胡椒、大葱等温热之物。因此，辨明食物之四性，就是饮食中非常重要之先期准备工作，否则就无法具体运用其来调理机体失衡之阴阳。在四性之外，另有一种平性食物，介乎寒凉及温热中间，其性平和，养生多用。广义上平性仍属于四性范畴，在饮食搭配中平性也是非常重要的一类。

（二）五味说

五味则是指辛、甘、酸、苦、咸。最初这是口舌感受之味，慢慢地成为抽象的概念，这种抽象是基于食物的性质和作用而做出的。中华民族经过数千年的实践经验，发现了食物的性味与人体气血阴阳、脏腑经络间的关系，将五味酸苦甘辛咸分别归属于五行木火土金水，而五行对应着五脏肝心脾肺肾。依据阴阳、五行相生相克规律，用食物的五味偏胜以纠正或调和人体的各种不协调，以预防和治疗疾病。饮食性味是人体健康的保证。饮食是味的载体，饮食进入人体通过味的作用，维持各脏正常活动。"五味入口，藏于胃，以养五脏气。"五味与五脏对应，饮食成分不同对各脏的亲和力不同。谷味酸，先走肝；谷味苦，先走心；谷味甘，先走脾；谷味辛，先走肺；谷味咸，先走肾。性味的作用有别，辛甘发散为阳，酸苦涌泄为阴，咸味涌泄为阴，淡味渗泄为阳。酸味者如乌梅，收敛固涩，多用于虚汗久泻等；苦味者如苦瓜、桔梗，清热、泄降、燥湿、健胃，多用于热性病症等；甘味者如淮山、大枣、鸡肉、饴糖等，能滋养、补脾、缓急、润燥，多用于脾胃虚弱等；辛味者如生姜、胡椒、陈皮等，能发散、行气、行血、健胃，多用于气血不畅、食欲不振等；咸味如海带、海蜇、鸭肉等，有软坚、润下、补肾、养血之功。五味之外，尚有所谓淡味与涩味，淡味渗湿利尿，如茯苓、薏米、冬瓜；涩味收敛固涩，近于酸味。概括来说，就是辛散、甘补、酸涩收、苦降、咸软、淡渗。

谨和五味是饮食医疗的关键。人体摄入的饮食五味必须协调，机体的五脏六腑功能才能冲和正常。《素问·生气通天论》曰："阴之所生，本在五味；阴之五宫，伤在五味。是故味过于酸，肝气以津，脾气乃绝；味过于咸，大骨气劳，短肌，心气抑；味过于甘，心气喘满，色黑，肾气不衡；味过于苦，脾气不濡，胃气乃厚；味过于辛，筋脉沮弛，精神乃央。"过食某味食物，会导致五味所入的脏气功能亢盛，而克制相应的脏腑之气产生疾病。过食五味能导致疾病，所以对于不同疾病的人在性味方面要多加禁忌。《素问·宣明五气》曰："辛走气，气病无多食辛；咸走血，血病无多食咸；苦走骨，骨病无多食苦；甘走肉，肉病无多食甘；酸走筋，筋病无多食酸。是谓五禁，无令多食。"《灵枢·五味》也指出："肝病禁辛，心病禁咸，脾病禁酸，肾病禁甘，肺病禁苦。"饮食五味对五脏及所主的筋、气、血、骨、肉等人体组织有营养作用，当它们患疾病时，过食会加重其病。

(三) 升降浮沉及归经说

食物之性可以寒凉温热来归类其性，也可以升降或沉浮来归其性。另外五味相对五脏，每类食物本身的药性规定了其饮用后面对五脏的归口，归经学说是对五味学说的深化和具体化。

升降浮沉是指食物所具有的四种作用趋势。实际上人的机体本身就有这些趋势，而能协调机体进行相应的升降浮沉生理活动的食物就具有了相对应的升降浮沉之功用。机体的升降浮沉如若失衡，则可引致病变，例如当降不降，则有呕吐、咳喘等气逆之证。利用食物升降浮沉的作用，可以因势利导，有利于驱邪外出。凡性属升浮者，主上升而向外，为阳；性属沉降者，主下行而向内，为阴。并非所有食物都有升降浮沉作用，也有少数食物如生姜，具有双向的作用，既能够升浮解表发汗，又能降逆以止呕。食物之升降浮沉多与性味相关，升浮者多为温热辛甘之物，如葱、姜、花椒；沉降者多为寒凉涩咸酸苦之物，如莲子、冬瓜等，李时珍所谓"寒无浮，热无沉"即指此。此外，食物的升降浮沉还可以由烹调炮制等做法来调节转变，比如酒炒则升，醋炒则收敛，盐多则下行等。这在饮食中也是经常利用的一个方法。

归经则是指不同食物分别会对机体五脏六腑产生不同的作用。例如，绿豆、赤豆、西瓜、莲子、龙眼等归于心经，有养心安神之效；小米、大米、黄豆、薏米、山楂、大枣等归脾经，能健脾益胃；樱桃、油菜、香椿等归肝经，可助疏肝理气；白萝卜、胡萝卜、芹菜、柿子、生姜、大葱等归肺经，能起益肺解表之功；禽蛋、桑葚、黑芝麻、枸杞子等归肾经，有补肾益精的功效。归经的说法与前述食物的性味有一定关系。《素问·宣明五气》把"五味所入"总结为"酸入肝，辛入肺，苦入心，咸入肾，甘入脾"，即"五入"。五入原则被我国人民应用到具体的饮食中：酸入肝，故酸味食物如乌梅、山楂等可治肝胆脏腑之疾病；苦入心，故苦味食物如苦瓜、绿茶等可治心火上炎或移热小肠等证；甘入脾，故甘味补虚性食物如红枣、山药能治疗贫血、体弱等；辛入肺，故辛味发散性食物如葱姜等可治疗肺气不宣、咳嗽等；咸入肾，故咸味食物如甲鱼、海藻等能治疗肝肾不足等。

第三节　气功养生理论及其中医学基础

中医学基本医疗理念是治辅养主，一部中医学发展史就是养护和开发生命潜质过程的历史。以气本论为基础的中医学，一诞生就与气化观念保持着密切联系。以气的生成、分布、调配和功用开发为对象的气功理论和实践，逐渐成为中医学不可或缺的内容。

一、 气功概念

道教追求长生，重视人体生命开发试验，气功作为他们的试验选题，颇有成就。"气功"一词，最初由晋代道士许逊在《净明宗教录》中提到。但就气功的定义，历史上探讨不多，对其精妙之处的叹息却有不少描述。如唐代著作《中山玉匮服气经·胎息羽化功》定义气功道："气功妙篇，气术之道数略同，专其精通则世一二，且诸门咽气或功繁语暗，理叙多端。"其意是气功内涵精深，功法繁难，世人精通不易。

今人对气功展开学术研究，首先给出其定义。《中国气功学》的作者马济人认为：气功是直接以防病治病、增强体质为目的，以自己身体为对象，通过有意识地自我调控心理、生理活动，以防治身心失调的一种方法。他认为，气功增强体质的具体手段是发掘人的体内潜能。没有气功活动，人的潜能是不能被发掘的，甚至直到死都不会表现出来。通过气功实践，这些潜能有序地表现出来，使人的体力、悟力、智力等，得到一定程度的提升。《周易与中医学》作者杨力先生认为，中国气功是一种用意念和吐纳相结合的功夫，包括吐纳、导引、行气、内丹、坐禅等，主要是用意识调整呼吸和姿态，以达到促进气运、加强脏腑气化而健身治病的目的，是调和气血、平衡阴阳的重要手段。《中国气功的史·理·法》的作者王松龄先生指出："气功是以神为主导，以精气为基础，通过身心互相作用，自我锻炼以调整、强化自身生命机能，使之达于最佳态，并具有强化自我控制能力，开发人体生命潜能作用的一种锻炼方法。其最高旨趣，则为基于天人相应之体验，而达天人合一之境界，属人体生命科学之内容。"[①]

显然，气功在今天更多地被视为生命科学的范畴，而不仅仅视为一种身体锻炼方法。所以，我们认为气功是调身、调息、调心三调合一的身心锻炼技能，更是探究人体布气、行气、用气规律并加以表达的知识体系。[②]

二、 气功理念的起源与发展

先秦时期，在养生防病方面已流行各种不同的气功训练方法。如重在壮阳的"关息法"是侧重养阴的静功法。养阴又多在精、血、津液等体内物质的获得上，如长沙出土的青铜镜铭文上所写"尚方佳镜真太巧，上有仙人不知老，饮玉泉饥食枣"，饮玉泉就是练气功时吞咽口中分泌的津液。这实际上已是后世气功中诸如"舌抵上颚、叩齿吞津、玉液还丹"等口诀的起源。先秦时期已有不少方士在理论上去概括气功知识，

① 黄海波. 中国传统文化与中医［M］. 北京：人民卫生出版社，2007：202.
② 黄海波. 中国传统文化与中医［M］. 北京：人民卫生出版社，2007：8.

使其从休息以利于体力恢复的应用，演变成有理论指导作用的养生祛病之法门。如楚国盛行导引。姜亮夫的《屈原赋校注》曰："燕齐以求仙方延年为主，而楚南以养气而外生死为宗，故燕齐多方士，而楚南多隐逸……而导引行气，始于楚南。"《素问·异法方宜论》也指出：中央者，"其地平以湿……其民多食杂而不劳，故其病多痿厥寒热，其治宜导引、按跷。"显然，导引、按跷等得到人们规范运用。

1973 年，湖南长沙马王堆三号墓，出土了一件极其珍贵的文物，即丝织的帛书彩色《导引图》。从画面人物来看，都是单个排列的，其中有静坐的、伸臂的、屈膝的以及抱腿下蹲等不同姿势和动作，神态生动，栩栩如生。

根据该墓出土的纪年木牌记载，墓主人是西汉诸侯长沙王丞相利苍的儿子，葬于汉文帝十二年，距今已有 2 100 多年了。马王堆《导引图》内容非常丰富，它为研究我国古代养生学提供了珍贵资料。从马王堆《导引图》的文字说明来看，它包括呼吸运动、肢体运动和导引动作中的主动按摩。在肢体运动的图案中，有八个动作很像现在广播体操中的上肢运动、冲击运动、扩胸运动、踢腿运动、体侧运动、体转运动、腹背运动和类似跳跃的运动。

值得注意的是《导引图》中的呼吸运动偏重于动功，它和我国古代流传的"绵绵若存"的调息、胎息等法并不完全一样。养生学告诉我们，经常进行体力劳动和体育锻炼，能改变怕冷怕热的体质，使体质转弱为强；也只有运用动静结合的养生方法，才能真正促进健康，延年益寿。《导引图》中有"长啸"的练功姿势，是有益于肺活量的锻炼方法，也是加强心肺功能的有效锻炼方法。另外，从《导引图》的说明文字来看，这种导引术不但可以用来治疗关节、呼吸、消化、五官疾病，对热性病的治疗也有一定疗效。这一卷精美的彩色《导引图》真实地反映了 2 100 多年前，我国人民锻炼身体预防疾病的精神面貌和气魄，同时也显示出祖国保健医学在锻炼身体的操作方法上是多么的丰富多彩。

魏晋时期中医学得到较快发展，不少医家对气功养生进行了深入研究。各种功法相继出现。医学家、炼丹家葛洪认为导引的作用是"疗未患之疾，通不和之气"，可以延年益寿。陶弘景创立练气功法"六字服气法"、活动形体的"导引按摩法"。魏华存发明练气为主的"出日如月呼吸存法"、以调神为主的"思一法"。晋代许逊创立治疗五脏疾病的"补肝三势""补脾三势""补心脏三势""补肺脏三势""补肾脏三势"的立式八段锦。晋代后期出现按摩、咽津等多种辅助功法，更为后人关注的内丹法、坐禅等气功也已出现。

隋唐时期，气功开始广泛运用于医疗实践。隋代御医巢元方收集导引法 260 余式，用于治疗内、外、妇科疾病。兴起于魏晋的内丹法在隋唐时兴盛一时，内丹术成为气功的代名词，修炼内丹者众多。唐代大医学家孙思邈亲身实践，把气功与传统哲学、医学有机结合，著《千金要方》《千金翼方》，其中有《导引》《行气》《守一》等篇。气功的养生理念开始为士大夫赏识。白居易有诗云："目昏思寝即安眠，足软妨行便坐禅。身作医王心是药，不劳和扁到门前。"

宋元明时期，人们不但在不断创新的哲学基础上深化对气功的解释，而且把气功引向士大夫修身养性的领地。周敦颐做《太极图说》，应用太极、八卦知识解释整体与局部、动与静的关系，对气功中的动静关系进行研究。朱熹倡导理学，格物致知，对气功展开研究，提出"主静""德性""存心"诸说。《圣济总录》提出"治神"的主张，主张应用导引、服气等法，"保其泰和，合彼太和"。《苏沈良方》提倡习练"调气法"，并认为要取得成功，"惟长久不废"，持之以恒。《养老奉亲书》应用"六字气诀"，延年益寿，为后世广泛采用。李时珍著《奇经八脉考》，认为脉络是习练气功时气血运行的通道。徐春甫在《古今医统大全》中介绍了多种动功功法，用以防治疾病。李中梓著《删补颐生微论》，并附修摄法二十五条，实是二十五气功功法。

清代以后，不少医家探讨气功疗法，把气功视为医疗手段。清代喻昌《医门法律》提出"和畅性情"论，应用气功调节精神疾病。沈金鳌著《杂病源流犀烛》，提出"运功规法"，在内科杂症治疗中使用气功疗法。1912 年后，气功作为医疗方法得到更多人的认可。1934 年董志仁著《肺痨病特殊疗养法》。1957 年，刘贵珍出版《气功疗法实践》一书，并创办气功疗养院，推广气功疗法。

三、 养生气功的中医学基础

在中国，中医学和气功源远流长，并孕育在古代巫术中，到先秦时又纳入黄老之学范围。尤其养生气功是中医学的组成部分，意在祛病养年，其理论基础蕴藏在中医学原理和传统哲学观念中。

（一）整体观念

整体观念是中医的基本哲学基础。人体是一有机整体，内脏与体表组织及各器官通过经络而联系成一个整体。经络是气血运行的通路，起着营养补给，濡润调节内脏与肢体的作用，以维持人体的正常生理活动。

人体与自然界是统一整体，人体要适应自然界才能健康长寿。养生气功主张利用春、夏、秋、冬四季的气候变化来调养身心，治疗疾病。春夏阳气充沛，万物蓬勃生长，人们应重视养生、养长的摄生练功方法，防止过度活动，不使阳气发泄太过，以免影响人体生长之气。秋冬阳气潜藏，阴气转盛，万物闭藏，这时人们应重视养收、养藏的摄生方法，以保养人体的阴气，以保持"阴平阳秘，精神乃治"的健康状态。医学养生家指出：天有阴阳，人有夫妻。岁有 365 日，人有 365 节。人之形身四体、脏腑阴阳，应天地之日月星辰、山川草木，人与天地参也。人体有 365 个正穴，分布全身，恰与天体 365 度合，所以人体也是一个周天。真人在任督二脉运行一周，为小周天；真气沿十二正经、奇经八脉，经过 365 个正穴循行一周，为大周天。诸多气功套路都有开始的起势调息和结束时的引气归元的完整过程。起势时，置周围事物于不在，把自身与自然融为一体，如处太空之中，捧气、贯气，气由人使，身境一体，气神合一。起势调息也如一年之春，春主升发，蕴藏生机。以后通过意念的集中、专注和调动，穿两肾，导夹背，穿心经，入髓海，冲肺俞，度肝历脾，复还守丹田。引气归元如秋冬收藏，完成一次真气的调动和循环。即使气功疗病也不是针对局部疾病的疗法，而是患者通过调动真气，改善人体整体功能状态，增强整体免疫功能的锻炼过程。

（二）经络学说

李时珍著《奇经八脉考》，在手三阴、手三阳、足三阴、足三阳等十二正经之外，阐明了阴维、阳维、阴跷、阳跷、冲、任、督、带八奇经的原理，说明了经络是习练气功时气血运行的通道。人体经络如大地的江河溪流。江河流水畅通，大地生机盎然；江河流水阻滞，大地洪水成灾，大地生机无现。人体经络的畅通是人体生理、心理正常的保证。人体经络阻滞时，通过功法训练打通经络必须以经络学说为指导。经络学说是气功的基础，在气功训练时，人们可以验证经络学说。如周天气功修炼时，当人们达到一定水平时，将会出现气海丹田部位产生热感流动，下至尾闾，并自背后沿督脉上升颠顶，继而下降，从而沿任脉复归于气海丹田，如日行于天。这一现象，所有的周天气功练习者均可感受。

健身八段锦功法也很好运用了经络理论。如"两手攀足固肾腰"一势，两手摩擦，按压部位，运行区域正是足少阴肾经和足太阳膀胱经的循行路线，肾与膀胱相表里，肾为先天之本，中老年人坚持练习八段锦，会收到固肾、固本的效果。"攒拳怒目争气力"一势，要求反复握拳，用拇指紧压四指根，而四指根正是中医手穴的肝经部，习练握拳，会收到强肝明目作用。

（三）脏象学说

脏象学说认为，内脏与体表和器官是一个有机整体，心肝脾肺肾五脏通过经络连接着外部各种组织，构成五脏系统。五脏的功能规定着外部各组织的运行，指导着他们的功能发挥。五脏的病变会直接反映在外部的具体组织上。从中医观点看，疾病开始于阴阳失衡、血气不调、经络阻滞而形成的脏器病变。《养性延命录·服气疗病篇第四》指出："凡病之来，不离于五脏。事须识相，若不识者，勿为之耳。心藏病者，体有冷热，呼吹二气出之；肺藏病者，胸膈胀满，嘘气出之；脾藏病者，体上游风习习，身痒痛闷，唏气出之；肝脏病者，眼痛愁忧不乐，呵气出之。"脏腑之病与气机不畅有关，针对各脏进行气功锻炼，就可缓解该脏关联的各器官病变。晋代许逊创立治疗立式八段锦气功，"补肝三势""补脾三势""补心三势""补肺三势""补肾三势"，简明易行而有效。

（四）精气神说

《灵枢·本神》说："故生之来谓精，两精相搏谓之神。"张介宾在《类经》中说："两精者，阴阳之精也。人之生也，必合阴阳之气，媾父母之精，两精相搏，形神乃成。"《素问·六节藏象论》说："天食人以五气，地食人以五味。五气入鼻，藏于心肺，上使五色修明，音声能彰；五味入口，藏于肠胃，味有所藏，以养五气，气和而生，津液相成，神乃自生。"精为形之基，形为神之基，精气充则形健而神足，精气亏则形弱而神衰，精气竭则形败而神灭。形神之间的协调相合关系是通过气的周流运动、升降出入而完成的，气是形滋神生、神率形体的中介。《素问》对气有这样的说法："出入废，则神机化灭；升降息，则气立孤危。……是以升降出入，无器不有。故器者生化之宇，器散则分之，生化息也。"后世医家刘完素也说："形以气冲，气耗形病，神依气住，气纳神存。"气是人体物质基础，也是人的生命来源，气伤则寿损，气郁则生病。

《素问·汤液醪醴论》曰："针石，道也。精神不进，志意不治，故病不可愈。今精坏神去，荣卫不可复收……精气驰坏，荣泣卫除，故神去之而病不愈也。"针石治病的功效，只是疏导血气，主要还要依靠患者的精神意志。只有精神还在，并能积极参与调控血气的活动，针石作用才能发挥。实际上，气功锻炼也是如此，要配合精神活动。精神饱满，就能意念专注，以意引气，气引形变，达到锻炼效果。如意守涌泉穴，引气血下行，可达到治疗高血压的作用。人们把气功治病的环节概括为三步：其一，在心理、生理调节下激发机体自身潜在功能；其二，机体功能受激发超常运转，尽力保持身心平衡，提高抵御力；其三，使全部潜能激发而战胜疾病，达健康状态。①

四、养生气功原理

（一）调心原理

调心的基本要求是入静。只有作为人体君主之官的心神避开了外部存在的纷扰，自为自在，神清气爽，才能很好地发挥自身的功能。意守的本质在于轻松专一，而实现意守的条件又是入静，入静后心神才能自动调节自己不受干扰地专注。意守丹田，是指意注下丹田，使元气归根，交通心肾，培补元气。调心过程中，往往在意守时默念口诀，如放松、快乐、温暖、冰凉、沉重、有力、容光焕发等字句，起到益于身心的自我暗示作用。

意守、观想是调心过程的基本动作。一般来说，阳盛则宜意守水与寒的意境，阴盛则可存想火热的意境；意守在下的"阴窍"可以潜阳；意守在上的"阳窍"可以升阳；意守阳经可以助阳，意守阴经可以益阴；意守外景可以退火，意守内景可以温养。阳虚者存想太阳或大火等温暖意境，如"采日精法"；阴虚者存想月亮或冰窖等冷凉意境，如"吸月华法"。意守可锻炼注意力，观想可锻炼想象力，但是要知道这两个活动都是以心神入静为前提。注意力和想象力功能的高度开发将会使身心进入气功态，气功态的到来使身心产生气功快感，达到一种境界。

现代科学实验表明，意守部位的皮肤温度升高，皮肤点位上升，微循环改善。说

明意守、入静可以主动地调节血液分配，调动某些功能，达到调整平衡的目的。

（二）调息原理

调息方式有如下几种：其一胸式呼吸，是利用肋肌运动进行的呼吸，胸廓起伏，称为后天呼吸，有升气作用。其二腹式呼吸，是利用膈肌运动进行的呼吸，腹部起伏，称为先天呼吸，有内脏按摩作用和降气作用。其三胸腹式呼吸，是肋间肌肉、膈间肌肉共同参与的呼吸，称为混合式呼吸，肺活量最大。吸气时腹肌收缩，为逆腹式呼吸，也有内脏按摩作用和升气作用，呼气时腹肌收缩，为顺腹式呼吸，降中有升，内脏按摩作用最大。

匀细深长的腹式呼吸或完全呼吸，使呼吸节律变慢，幅度增加，呼吸运动曲线平缓圆滑，从而提高了呼吸效率，肺活量增加，肺泡气与呼出气的二氧化碳增加，氧气减少，使机体暂时处于低氧状态。这种状态有助于宁神养气，利于健康。宁神静心又进一步促进匀细深长的腹式呼吸，使代谢水平低，耗氧下降，刺激骨髓造血功能，使红细胞增多，更易耐受低氧环境。调息就是调节阴阳。吸为阳，呼为阴，调节呼吸比例就是调节阴阳。存气闭息可以祛寒，呼出浊气可以清热。调息有助于调整人体平衡，使人体从耗能状态进入储能休息状态。

现代医学研究指出，调息可加强心肺和胃肠功能，改善内脏血液循环，调节自主神经的平衡，调整氧气与二氧化碳比例，有利于新陈代谢。

（三）调身原理

调身是气功的重要部分，尤其是动功训练对调身有诸多要求。调身可概括为动、静、松、紧四个字。"动"是意识下的动作引导；"静"是动作导引中看似略有停顿，实则动作的内劲没有停，肌肉继续在用力，保持牵引伸拉的劲力。同时"动"与"静"还指形动而心静，是调身与调心的关系。健身气功功法的所谓"松"是动作导引时人体各关节、肌肉等机体的放松；"紧"是动作导引中躯干与四肢缓慢而适当地用力。调身的基本要求可概括为形正、体松两方面。人体的姿态要规范，动作要专注，方可帮助意守、入静。人体外部的动静调节关乎人体内部的阴阳变化。因为动则生阳，静则生阴，刚为阳，柔为阴，所以通过调身之动静开合、松紧刚柔、俯仰屈伸、上下升降等，可以调整人体内外的阴阳平衡。

现代科学实验表明，调整骨骼肌的松紧变化，能影响血液循环和血液分配，从而调整内脏功能。练松静功者，血管趋于舒张；而练站桩功者，产生血管收缩。练坐功者，耗氧量下降，大体相当于基本代谢水平；练卧功者，较功前静卧耗氧量显著下降，低于基础代谢水平；唯独练站桩者，耗氧量增加。不同的练功姿态也有不同的作用，观测站、坐、卧对脉搏和呼吸的影响，以站桩增加次数最多，但经过一个时期锻炼后，频率都明显下降。检查站桩前后的血象变化，发现血红蛋白、红细胞、白细胞都有增加，而且与运动量、时间长短有密切关系。

《紫清指玄集》曰："心者，气之主；气者，形之根；形者，气之宅；神者，形之具。"这几者关系密切，各类气功须以气养形，以内养外是也。传统中医理论认为：动则生阳，静则生阴。因此气功功法多以外动内静着手，动中求静，紧中求松，这是某些动功的特点。即使静功也并非绝对的静，而是外静内动，静极生动，调整阴阳于平衡之中。

五、 养生气功文化传说

气功文化在我国源远流长，已成为我国传统文化之瑰宝。中华气功之所以得到人们钟爱，不仅因为它对人们有强身健体之用，更在于作为历史传统文化早已深入人心。

汉代刘向著《列仙传·彭祖》记载传说中的长寿人物彭祖，善于养生，会引导术，活八百高龄。《庄子·逍遥游》说："彭祖乃今以久特闻，众人匹之，不亦悲乎？"

《山海经》记载："曰泑山，神蓐收居之。其上多婴短之玉，其阳多瑾瑜之玉，其阴多青雄黄。是山也，西望日之所入，其气员，神红光之所司也。"即讲在幽深的山中有位神人蓐收居于此，环境优美而宜人，日光凝气而养神。

《吕氏春秋·古乐》记载："昔陶唐氏之始，阴多，滞伏而湛积，水道壅塞，不行其原，民气郁阏而滞著，筋骨瑟缩不达，故作为舞以宣导之。"唐尧时代的陶唐氏就是伏羲氏的臣子阴康氏，阴康氏发明引舞疗法，用具有宣导作用的舞治疗筋骨瑟缩不达。这就是后世导引活动、气功保健的先导。

《史记·扁鹊仓公列传》记载，导引作为一疗法已广泛应用。"上古之时，医有俞跗，治病不以汤液醴酒、镵石挢引、案扤毒熨、一拨见病之应，因五藏之输，乃割皮解肌……"其意是说：俞跗是黄帝的名医，医术高明，善于外科手术，不用挢引方法，即可救治危重患者。挢引是导引之法，黄帝时该法已经盛行。

《庄子·大宗师》认为太极之气是自然界万物延存之根本，人之生命之精华，社会发展之维系。得到它不仅可治世，也可养生。如何得到它呢？需要修炼而得之。庄子说，从远古时代豨韦氏，到伏羲氏，到维斗氏，到日月氏，到勘坏氏，到冯夷氏，到肩吾氏，到黄帝，到颛顼，到禺强，到西王母，到彭祖，到傅说，凡承袭者无不得太极之气，得太极之气者能与天地共存而长久。

《庄子·刻意》载道家呼吸吐纳之术，"吹呴呼吸，吐故纳新，熊经鸟伸，为寿而已矣。此导引之士、养形之人、彭祖寿考者之所好也"。

《三国志·华佗传》载华佗创立五禽戏，"吾有一术，名五禽之戏：一曰虎，二曰鹿，三曰熊，四曰猿，五曰鸟；亦以除疾，兼利蹄足，以当导引"。

我国最有名的气功实物史料，应是《行气玉佩铭》，据专家考证它产生于公元前5世纪末至公元前4世纪初。其内容有45个铭文，记载了气功行气要点：凡行气，深入则能通行，通行则能伸展，伸展则可下行，下行则可安定，安定则能巩固，巩固则能萌生，萌生则能生长，生长则可回复，回复则可升至头顶。①

---

① 黄海波. 中国传统文化与中医 [M]. 北京：人民卫生出版社，2007：193.

第四节　岭南中医食疗养生文化概说

岭南地区在古代被中原人称为蛮夷之地。湿热、瘟疫、瘴气，杂草丛生，野兽、莽怪出没，人烟稀少，疾病多多。随着中原人的迁移、开发，中原先进医药文化在这里扎根，生活在这里的先人们加以吸收和总结，逐步认识和掌握了诸多利用饮食战胜病魔的手段和方法，形成颇具特色的岭南中医食疗养生文化。

一、广府食疗养生文化

提起粤菜，就想起广府菜食材之奇异多样，品种繁多，令人眼花缭乱。但实际上这仅是广府饮食文化一个侧面。广府饮食还有着浓厚的中医背景，可谓中医知识和饮食养生相结合之典范。比如粤菜口味较为清淡，但并非一概而论，广府菜注重味随节变，夏秋偏于清淡，冬春则重浓郁，这正是因异制宜、因时制宜辩证思想之体现。广府饮食文化中的中医因子最明显的体现莫过于凉茶和煲汤。

（一）凉茶

凉茶本来指以茶叶制成的具有寒凉清热功效的一种饮料。之后人们为增加其他功效或加强其清热生津作用，便往茶中加入中草药，最终使凉茶虽有茶之名，却无茶之实，几乎全是由广东民间中草药制成。所以今日的凉茶，已经不是指茶叶饮品，而是泛指岭南人民（尤指广府民系）根据本省气候水土特性，在长期预防疾病与保健过程中，以中医养生理论为指导，以寒凉性中草药为基础，研制总结出的一类具有清热解毒、生津止渴等功效的饮料总称，成为食药合一的一种植物饮料。

凉茶的确切起源时间难以确认。不少人认为始创于清道光八年（1828），距今190余年。实际上这仅是王老吉凉茶创立的时间，而不可认为是所有凉茶肇端之始。追溯起来，凉茶的出现和古代岭南瘴疠湿热的恶劣自然环境应该是有关的。淮南王刘安谏汉武帝征岭南时就说南方"近夏瘴热""疾病多作"，《岭南卫生方》也说"炎方土薄，故阳燠之气常泄；濒海地卑，故阴湿之气常盛"，以致"人居其间，类多中湿"。中医认为阴阳失衡则病生，治病之道在于调理阴阳，《素问·至真要大论》指出："寒者热之，热者寒之。"在这个理论基础上，岭南人秉承药食同源传统，以饮食调理来"泻其有余"，从而创造了凉茶这一特色饮品。

凉茶是盛夏常见饮品，主要作用是清热解毒、清肺润燥解暑等。但其实也有区分，比如药用性比较强的像癍痧凉茶、感冒茶等类，色深味苦性寒，多与药用汤剂差别不大，这类凉茶严格来说已不属于饮食文化的范围。另一类主要以甘凉主打，起保健性作用，比如罗汉果五花茶、菊花雪梨茶、夏桑菊、茅根竹蔗水、银菊露、桑叶茶之类，这一类才是中医饮食文化关注的，大体上属于国家标准规定的"保健（功能）食品"。

凉茶毕竟是饮食文化内容，虽受中医相关理论指导，但往往已经定方成俗，并非医者辨证开药，由于民间对中医了解也多属一知半解，因此有不少人以为身体不适即是热气所致，罔顾个人体质差异，导致滥饮凉茶，反有损于健康，值得人们注意。

（二）煲汤

老火靓汤，通常指用瓦罐或砂锅等将各种蔬果、肉类或中药材"煲"上数小时而成的一种有滋身补益功效的汤类。由于慢火熬煮的"煲"是其制作特色，故多以煲汤呼之。一般认为老火汤有护肤、护心、明目、降胆、健骨等各种功效，是粤菜中的特色之一，甚至有人称之为"广府汤"。

老火汤历史悠久，和凉茶相似，也是先民应对广东湿热气候水土所创造出的饮食养生文化。凉茶和煲汤可说是广府饮食文化重要标志。但凉茶多限于盛夏酷暑之际，而老火汤则四季通行，因为它种类繁多，随节而变，故此长年以来成了广府人餐桌上必不可少的元素，更具典型意义。广式煲汤首先对炊具有讲究，用的是厚厚的砂锅或瓦罐，先武火煮熟，再以文火慢慢煲两个小时，认为这样才能原汁原味。这一做法大概是受了中药熬制过程的启发。在粤语中，熬制中药称为"煲药"，而老火汤的制作过程称为"煲汤"，兼且两者的炊具都是砂锅一类，其渊源不难想见。煲汤这一做法应该是岭南先民将煲药的原理类比到饮食制作中的一个创新。

广式煲汤还讲究辨证施食，因时制宜。不同时令煲不同的汤，比如夏季常见清热消暑的黄豆凉瓜排骨汤、鸡骨草猪横利汤，而冬季则以温补的土鸡茶树菇汤、当归羊肉汤等为多见。对不同体质或症候的人群选择的汤也不同，比如失眠多梦者可选清热养心安神的百合莲子鹌鹑蛋，或益气养阴安神的花旗参百合水鱼；压力大精神紧张的可选天麻炖鱼头或猪脑；头晕腰痛的可选淮山炖羊肉、锁阳核桃炖羊腰；脾虚湿困而肢体疲倦的可选益气健脾祛湿的扁豆薏米炖鸡脚或者赤小豆海带炖鹌鹑等。归根到底，煲汤体现了调理阴阳、营构平衡的养生原则。

广府老火汤种类繁多，可用各种汤料和烹调方法，烹制出各种不同口味、不同功效的汤。汤料可是肉、蛋、海鲜、蔬菜、干果、粮食、药材等；煲汤的方法可是千奇百异，熬、滚、煲、烩、炖等；不同的汤由于不同的材料会有咸、甜、酸、辣等不同的味道。当然，这些不同的汤料和不同的煲汤方法都是为了养生护体。比如，同样是煲鸡汤，如果想健胃消食，可加肉蔻、砂仁、当归；想补肾壮阳，则加丹皮、泽泻、山药、熟地、茯苓；若欲求滋阴之效，则加大枣、黄芪、当归、枸杞子等。这其中就必须考虑之前所述的食物之四气五味，因为涉及食物的配伍。煲汤的选料配伍组成原则和中医方剂相通，一般来说汤料间性味宜协调一致，忌相反相克。如辛热的附子不宜配甘凉的鸭肉，而宜与甘温食物配伍，附片羊肉汤属此类。清热泻火的生石膏不宜搭配温热的狗肉，而宜与甘凉食物配伍，如豆腐石膏汤。不同性味的食材甚至入锅前的处理、入锅后的火候都要有不同。

如：荷花荔枝干炖鸭汤。

材料：鲜荷花 2 朵、荔枝干 10 个、光老鸭 1 只（约 750 克）、生姜 3 片。

煲法：荷花以盐水洗净，清水冲净，稍蒸片刻；荔枝干洗净，稍浸泡；光老鸭去内脏，尾部洗净。鸭、荔枝干与姜放进大号炖盅内加冷开水 1 500 毫升（6 碗量），隔水炖 1 小时，放进荷花瓣，再炖 10 分钟便可，进饮时方下适量食盐。

荔枝柔软多汁，味甘气香，历来是岭南佳果。其干品称为荔枝干，能营养肝血，美容润肤，通神益智，宜作津液不足、伤血和胃寒之用，民间有"血寒补荔枝，血热补龙眼"之说。用荔枝干作补，因其气质平和，补益无损，不至助火生热。以荔枝干配伍荷花炖老鸭，则气味清香，醇和可口。加上荷花的清香飘逸，能有生津止渴、清热驱烦、养胃消食、调气舒郁之用。

二、 潮汕食疗养生文化

岭南饮食文化大体可以按民系划分为广府、福佬、客家三大区域。福佬区主体是历史上由闽入粤的汉人所构成，大体包括了粤东福佬区（潮汕、海陆丰、惠东）、粤西福佬区（雷州、电白）及其他散处各地的小型福佬聚居区。就饮食习惯而言，粤西福佬区受广府饮食文化影响较深，因此提到广东的福佬饮食文化，大多都还是以潮汕饮食文化为代表。在饮食理念上潮汕和广府有许多相似点，比如重视海鲜和汤、崇尚清淡口味、追求原汁原味等。两者都深受医食同源中医养生理念影响，盖因潮汕地区同样属于岭南，是瘴疠之地，面对自然界相似条件过程形成了相类似的饮食习惯。但由于民系差异，潮汕饮食文化又有自身特色。

（一）潮汕的茶和凉水

广府的凉茶，前文已述，实已无茶可言，仅是寒凉性草药饮品，且民众服用凉茶时，往往不注意区分自身体质、证候等，多一概论为"热气"作祟，以致多饮寒凉而伤肾阳。而潮汕则分得较细，"凉"和"茶"是不同的。

说到"茶"，大概都能马上想起潮汕工夫茶，而说起工夫茶，就会想起铁观音。潮人好茶，从其称茶叶为"茶米"这一说法可见一斑。关于工夫茶茶道，早有专书论述。值得注意的是饮用工夫茶并不都用铁观音，寻常家庭工夫茶讲究对不同的人用不同的茶叶。因为茶性苦寒，如果不分体质，滥饮寒性的绿茶，对身体有害无利。所以对胃寒的人，大多都选用炒茶来冲泡。炒茶是一种以杀青、炒干去涩为主要制作工艺的茶叶，属于绿茶的一种制作工艺，但有别于其他绿茶。潮汕炒茶，是潮汕地区的特产，或者更准确地说是揭阳人的农家特产。揭阳人制作饮用炒茶由来已久，制作工艺与储藏技术十分老到。新炒茶最突出特点是其性温偏热，味甘，养胃提神，就是胃寒者也可饮用，因而为普通大众所喜欢。而经年储藏的"老炒茶"，颇似优等普洱，醇厚柔滑，且具有消痰化瘀的功效，为嗜好烟酒的中老年人所喜爱。胃热的人，则自可饮用寒凉的单枞茶之类。

除饮茶以外，潮人尚"凉水"，又名"青草水"，在含义上大致相当于广府凉茶。称其为凉水而非凉茶，盖因潮汕人对茶非常敏感，无法将其混为一谈之故。由此可见潮汕饮食文化区分之细。更重要的是，凉水往往还区分是微凉类的，还是大寒类的，尽管两者都可清热，但不可一概而论。潮汕的凉水大多也是就地取材，常用的草药类有莲叶、荷花、芦根竹芯、蛇舌草、鱼腥草、旱莲草等；海生植物则有海藻、海莲花、海蜈蚣等；中药则有山葡萄、沙参、玉竹、熟地、银花、杭菊等。家常熬制凉水，在炎热的夏季是非常常见的。食用凉水清热降暑，和广府食用凉茶的原因并无二致。

（二）潮汕粥

潮汕粥是潮汕饮食文化中很显著的一个特色。漫步广州街头，即使是偏僻角落，也时不时都可碰到"潮汕砂锅粥"的牌子。潮汕方言中将本土的粥称为糜，而将广府的粥称为粥，明确区分两者。但在外地的潮汕粥店，则多采用通用的粥之叫法，只是为区分广式粥，往往冠以"砂锅"二字而已。

潮汕的粥，主打的是砂锅粥，但对家常食用的粥实际也很看重。传统潮人一日三餐，往往早餐和晚餐都吃粥，仅午餐用饭，足见潮人对粥的喜爱，体现出食粥养生理念根深蒂固。潮汕地区气候炎热潮湿，劳作之后食白粥，能养胃气，生津液，因此十分受欢迎。砂锅粥则可谓是普通潮汕粥的升级版，很可能是在潮汕泡粥（又称咸糜、芳糜）基础上受广府影响创新而成。所谓泡粥，是指加入多种食材（往往有海鲜）熬煮的粥，比如蚝仔肉碎粥、香菇鱿鱼粥、鲍鱼肉碎粥、香菇瘦肉粥等，对炊具无甚特别要求。砂锅粥则对炊具要求严格，必须用专门的砂锅（类似广府煲汤所用）、生米明火煲粥，待粥七成熟时，放原料再加配料煮成。由于是全程明火煲煮，所以过程中必须不断用勺搅拌，常有"煮粥没有巧，三十六下搅"之说。常见粥品有砂锅生鱼粥、砂锅海虾粥、砂锅膏蟹粥、老鸭粥、鳖粥等。

砂锅粥如老火汤一般，也讲究辨证施治，讲究因时制宜。比如糯米红糖粥主要是用来调理妇女产后恶露腹痛的，枣仁莲子粥主要是治疗阳事不举夜寐不安的，两冬（麦冬、天冬）粥是对付牙痛的等。不同季节适合不同的砂锅粥，比如春季可煲天麻竹沥粥，能平肝熄风、清热祛痰；也可煲枸杞叶猪肾粥，以滋养肝肾。盖因春于五行属木，木对应肝，故宜养肝之故。而秋季五行属金，肺对应金，故秋宜滋阴养肺。相应的可以煲百合莲子粥，能润肺益肾；百合杏仁粥，可祛痰止咳；胡桃粥，能润肌防燥；茶粥，能化痰消食；燕窝粥，可养肺止嗽等。

三、 客家食疗养生文化

客家饮食文化和重"海味"的广府、潮汕有别，更偏重于"山珍"，最明显的就是用料大都以家禽和野味为主，追求原汁原味，即"饭有饭香，肉有肉味"。有所谓"无鸡不清，无肉不鲜，无鸭不香，无鹅不浓"的讲法，注重火功，以蒸、焗、煲、酿见长，尤以砂锅菜闻名。客家饮食文化中同样秉承了中医理念。

客家饮食中，鸡占有重要的地位，以至有"无鸡不成宴"之说。客家菜中如艾草炖鸡、猪肚煲鸡、黄酒炒鸡等，都体现了药食同源的理念。艾草炖鸡中的艾草就是山中常见的草药，性味苦、辛、温，入脾、肝、肾。《本草纲目》记载：艾以叶入药，性温、味苦，无毒，纯阳之性，通十二经，有回阳、理气血、逐湿寒、止血安胎等功效。《本草从新》说："艾叶苦辛，生温，熟热，纯阳之性，能回垂绝之阳，通十二经，走三阴，理气血，逐寒湿，暖子宫。"猪肚煲鸡中的猪肚、黄酒炒鸡中的黄酒都是性温健脾胃之物。从中可见客家菜比之偏好寒凉的广府、潮汕饮食传统（海鲜多属寒凉，凉茶、茶等类亦然）更重视温补，这大概和客家人多居住在山区，天气寒冷之故，也正是中医食养"因时制宜、因地制宜"以"调和阴阳"原则的体现。

学习与思考

1. 简述我国饮食养生观念的形成与发展过程。
2. 简述《黄帝内经》的饮食养生思想。
3. 简述养生气功三调原理的中医学基础。

第八章
中医本草文化

东汉许慎《说文解字》对药的解释是"药，治病草也"，其中有两层意识：其一是说药是以治病为目的的，药作为医之手段是医不可或缺的，药和医结伴而生；其二是说最初的药来于植物草，或者说草是最初的医病药。《史记·补三皇本纪》记载神农氏"以赭鞭鞭草木，尝百草，始有医药"给予了证明。随着时代延伸，不论中药种类如何拓展，人们总把中药称为本草，中药学也称本草学。医和药在中医历史上很长时期是不分家的，历史上的大医家，如张仲景、陶弘景、孙思邈、刘完素和张元素等都对本草理论做出重大贡献，也是本草大家。《黄帝内经》是中医经典，其中关于中药药理、药性及其用法的论述同样奠定了中医临床药学理论基础。相比灿烂的中医学历史，关于本草学的历史同样辉煌，研究中医本草文献，揭示本草药效、药理本质，探究本草药物使用和经营历史，将展现出多彩中医文化的另一画面。

第一节　中医本草经典著作的历史变迁

中医本草知识源于生产生活实践和临床救治活动，但本草学作为一门学科又以具备知识体系的经典著作诞生为标识。《神农本草经》是标志中医本草学诞生的经典之作。以后，在不同历史时期，本草学家不断围绕该书进行解读、注疏，补充新药物，提出新观念，形成一系列本草著作，尤其是明代李时珍的《本草纲目》把中医本草学的发展推向历史高峰，成为人类医药学发展的里程碑。

一、《神农本草经》的诞生

中华文化朴实无华，中华学术诸多学科名称的命名可窥见一般。我国古代医学常用"汤液"称谓方剂学，用"针灸"称谓针刺学，用"本草"称谓药学。本草，事实上是草本，是以草为本的意识，即用草来治病除疾。最早本草作为学科名词出现在官方文献中是在汉代。汉元始五年，汉平帝征"天下通知逸经、古记、天文、历算、钟律、小学、史编、方术、本草，以及五经、《论语》、《孝经》、《尔雅》教授者"，聚集京师，据载"至者数千人"①。西汉最为盛名的本草学家是楼护，记载他能"诵医经、本草、方术数十万言"②，学术声誉很高。《史记》记载有西汉淳于意得公乘阳庆传授《药论》。显然，西汉时本草学著作已经出现。宋代本草学大家唐慎微认为成书于三国的《吴普本草》是在《神农本草经》基础上损益而成，其中收载了前期或同时代本草著作不少内容，书中除引用"神农"外，还引用了托名"黄帝""岐伯""雷公""桐君""扁鹊""医和""李氏"等七家之说。很明显，《神农本草经》作为本草著作在汉代只是一家之说，汉代是本草学的百花争鸣时期。东汉末期，随着托古之名的多家本草著作在流传中的优胜劣汰，《神农本草经》的优势得以显现，三国吴普选择《神农本草经》为主体的补注《吴普本草》，南北朝陶弘景选《神农本草经》多种抄本整理集注，这说明《神农本草经》在当时的突出地位。

《神农本草经》传本产生于什么年代，学术界一直有争论。但可以信赖的是它的成书应是西汉到东汉之间。因为西汉刘安所著《淮南子》曾说当时世俗"尊古而贱今"，喜欢托名神农、黄帝而后著书立说。当时有本草书出现当然就会托名神农、黄帝或古代其他圣贤。历经东汉、三国，多家争鸣，人们才选择了《神农本草经》。东汉末以后，我国本草文献几乎都围绕《神农本草经》展开，不断地扩充、增补、修正，形成我国本草学发展特色。

二、《本草经集注》的规范整理

东汉后，纸的发明使书籍传播方便，但手抄本的增多也使原本内容的传播变得混乱。历经三国、两晋几百年的战乱，到南北朝时，《神农本草经》手抄本不下数十个，每个传本内容都有一定程度的差异。南北朝陶弘景（456—536）是著名的道家医药学家。他博学多才，精通医药，广泛搜集当时的《神农本草经》传本。在隐居茅山，练气养生之时，他对搜集到的传本进行研读和整理，从药数、体例到内容，重新辨认、规范、订补，写成在药学史上具有时代意义的《本草经集注》。

---

① 班固. 汉书：平帝纪［M］. 北京：中华书局，1962：359.
② 班固. 汉书：游侠传［M］. 北京：中华书局，1962：3706.

陶弘景在整理《神农本草经》时提出一系列规范，规范后的《本草经集注》呈现《神农本草经》及"名医副品"两种药物条文。其药物解说体例十分规范，药名、药味、药性、良毒、功效主治、别名、产地、采集时间、药物七情等按序排列。按照朱墨分书规则，将《神农本草经》药物正条用红笔书写，医家后加药物及补充内容则用墨笔写，泾渭分明。他将《神农本草经》原有的简单理论置于书前，并逐条阐释订补，使本草理论更加丰富。另外，他还对自己关于药学内容的注解，用小字增注形式附在每篇正文后。经他整理后的《神农本草经》药物 365 种，医家后加药物 365 种，总数 730 种。陶弘景在药物分类上进行创新，改变上中下三品分类法，采用玉石、草木、虫兽、果、菜、米食自然属性分类法。陶弘景整理本草的严谨体例和分类法被后世本草学者继承，成为我国本草学术的基本范式。《本草经集注》以特殊形式保存的《神农本草经》成为后世医药学家研究本草学的权威依据。

三、 首部官修本草 《新修本草》

《本草经集注》是划时代的本草著作，是陶弘景一己之力所为，但是对本草浩瀚内容的考订和整理远非个人能力所及，地域和个人学识的局限，使每个人都无法了解并解决所有药物的来源、产地等问题。所以，随着药物种类的大量增加，以及临床用药经验的大量积累，要真实全面反映一个时代的本草药物及其与临床应用的密切联系，写出那个时代的本草著作，需要借助政府的力量。隋唐时期，国家一统，总结前人用药经验、考订药物来源，成为当时药学领域的需要，也为政府倡导仁政提供了时机。唐显庆二年，大臣苏敬上奏请重修本草，得到朝廷许可。政府下诏成立以苏敬为首 20 多人的编修班子，动员全国力量开展药物普查，"普颁天下，营求药物"，"征天下郡县所出药物，并书图之"，历经三年，在《本草经集注》基础上，新增药物、大量注说、药图与药图解说，修订成《新修本草》。

《新修本草》20 卷，目录 1 卷，又有药图 25 卷，图经 7 卷，计 53 卷。载药 844 种，比《本草经集注》增加 114 种，首次加入海外药物，如安息香、龙脑香、胡椒、诃黎勒等。所载药物分类为玉石、草、木、人、兽禽、虫、鱼、果、菜、米谷、有名未用回互类等 11 类。其中记载用白锡、银箔、水银调配成的补牙用填充剂，成为世界医学史上最早补牙文献记载。药图和图说纳入本草内容开辟了本草著作编修新方向。《新修本草》保留《本草经集注》体例和内容，新增内容则用文字标记来源。如《新修本草》注解文字以"谨按"二字，附于陶弘景小字注文之后；新增药品条文之末，缀以"新附"。这种标记法给后人很大影响，使各时期本草文献积淀十分清晰。《新修本草》内容丰富，一经问世，立刻四散传播，最早由当时来中国求法的日本僧徒传到日本，在日本产生很大影响。《新修本草》是一部以政府名义编纂的药典，是一部承前启后的巨著，开创了官家集体修书、全国普查药物之先例，对后世本草学发展产生深远影响。

四、 首部印本本草 《开宝本草》

　　《新修本草》是手抄本草，其传播十分有限。《新修本草》的创新部分《药图》和《图经》最先散失。正文部分虽流传下来，但经 400 多年的反复抄传，到北宋时，即便官府收藏的《新修本草》也已是"朱字墨字，无本得同；旧注新注，其文互阙"，意思是原来标记详明、内容丰富的《新修本草》已面目全非。北宋之初，我国印刷技术取得突破，为手抄本草向刻板本草转变提供了可能。北宋皇帝关注医药发展，开宝六年，下诏编修本草。由文臣和医药家联袂合作，取多个《新修本草》抄本加以详校，参以其他民间本草抄本，"刊正别名，增益品目"。编成《开宝新详定本草》。翌年又进行重修增加品种，订正分类，编成《开宝重定本草》（21 卷），后称《开宝本草》。

　　《开宝本草》全部保留《新修本草》内容，卷次、分类完全相同。该书对《新修本草》各种手抄传本加以考证，剔除其中谬误，最后定本，使经过 400 多年传抄散乱的《新修本草》有了正确的印刷定本。该书在《新修本草》基础上，汲取了当时民间医家编著的本草著作（如《本草拾遗》《本草音义》）的精华。该书增补药物 134 种，包括丁香、使君子、白豆蔻和天麻等今天的常用药，药物总数达到 984 种。为适应印刷的需要，《开宝本草》在区分不同时代的本草内容时进行创新。医白字取代朱色、黑字代表墨色；保留大小字，即大字表示药条正文，小字表示注文；强化文字标记，即不同时代增补内容都用特定文字标记，如《新修本草》增补药物后缀"唐附"，注解文字冠以"唐按"。

五、 新创意本草 《嘉祐补注神农本草》《本草图经》

　　北宋王朝多个皇帝崇尚文治，发展和繁荣了文化教育，使科学技术水平不断提升。开国初期官修本草《开宝本草》编修仓促，不能反映当时的药学发展水平，同时经过近百年的发展，北宋国家藏书大量增加，医学发展又发现诸多新药物，因此到嘉祐二年国家成立校正医书局后第一项工作就是奉诏校修本草。该次修订被后世本草学者认为是历史上规模最大、组织最严密、成效最大的一次官修本草工程。负责重修本草的两位学者是当时最著名的科学家掌禹锡和苏颂。嘉祐重修本草将重修任务分为两块：一是侧重文献资料汇集整理，在《开宝本草》基础上再扩充文献资料，由掌禹锡主持编成《嘉祐补注神农本草》，载药 1 028 种，新增 99 种；二是反映全国药物大调查成就，由苏颂主持将全国药物普查成果编成《本草图经》，载药 780 种，附图 933 幅。

　　掌禹锡组织团队成员，对国家收藏书籍进行广泛研读，不仅关注前人本草医药文献，也对经史书中有关本草资料进行整理，首次从"经史百家"类非医药书中收集本草数据，并首次设"补注所引书传"，介绍所引文献的情况。该书的主要贡献是汇集了大量前人本草资料，并制定严谨体例在《嘉祐补注神农本草》中给予清晰标志，发展了我国本草文献编修传统。《嘉祐补注神农本草》在不改变《开宝本草》卷数和分类基础上进行细化。属于新补缉资料，都冠以"掌禹锡等谨按"字样，其下再次第出示所引之文名称。前代本草文献除《神农本草经》仍保持白字外，其余文献都用文字标记。一贯直接附在《神农本草经》后的小字注文也被冠以"陶弘景曰"。由于《新修本草》的药图和图经部分失传，苏颂团队在失去模板的基础上借助政府命令开始全国药物普查，让全国各州县产药区医官，辨认所产药物形态，逐个绘图，并记载该药开花结果、收采时间、所用功效。对外国所产药品，就派专人询问，将所得数据与采集到的标本，密封送到京师，供绘图用。通过各种办法，苏颂团队得到各地大量药物种类及用药经验，以及 933 幅药图。苏颂等确立辨认药物和临床用药结合原则，对收集到的药物信息和药图进行整理，对药图进行雕版，最终由苏颂逐一注文解说，撰成《本草图经》，成为我国第一部雕版药物图谱。该书弥补了《新修本草》药图、图经部分失散的损失，收集了大量民间识药和用药知识，荟萃了北宋本草学术精华，对后世影响极大。

六、 集大成本草 《证类本草》

《嘉祐补注神农本草》和《本草图经》是一项本草修编工程的姐妹篇成果，但毕竟是独立存在，所以诞生之日起，就有人在做两书的合并工作，但谈何容易。元祐年间，四川医家唐慎微出色完成这项工作，并做了重大创新，著称《经史证类备急本草》（简称《证类本草》），使中国传统本草实现了集大成。唐慎微是中国医学史上的奇人。他居住四川成都，是当时川中名医，他相貌不扬，语言木讷，性格古怪，但身怀医疗绝技。他看病不分贵贱，有招必往，他并不收酬金，只要赠送名方密录。由此，当地士人只要在经史诸家书中得到一药一方记载，一定抄给他。以这种独特方式，唐慎微积累了大量本草数据，在合并《嘉祐补注神农本草》《本草图经》的基础上收集补充资料，这为最后撰成《证类本草》提供了充分准备。

《证类本草》的最大特点是在合并《嘉祐补注神农本草》《本草图经》的基础上增补许多极为重要的本草资料，拓宽了本草学内容并保持出处详明的传统。唐慎微作为深入民间的名医，不贪图名利，潜心研读《嘉祐补注神农本草》所列本草文献，从前人的本草文献中发现未被《嘉祐补注神农本草》收录的内容，如仅从唐代《本草拾遗》中就发掘药物 488 味。《证类本草》载药数 1 744 种，比《嘉祐补注神农本草》多664 种。《证类本草》引用各类文献 240 种，包括医药文献、经史、地志、笔记、佛书、道藏等，可谓前无古人。首次在本草书中附入相关方剂 2 900 余首，以方证药，为《本草纲目》所效仿。李时珍称赞"使诸家本草及各药单方，垂之千古，不致沦没，皆其功也"①。《证类本草》不仅资料丰富，体例也十分严谨。它保留了《嘉祐补注神农本

① 李时珍. 本草纲目 [M]. 北京：人民卫生出版社，1982：8.

草》全部出处标记，又把《本草图经》药图放在每一药最前面，把文字置于"臣掌禹锡等谨按"内容之后。凡是唐慎微增补内容，其前均冠以"墨盖子"。从前人书中缉补药物则称"某某余"。《证类本草》上起《神农本草经》，下至北宋，把近千年本草知识发展如海蚌孕育逐一囊括其中。但书已成，一介医生唐慎微难以出版这泱泱60万言巨著，直到26年后的大观二年才在政府资助下得以刊行。《证类本草》一出，引起极大反响，直到明代李时珍《本草纲目》问世，一直是医药界公认本草经典。

七、 中华本草之最 《本草纲目》

《本草纲目》是明代医药学家李时珍所撰，如同宋代唐慎微，是以个人之力完成的举世名著。李时珍是明代湖北蕲州人，从小习儒，三次乡试不中，逐以医为业。因医术精湛，被楚王推荐到京师太医院供职，但一年后归回，在家开办诊所，酷爱本草。嘉靖壬子（1552），他开始编纂《本草纲目》，至万历戊寅（1578）完成。此后经过15年修润，并谋求刻印，于万历二十一年（1593）由金陵书商胡承龙刻板发行。

《本草纲目》以唐慎微《证类本草》内容为基础，但其编纂体例却有较大改变，这一变化主要是李时珍把从药物分类到每一药的内容，都纳入一个严谨的"纲目"框架下。这一改变适应了本草学发展需要，是本草学一大进步，实现了化繁为简和使用方便之效。该书的"纲目"框架分三个层面。其一，以部为纲，以类为目。《本草纲目》载药1892种，方剂上万首，旧的分类体系难以框定，于是对繁多种种的药物提出"析族区类，振刚分目""物以类从，目随纲举"的分类原则。他考察区分药物种类16部（纲）、60类（目）。水、火、土、金石、草、谷、菜、果、木、服器、虫、鳞、介、禽、兽、人等从贱至贵16部；16部作为总纲，其下有60个类目，这60个类目划分的依据是药物形态、习性、生境、气味、毒性、来源、用途等。如草部有山草、芳草、湿草、毒草、蔓草、水草、石草、苔草、杂草等九类。这样1892种药物被组合在一个有条不紊的部、类二级分类框架下。其二，基元为纲，附品为目。本草书计算药物种数是一难题，同样来于某一植物的东西，部位不同，可以算成一药，还是数药？就本草书的处理较为混乱。李时珍提出"但标其纲，而附列其目。如标龙为纲，而齿、角、脑、胎、涎，皆列为目；标粱为纲，而赤、黄米皆列为目之类"[1]。其三，标名为纲，列事为目。这层纲目关系谈及各药具体内容。李时珍在这里大胆创新，以改旧本草体例。首先提出"标名为纲，列事为目"，把每个具体药分项：释名、集解、辨疑、修治、气味、主治、发明、附方进行解说，然后在每项中再大致按时代先后摘引数据，注明出处。

李时珍继承宋代编修本草传统，广泛搜罗数据，"渔猎群书，搜罗百氏。凡子史经传，声韵农圃，医卜星相，乐府诸家，稍有得处……岁历三十年，书考八百余家，稿

---

① 李时珍. 本草纲目［M］. 北京：人民卫生出版社，1982：11.

凡三易"①。正是他的博览众采,《本草纲目》载药 1 892 种, 其中新增药 372 种, 达到历史之最。李时珍亲自观察药物形态、习性, 并结合临床用药, 对所载药进行考订, 给出自己的考订见解。他在药物内容中设立"辨疑""发明"就是为记载考订药物的鉴别和使用相关问题的议论, 他格物穷理, 给出大量真知灼见。《本草纲目》载药之多, 分类方法之先进, 对诸多药物考订之科学, 在当时世界上绝无仅有, 它标志着古代本草学的最高水平。

第二节　中医本草药效药理观念的形成

一种物品怎么就被认为有药用价值, 成为治病疗疾之用药? 这是一个看起来简单但实际却是复杂的问题。人们发现某物对治疗某种疾病有效用, 那就要运用于临床, 但如何向人们讲明其道理, 使人们从观念上认可它, 也就是从现有认同的知识中说明其疗效原因, 即药理, 也是较为棘手的事情。中医本草药效药理观念的形成历经一个漫长过程, 遵循中华文化特有的医药认知模式, 讲清这个过程对了解中医药发展全貌颇有意义。

一、　本草药效的发现

不同历史阶段都有相应的本草书籍, 每个时期的本草书都载有当时人认同的药物。但总体来看, 发现这些药物的疗效有两条基本的途径。其一是通过生产生活实践中人们的经验试用而获得的药效, 即经验途径, 也称经验药效; 其二是由于民族文化观念的认同, 由文化价值赋予的药效, 即文化途径, 也称文化药效。不论经验药效还是文化药效, 最终都要经过临床实践的检验, 靠历史积淀来鉴定确证药物药效。

（一）经验药效

1. 药食同源

民以食为天, 但食的结果有两种: 其一, 食物无毒, 成为后来的食品, 丰富了食谱, 扩展了人们对食品的认知范围; 其二, 食物中毒, 或因毒而丧生致残, 或因祸得福意外治好了某些疾患。积累这些知识, 并在生活实践中充分利用, 成为本草药效的来源。《淮南子》记载神农"尝百草之滋味, 水泉之甘苦, 令民知所避就。当此之时, 一日而遇七十毒", "神农尝百草"是无数先民和先医亲身尝试药物、发现药效过程的凝练缩影。后世医家不少人追捧神农, 亲自口尝药物, 体察药物性味和功效。譬如李

---

① 李时珍. 本草纲目 [M]. 北京: 人民卫生出版社, 1982: 1.

时珍看到花乳石这味药旧无气味记载，于是"尝试之，其气平，其味涩而酸"。"学书费纸，学医费人"这句古语意思是学习书法要花费很多纸张，医学经验的获得却可能要牺牲生命。古代医学的每一步进展，每一个药效的发明，都要付出沉重代价。

2. 机遇启发

机遇总是垂爱有头脑的人，有头脑的人指某些人总能把生活中发生的事与要解决的问题联系起来思考。机遇源于生产生活实践中发生的偶然经历，具有客观现实性，由机遇形成联想总能有所发现。诸多本草药效的发现与机遇有关。譬如，藕有活血祛瘀药效的发现。南北朝刘宋时候，宫廷用羊血做血羹，厨师削去藕皮时候无意落一片藕皮于血中，已凝固羊血就消散开来，无法凝结。厨师把这一现象告知医家，医家受此启发马上用藕来治疗血瘀多效。还有《本草纲目》记载桃花散瘀血药效的发现。一女子因丧夫发狂被关在房子里，晚上该女断开窗棂，登上一棵桃树，把树上桃花几乎吃光。到早上，家人把她从树上接下来，从此后病逐渐好了。[①] 李时珍由此推测桃花可以利痰饮、散瘀血，在后来的临床中给予验证，证实了桃花的这一药效。

3. 动物自救及试验

动物自救行为是古代医家发现新药药效的重要途径之一。唐代张鷟《朝野佥载》："鸡被鹰伤，叼地黄叶点之；虎中药箭，食清泥解之，鸟兽犹知解毒，何况人呼？"意思是地黄叶能治伤，清泥能消毒。古人已经从动物自救自疗中得到启发。《冷庐医话》中也记载有：鼠中矾毒饮泥汁，野猪中药箭食荠苨，蛛被蜂蜇以蚯蚓泥敷伤。动物本能自救活动所用材料被仿生后成为药物。古人为验证药物毒性或副作用也常用动物做试验而发现新药效。唐代《千金方要》记载"凡六畜五脏，与犬，犬不食者，皆有毒，杀人"，通过饲养给药于动物，观察其疗效的实验，在我国古代已有实例。唐代《食疗本草》为了验证黍米的作用，除观察到"不得与小儿食之，令儿不能行"之外，还用动物做实验，"若与小猫、犬食之，其脚便跼曲，行不正"说明黍米对小儿及动物生长发育不利。唐代《本草拾遗》记载"赤铜稍有主折伤，能焊人骨及六畜（骨）有损者"的功效，如果用此药末和酒服之，铜末就能找到骨折地方把它焊起来。为什么知道铜末有这个作用？就是检查动物死后骨骼变化发现的。

4. 临床治疗验案

医家在临床实践中大行医者仁心之志，在医药理论基础上进行大胆用药是本草药效发现的基本途径。这些成功的用药范例被大量收入本草书中，成为经典临床验案广为传播。如北宋名医杨吉老记载，他遇到患者热证已极，气血全消，被他定为死证，但该患者受高人指点，日食一颗梨，待鲜梨食完，又每日一颗干梨煲汤喝，一年后病好见杨吉老，杨吉老大惊，寻到那位高人，弄清梨治消渴内热的疗效。明代李时珍《本草纲目》记载许多他个人的用药验案。如他用巴豆治愈一例因脾胃久伤、冷积凝滞所致的溏泄；用牵牛子治愈一位贵夫人的疑难结肠病。

———————————

① 李时珍. 本草纲目 ［M］. 北京：人民卫生出版社，1982：1592.

（二）文化药效

本草药物到李时珍时已近 2 万种，对这些药物药效的认同并非都来自经验，但可以说绝大部分来自经验，经验是药效的主要来源。但在历史的长河中，由于某种人为文化因素把一些药效直接赋予某些物品，使该物品成为药物，形成文化药效现象。来自文化药效的药物将在历史的检验中纯化，或者被淘汰，或者被限定其功用后被吸收进本草书中。

1. 风俗药效

早期本草书收录一些古风古俗沿袭来的药效，由于是风俗没有人提出质疑。如汉魏时代，"合欢蠲忿，萱草忘忧"是当时贤愚共识的常识。希望他人快乐就赠送萱草，劝解他人喜怒，就赠送合欢。庭院种植合欢，也源于这一古代习俗。也就是说这两种植物的"蠲忿""忘忧"功能是人为赋予的。于是，本草书就有了沿用这一功能的药效。《神农本草经》在合欢条记载："主安五脏，利心志，令人欢跃无忧。久服轻身明目，得所欢。"直到今天，中药教科书还认定合欢有"解郁安神"作用。我国古代文化中，如"当归"表达人归来，"芍药"表达惜别之情，这些寓意也不同程度地反映在其药效中。

2. 循名责实

古代本草药名确有根据药效命名者，如防风可以治风、续断可续筋骨、决明子可明目等。但以功效命名的药非常少见，绝大部分是根据药物基元的形、色、气、味、质地命名。然中药本草中，却有根据药名望文生义，从而臆想药物新效的。清代著名医家陈修园曾批评这种行为。当时有人因为"郁金"有"郁"字，就用它治气郁，"数服之后，气郁未解而血脱立至矣"。不过"郁金"解郁这个功效至今仍被某些中药教科书转载。郁金的命名与"解郁"没有任何联系。"郁"作为中医病因，直到元代朱丹溪才开始使用。而郁金这味药出于唐代，根本没有解郁之功能。《说文解字》中把郁的意思定义为香草。元代朱丹溪创立"气、血、痰、郁"病因说时寻找治郁药物，就循名责实做出郁金的解郁推断。"升麻"在本草中很长时间是一种解毒清热药。唐代《本草拾遗》指出"升麻"解毒；宋代《本草图经》升麻"今医家以治咽喉肿痛，口舌生疮……凡肿毒之属速殊效"；宋代《证类本草》升麻条所有附方均为治疗疮肿。到金元时期，李杲创立脾胃论讲究药物的升降沉浮，究循名责实，望文生义，赋予升麻"生提"功效，创制补中益气汤用升麻提中气，使升麻成为补脾胃不可或缺的药物。

3. 巫药沿用

在中华医药史上有一个巫医混同的时代，当时职业医生还没出现，由巫来行使医疗活动，巫文化主宰医疗活动。治病所用药物被称为巫药。巫药虽然也用来防治某些疾病，但经常兼具某些非医用效力，如御水、御火、御兵、御凶、不溺、不畏等。医用之药通过内服或外敷，让药进入人体发挥药效，巫药则凭借超距离感应发挥作用。巫药基于"万物有灵"信念，认为世间万物都存在灵魂并发生联系，相似或曾接触过的物品会产生感应。如《山海经》中说沙棠可以御水，人吃后可以不溺，意思是沙棠目轻浮不沉，人吃后，沙棠木灵魂传给人，人就不会溺水。宋代《医心方》收录唐代前的巫药，记载用妇人头发、鸳鸯心为药使夫妻相爱。在巫医混同时代，鬼神致病说是巫文化的要旨，巫家给出一类灵物来驱鬼愈疾。如龙骨被以为是龙的残骸而受到敬畏能驱鬼，太乙余粮被以为"鬼神禽兽守之，不可妄得"而神奇，古铜镜被认为能使一切老精鬼魅变换真像而有灵气，桃木因古代传说古神都在桃树下审鬼而视桃木为仙木，龟甲因其长寿而被视为通神、漏天机的之物。古本草对这些来自巫家的灵物驱鬼疗疾的价值加以延伸，纳入本草药物。《神农本草经》记载：龙骨可治疗精物老魅、女子漏下、症瘕坚结疾病；太乙余粮可以治咳逆上气和症瘕血闭漏下疾病；桃仁可治疗邪气、血闭、瘀血等病；龟甲可治漏下赤白、症瘕痎疟且久服轻身不饥。由于脱胎于巫药，因此这些灵物为药的功效还有着巫术的残余，它们都可以治疗由邪气邪魅、精物老魅引起的妇科疾病。

4. 道家仙药传统

道家文化是中国传统文化的重要内容，道家文化与巫文化有密切联系。道家基础上产生的道教是道家文化的主要传播者。道家追求的目标是神仙不死，为了实现该目标，道家创造了吐纳导引、房中采补、辟谷食气、炼丹服饵等具体方法。道家服饵药物的最大特点是为了不死，所以道家所用药称为仙药。晋代名医，也是道家大家的葛洪说："知上药之延年，故服其药以求仙。"《神农本草经》中的上品药，其标准就是"主养命"，"轻身益气、不老延年"。这样的药效就是道家用药的追求。所以上品药很多属于道家用药，是直接源于仙药。《本草经集注》中，陶弘景给出730种药，介绍了100多味药物的主要使用者。其中上品药中有很多是道家之药，中、下品药中道家很少用。许多药物道家、医家都要用到，各有用途。例如，医家用黄连治下痢及渴，道家则服食长生。显然，中医本草药在一定程度上受到道家仙药影响。

二、 本草药理观念形成

一种药品为什么能治疗某种病症，是有一定理论依据的，这个理论即是药理理论。作为奠基本草学的经典之作《神农本草经》正是依据医家经验，联系社会组织建构模式、哲学思维模式和朴素自然观，建立了四气、五味、君臣佐使、三品、七情，以及证治原则为主体的最初药理体系。宋代时期，理学兴起，医家受理学格物致至思想影响，把药效与药理联系起来。北宋《圣济经》开专篇《药理篇》专论药理，归纳出"性味"和"法象"药理说。金元大家刘完素和张元素进一步完善"性味"和"法象"药理学说，并提出归经、引经体系，使本草药理理论趋于成熟。

（一）《神农本草经》基本药理体系

1. 四气五味说

四气五味理论最早载于《神农本草经》，其序录云："药有酸咸甘苦辛五味，又有寒热温凉四气。"书中以四气配合五味，共同标明每味药的药性特征，开创了先标明药性，后论述药物功效及主治病症的本草编写体例，奠定了以四气五味理论指导临床用药的基础。四气指药物的寒、热、温、凉四种特性，又称四性，实际上是借鉴了人们对自然季节气候变化的认识，冬寒、夏热、春温、秋凉。寒凉和温热是两种对立的药性，而寒与凉、热与温之间只是程度的不同。另外还有平性，即药性平和。一般寒凉药多具清热、解毒、泻火、凉血、滋阴等作用，主治各种热症。温热药多具温中、散寒、助阳、补火等作用，主治各种寒证。对于有些药物，通常还标以大热、大寒、微温、微寒等词加以区别。药物的寒、热、温、凉，是从药物作用于机体所发生的反应概括出来的，是与所治疾病的寒、热性质相对而言的。能够减轻或消除热证的药物，一般属于寒性或凉性，如黄芩、板蓝根对于发热口渴、咽痛等热证有清热解毒作用，表明这两种药物具有寒性。反之，能够减轻或消除寒证的药物，一般属于温性以上，如附子、干姜对于腹中冷痛、脉沉无力等寒证有温中散寒作用，表明这两种药物具有热性。在治则方面，《神农本草经》云："疗寒以热药，疗热以寒药。"五味是医家在长期实践过程中，以脏腑经络理论为基础，用五行学说总结归纳而成的。由于五行学说认知范式，《神农本草经》把味觉限制在酸苦甘辛咸五味之内，并坚信《黄帝内经》记载酸收、苦坚、甘缓、辛散、咸软的药物作用总结。《神农本草经》认为五味也有阴阳分属，即辛、甘属阳，酸、苦、咸属阴。五味对五脏各部位有一定选择性，如《黄帝内经》载：酸入肝、苦入心、甘入脾、辛入肺、咸入肾之说。其作用是酸味药以敛肝阴，苦味药以泻心火，甘味药以补脾气之虚，辛味药以散肺气之郁，咸味药以补肾虚。

2. 君臣佐使说

《神农本草经》认为自然界与人类社会是一致的，自然药物的作用方式与社会组织方式具有相似性。如《黄帝内经》五脏六腑的功能用社会组织中的"十二官"来比喻，《神农本草经》同样用社会组织管理模式反映治疗某种病症所用药物的药理模式。《神农本草经》认为"药有君臣佐使，以相宣摄合和"，是说药物是有等级的，有君、臣、佐、使之分。它们组合起来，有主导、有控制，互相配合，发挥作用。在配合使用时，也和人间社会组织一样，君少民多。《神农本草经》指出："宜用一君、二臣、三佐、五使。又可一君、三臣、九佐使也。"什么药可以作为"君""臣""佐""使"？《神农本草经》和《黄帝内经》说法有不同。《神农本草经》说："上药一百二十种为君，主养命；中药一百二十种为臣，主养性；下药一百二十五种为佐使，主治病；用药须合君臣佐使。"《黄帝内经》认为："主病之谓君，佐君之谓臣，应臣之谓使。""君一臣二，制之小也。君二臣三佐五，制之中也。君一臣三佐九，制之大也。"唐代王冰认为：这两种说法实际上适用于不同场合，《神农本草经》的君臣佐使是为区别药物的"善、恶"性质，如陶弘景所说"大抵养命之药则多君，养性之药则多臣，疗病之药则多佐，犹依本性所主"，而《黄帝内经》所说"主病之谓君"是"治病之道"，也就是说临床组方时，治病主力者是君药，其他配合药都属于臣佐使，君臣佐使是根据药物在方剂中的作用划分。《神农本草经》的君臣佐使药理原则偏重于对药性的认知，更多地受道家服饵神仙思想影响，反映临床要求不足，从临床药理角度看滞后于《黄帝内经》[①]。

3. 三品分类

《神农本草经》根据社会组织结构原则，把药物药性分三个层次，其具体标准如下：上药，君，对应天，养命、无毒，多服久服不伤人。轻身益气、不老延年。中药，臣，对应于人，养性、无毒、有毒。斟酌其宜，可遏病补虚羸。下药，佐使，对应地，治病、多毒，不可久服，除寒热邪气，破疾愈病。药三品分类法的依据是药性功能。从其中的"养命""养性""轻身益气、不老延年"等用语，可获知道教用药思想的影响，以及汉代三才思想的印记。三品分类法尽管有诸多人为因素设置，但客观上给医家用药以指导作用。一方面，养命、养性、治病以及有毒、无毒的分类，给庞大的药物种数以等级定位，提醒医生以须用药，不致乱用；另一方面使三品分类法与君臣佐使药理模式有机结合，形成本草学较为严密的初级药理体系。

4. 七情和合

药物在临床使用时讲究配合作用，君臣佐使的用药原则讲的就是和合用药。但由于具体药物气味本性不同，相互间的作用方式就有不同，如社会关系中，有些人喜欢独处，有些人喜欢交友，有些人却喜欢相斗。《神农本草经》认为"药有阴阳配合、子母兄弟"，意思是把药物视为一个家庭，既有夫妻相配，也有子母、兄弟关系。讲到药物的七情，实际也是社会人际关系在药物配合中的反映。《神农本草经》载："药有阴阳配合……有单行者，有相须者，有相使者，有相畏者，有相恶者，有相反者，有相杀者，凡此七情，合和视之。"后人据此把单行、相须、相使、相畏、相杀、相恶和相反七个方面，称为"七情"。单行：即单味药能发挥预期效果，不需其他药辅助的称为单行。如独参汤，只用一味人参治疗元气大脱证即效。相须：即性能功效相类似的药物配合应用，可以增强其原有疗效。如石膏配知母可以增强清热泻火功效。相使：即在性能和功效方面有某种共性的药物配合使用。如补气利水的黄芪与利水健脾的茯苓配合时，茯苓能增强黄芪补气利水的效果等。相畏：即一种药物的毒性反应或副作用，能被另一种药物减轻或消除。如生半夏的毒性能被生姜减轻或消除，故说生半夏畏生姜。相杀：即一种药物能减轻或消除另一种药物的毒性或副作用。如生姜能减轻或消除生半夏的毒副作用，故云生姜杀生半夏的毒。从上可知相畏、相杀实际上是同一配伍关系的两种提法，是药物间相互对待而言。相恶：即两种药物合用，一种药物与另一药物相作用而致原有功效降低，甚至丧失药效。如人参恶莱菔子，因莱菔子能削弱人参的补气作用。相反：即两种药物合用能产生毒性反应或副作用。如"十八反"中的若干药物。善于用药的人"当用相须、相使者良，勿用相恶、相反者。若有毒宜制，可用相畏、相杀者。不尔，勿合用也"。

---

① 王冰. 黄帝内经素问 [M]. 北京：人民卫生出版社，1956：192.

（二）金元本草药理理论

宋代时期，药物和药效数量积累已相当丰富。临床医家为适应临床需要，开始尝试凭借丰富的临床经验和已有药理知识，进一步甄别和精炼历代积累下的药效知识。到了金元时期，诸多临床医药学家凭借自己丰富的临床经验，依据《黄帝内经》和《神农本草经》中的理论，建立了系统的中药药理理论。

"药理"一词，见于《本草经集注》，属于中药药理内容的四气五味、有毒无毒、君臣佐使和七情合和等内容，最早见于《神农本草经》。但即便到北宋时，本草书各药之下虽注明性味良毒、君臣、七情等，但却没将药效与上述药理原则联系起来。直到北宋本草著作才开始重视用性味药理解释药效。如《开宝本草》在"龙眼"条解释其别名"益智"，"盖甘味归脾而能益智"。北宋末著作《圣济经》对北宋医药家的临床药理知识进行总结，给出药理专论。《圣济经·药理篇》归纳前人药理观念为"性味"和"法象"两部分。"性味"即四气五味药理，属于药物的内在性质。"法象"则是药物的外部现象，包括药物基原外形、颜色和质地等，也涉及基本的习性、作用和与其他物品的作用关系等。如《圣济经》所说："因其性而为其用者，有因其用而为使者，有因其所胜而为制者，其类不同，然通之皆有权，用之皆有法也。"① "法象"药理是中医早起"援物比类"思维的产物。在《神农本草经》中这种思维较为薄弱，更多充斥"万物有灵"的巫术思维，但两种思维又有一定的相似性。性味药理有经验依据，有较强的科学性，法象药理着眼于药物外部特征或所属文化特征，其内容常随时代文化而变。"法象"药理随宋代理学"格物穷理"价值取向而受到器重，但并不是中医药理之主流。

金元四大家之一的刘完素受《圣济经》"性味"和"法象"药理影响，结合《黄帝内经·素问》药理知识进一步使之体系化。他著《素问病机气宜保命集·本草论》，引入《素问·阴阳应象大论》的气味厚薄阴阳论解释本草药理。在过去药物性味基础上，增加厚（浓烈）薄（淡薄）、阴（寒凉、酸苦咸为阴）阳（温热、辛甘谈为阳）区分层次。他在《素问病机气宜保命集·本草论》中，把"性味"和"法象"啮合在一起，提出"形、色、性、味、体"五大药理主干要素。他先从五行角度设形：金木水火土。色：青赤黄白黑。性：寒热温凉平。味：辛酸咸苦甘。体：虚实轻重中。然后又从阴阳角度设形：真假。色：深浅。性：急缓。味：厚薄。体：润枯。这种用阴阳五行模式概括整个药理要素的努力，大大体系化了宋代《圣济经·药理篇》药理内容。

金元易水学派的张元素及其弟子李杲对药理体系进一步完善做出重大贡献。张元素著《珍珠囊》，该书1卷，载药100味。对药物的气味、升降浮沉、归经、补泻，均有所述，完善了过往用药经验和药理知识。李杲继承老师衣钵著《用药法象》，总结早

① 赵佶. 圣济经［M］. 北京：人民出版社，1990：173.

期朴素、零散的法象知识，并加以确认，为发现新药提供了有效途径。

其一，完善药物归经、引经理论。"归经"指药物各有其作用的特定经络，如某药归某经或入某经。按照该理论，所有药物都被派入某一经或几条经脉。归经观念早已有之，《神农本草经》记载大枣"助十二经"。《名医别录》记载有芥归鼻，葱归目，蒜归脾肾。中医药很早就注意到某药有特定作用定位，但一直未形成统一的观念。直到金元时候，张元素等医家发掘这一理念，才成为继性味药理后的一个重要药理内容。金元之后，本草著作都会作为一重要条目来标明某药"入某某经""某某经药"。如元代王好古《汤液本草》载防风"足阳明经、足太阴经，乃二经行经药"。决定药物归属何经，主要根据该药功效进行主观推导，也可能参考药物的形色气味、阴阳五行属性等。"引经"又称"报使"，指某些药品具有向导作用，能把原本不归该经的药物引到该经发挥治疗作用。引经药内容很简单，十二经各有自己的引经药。元代医家王好古在《汤液本草》列出李杲报使药：太阳经（羌活，黄柏），少阳经（柴胡，青皮），少阴经（知母），阳明经（白芷、升麻、石膏），太阴经（白芍），厥阴经（青皮，柴胡）。为什么这些药被选中引经药？如何用引经药？张元素等并未有太多的阐述，主要是根据临床经验人为赋予的功能。

其二，人身法象和药物法象相关。根据药物外形来推导它与人身相应部分的治疗关系。张元素、李杲对刘完素的法象药理十分认可。李杲著《用药法象》进一步体系化该思想，他在该书"用药根梢身"中指出："大凡药根有上中下。人身半已上，天之阳也，用头；在中焦用身，在身半已下，地之阴也，用梢。述类象形也。"[①] 就是说人上半身部分病，属于阳病，用药取药头部分入药。如果是人中焦下部分病，属于阴病，用药取药梢部入药。李杲的后继者王好古著《汤液本草》完善这种用药模式为法象理论，即把药物的基本性能、功效应用与其气味厚薄、阴阳寒热、采收时月、质地色泽、入药部位以及药材生熟等联系起来，认为物从其类，同形相趋，同气相求。由此，金元医家利用这种述类象形思维法，根据药物外在"法象"来推导药物产生效用的原理，风靡一时，药效与药理相结合，大胆创新，成为药理创新重要内容。

金元医家在前人药理理论基础上，增设气味厚薄、归经引经、升降沉浮、四时用药等许多新的用药原则，再加之药物"法象"，使本草学中较为初步的性味理论变得丰富起来，为解释药物功效机理提供了更多途径。金元时期，药理学说的成熟为创设新药新方提供了武器，推进了传统中医经验用药到理论用药的进程。但一定要认识到，金元药理学说带有更多的人为因素，尽管临床实践是所有药理理论的试金石，但该学说一旦形成定式将会影响对考求药物功效的创新。

---

① 王好古. 汤液本草［M］. 北京：人民卫生出版社，1987：8.

第三节　中医本草主要用药方式

本草药种类繁多，质地形态不同，药效发挥作用方式有别，且受社会历史条件和文化因素影响，医家用药方式也有不同。总体上看，汤、散、丸、膏构成了古代本草用药的主要方式。伴随着这些用药方式，形成了多彩的本草用药文化。

一、汤剂

药食同源，药大部分是从食物中选择出来的。人类学会使用火后，熟食成为主要食用形式，色香味美的汤肴被发现，最初的药物剂型汤药孕育而生。汤药是最古老的药物剂型，依据汤料形态，汤药剂型发展历经三个阶段，宋代前主要用粗末、块材，宋代推行细末，即煮散，宋代后逐渐改为饮片。

《史记·殷本纪》记载："伊尹……负鼎俎，以滋味说汤，致于王道。"伊尹是汤液的发明者，他根据调理佳肴经验，发明了配置汤药的方法。《吕氏春秋·本味篇》提到伊尹和成汤的对话"阳朴之姜，招摇之桂"，讲到姜和桂能为食品，也可为药用。《伤寒论》第一方"桂枝汤"为桂枝、芍药、甘草、姜、枣五味。由此可知，本草汤剂与伊尹确有关系。《伤寒论》有113方，其中汤剂120种，《金匮要略》有262方，其中汤剂也有220余种。《伤寒论》时代前的汤剂有酒煮、醋煮，也有水煮，《伤寒论》时代及其后的汤剂均为水煮。由此看来，早期中药剂型以汤剂为主。

汤剂是本草最早剂型，但自张仲景以后，汤剂在各方面也在不断改进。譬如，在制作程序上最初只有简单的煮，后来发展到有煎、饮和浸等。这里我们谈及的一个变化是制汤药物本身变化。宋代前很长的时间内药方中的配伍药都是首先炮制后的粗末或块材，然后再水煮制成汤剂的。显然，这些通过捣、破、削等形成的粗料不易量化，使用也不方便。所以，在汤剂占主导剂型的时代，就有了成剂药，如散、丸剂型，只不过这些剂型在用时还要水煮，与汤无疑，并不受重视。但汉代到宋代700多年时间内，在战乱环境里，办药煮汤很不方便，预制成剂药备用更为便捷。《肘后备急方》《千金方》《外台秘要》等书，丸散剂药占总方数三分之一，汤剂药统治地位遇到挑战，汤药变煮散成为医家选择。[①] 北宋医家庞安时在《伤寒总病论》中说："近世常行煮散，古方汤液存而不用……唐自安史之乱，藩镇跋扈，至于五代，天下兵戈，道路艰难，四方草石，鲜有交通，故医家省约，以汤为煮散……"煮散与散剂成药不同，前者是把粗末、药块捣成细末，然后再水煮；后者是把方药制成散剂直接服用。宋代

---

① 朱晟，何瑞生. 中药简史［M］. 桂林：广西师范大学出版社，2007：69.

政府统管医药，发布《太平惠民和剂局方》，官方办熟药所和合剂局，制售煮散。《太平惠民和剂局方》中诸名方采用煮散，把汤方药料配成大量药粉，临用时称取所需剂量，水煮内服变为"煮散"，如白虎汤：石膏等三种共三十九斤一两，为细末，每服三钱，水一杯半，入米三十余粒，煎至一杯，去渣温服。煮散在宋代被政府强制推行，受到医家批评，苏东坡在《苏沈良方》指出煮散的药力远不及汤剂，"近世用汤者全少，应汤者全用煮散，大率汤剂气势完壮，力与散倍"。事实上，"煮散"在配制时也有不易克服的困难，药料要充分粉碎后才能均匀地混合，而粉末会带来加工时的飞扬损失，粉末水煮时又会溢出。同时，煮散也使药渣与汤一起吃掉，而药渣不是医疗需要的。到了南宋后期，煮散再次让位给汤药，但剂型发生改变，以饮片代替粗末和块材成为新的汤剂用药方式。

饮片是我国医药的一大特点，饮片概念最早出现在南宋诗人周密《癸辛杂识》中关于杭州药材经营状况的描述中，"生药饮片，熟药丸散"。这里的"饮"主要从配药方便而来，"饮"有直接使用的意思。事实上，饮片与古方汤剂药料的粗末、块料确有不少优点。[①] 其一，根据药料质地密致疏松不同切成段、片等不同规格，能均匀煮出药效部分；其二，饮片制作有规格，调配易计量和称取，易于鉴别药味；其三，有效成分易均匀煮出，泡沫少，溢出少，药渣少，不易烧焦，易滤除药渣。但饮片在发展中也存在一些问题，譬如，药量越来越多，而药汤越来越少，有效成分利用率不足；切制饮片费工费时，饮片不能久储，易变质和散失有效成分。

二、散剂

我国最早的方书《五十二病方》中还没有成药之说，即便是汤剂也多为酒、醋煮的，但600年后到了汉末，出现了成药，目的是"备急"。《伤寒论》113方中有5种丸剂和5种散剂。《金匮要略》262种方中有丸散剂20多个。葛洪的《肘后备急方》说"治百病备急丸散膏诸药方"。显然，在公元3世纪的三国时期，丸散成药已经成熟。散剂就是方药料捣成细末，然后均匀混合制成。早期的散剂可能是为了方便，甚至把汤剂药料也制成散剂，如宋代的煮散。真正的散剂是散剂方，组方制散后直接用水服用。譬如《肘后备急方》中的金牙散、度瘴散、理中散等。现代中药散剂有两类，即散剂可分为口服散剂和局部用散剂。口服散剂一般溶于或分散于水、稀释液或其他液体中服用，也可直接用水送服。口服散剂可发挥全身治疗作用或局部作用，如小儿清肺散、六味安消散、蛇胆川贝散、蒙脱石散等。局部用散剂可用于皮肤、口腔、咽喉、腔道等处疾病涂抹，如皮肤用散剂痱子粉、口腔溃疡散等。

我国本草史上有意义的散剂是汉末华佗发明的"麻沸散"和魏晋时代的"寒食散"。《后汉书·华佗传》有"若疾发结于内，针药所不能及者，乃令先以酒服麻沸

① 朱晟，何瑞生. 中药简史 [M]. 桂林：广西师范大学出版社，2007：72.

散"。字面上看就是全身麻醉后施行外科手术。该记载引起后人许多猜想。譬如，美国学者认为中古时期阿拉伯人所用一种吸入麻醉药，主要成分为乌头与曼陀罗花，可能与华佗有关。[①]"麻沸散"是什么药配成的，史料无记载，至今还无定论。中日两国学者都曾推测麻沸散的组成，但不能给出华佗时代麻沸散组成的证明。华佗时代的《神农本草经》有麻醉作用的药记载，如乌头、天雄、附子、麻勃等；《五十二病方》有记载以乌头汁外服止痛。许多学者认为麻沸散中应当有乌头，但多数学者认为乌头的使用极易中毒死亡，当时的医药水平难以实现乌头的安全使用。他们认为，《后汉书》对华佗用麻沸散手术有些夸张，言过其实。因为对当时医药水平很有研究的陶弘景，就对华佗刮骨续药之法提出质疑，"乃别术所得，非神农家事"[②]。

寒食散也称五石散，由五种颜色的石头分别捣成细末配制而成，由于服用后药性发动，人体生热，服药人务必吃冷食，少穿衣，在冷环境下睡觉，药气才能行走周身产生作用，这时人易走动来帮助行散。五石散源于魏国大臣何晏，他的倡导和推动使五石散对魏晋社会造成极大影响，形成上至达官贵人下至平民百姓的服散之风。由于寒食散服用后很快使人进入燥热亢奋，可能会对某些寒性疾病有疗效，所以五石散入药也风行起来，但大多服散者不是治病而是享受体力增强和顿时来的亢奋效果。由于散药热性太过，加之冷环境处理，长期服用，其负作用很快显现：一方面，导致中毒，疯癫、溃烂、耳聋、目呆等；另一方面，劳民伤财，老百姓苦不堪言。在当时，服散引起的疾病成医学前沿，如医家皇甫谧撰写《寒食散论》讲解服用须知，以减少毒性反应，并揭露其负作用。隋唐时期，《千金要方》《诸病源候论》对寒食散所用药物展开研究，对所引起疾病证候及治疗进行探讨，扩充了中医疾病谱内容。

三、 丸剂

一般来讲，丸剂要晚于散剂。因为药不同于食物，服用量要有限制，而丸剂就是为解决量的问题而诞生的。散剂的使用不便于量的把握，才开始思考用流质黏合散形成丸剂。丸剂始于计量的原因。我国最早的方书《五十二病方》中就有丸剂，记载有：将乌头、桂枝、防风等破碎，和酒捏成黑豆大小，开始服一丸，不效再加一丸。到张仲景时代，由于有了两、铢等计量单位，丸剂能根据药方的治病用途和药料性质，选用不同黏合剂，大小也有较为精确的量，呈现不同的类别，对后世丸剂发展有较大影响。与道教修道成仙有关，由道教炼养而来的丹药与丸剂有密切关系，可以说是丸剂的特例，它的发展过程丰富了丸剂历史。

（一）水丸

方中药料本身有淀粉、树脂等，与水或黄酒混合，就易制成丸剂，故最先制用的

---

① 朱晟，何瑞生. 中药简史［M］. 桂林：广西师范大学出版社，2007：11.
② 朱晟，何瑞生. 中药简史［M］. 桂林：广西师范大学出版社，2007：12.

丸剂是水丸。汉代时，丸剂很少且多为大丸，非常粗松。如《伤寒论》中的抵挡丸：水蛭二十个、虻虫二十个、桃仁二十五个、大黄三两，在四味，捣分四丸，以水一升，煮一丸，取七合服之。汉代后，成药渐多，小型水丸开始增多。唐代及以前水丸大都是用手一个一个捏的，产量很低，后来出现了滴水丸或水泛丸。宋代由于成药盛行，手捏丸远不能满足需要，就出现产量大的匾泛滴水丸。如《太平惠民合剂局方》卷四中的化痰玉壶丸：天南星、半夏、天麻、头白面，右为细末，滴水丸为梧桐子大。到了清代，又由清初苏州雷允上发明微型水丸。最早的微型水丸是六神丸，其成分为蟾酥，因为要求其能在喉部多崩解一些，所以要制用微型水丸。

（二）糊丸

张仲景在《伤寒论》中最早谈及糊丸剂型。其中载乌梅丸"右十味，异捣筛，合治之……蒸之五斗米下，饭熟捣成泥，和药令相得，内臼中，与蜜杵二千下，丸如梧桐子大，先食饮服十丸"。由于十味药料的粉末，黏着性很差，不易制成丸药，并有附子及大量黄连，是治肠寄生虫用的，所以制成糊丸，使其在体内徐徐崩解。张仲景的《金匮要略》中竹皮大丸、干姜人参半夏丸也有糊丸的特点。后来的糊丸，根据用药目的和药料性质，更注意选用黄米、糯米、小麦、神曲等粉末为糊，调节糊量及水量，要求有相当的崩解度，且大部分制成小丸，追求丸形美观。

（三）蜜丸

由米饭制成的糊丸放置干燥后硬实不易消化，往往随大便排出，后来就出现了蜜丸。《五十二病方》中丸剂很少，还没有蜜丸，到张仲景所处时代蜜丸就多起来了。《伤寒论杂病论》中丸剂23种，蜜丸占18种，约占80%。后世丸剂中的蜜丸也占较大比例。文献记载用蜜制药是东汉初年，记载说汉光武刘秀为感谢老朋友，曾送给制药的朋友20多斤蜜。进入两晋时，医药上用蜜丸，饮食上用蜜，十分广泛，养蜂制蜜成为产业在宋代已达到很高水准。由于生蜜含有10%～20%的水分，还有些酶微生物，蜜丸放久容易霉烂虫蛀，不易保存。南北朝陶弘景在《本经集注》中提出生蜜火煎去水炼制熟蜜方法，用炼制的熟蜜制丸效果较好。唐代《炮炙论》提出："炼蜜，每斤（十六两）止得十二两半是数，火少火过，并不得用也。"唐代后，新增蜜丸很多，批量加大，工艺专精，为了能持久保存，要求炼较稠的蜜，但过稠会加大蜜量，不易成型。所以，根据方药丸剂的要求，对炼蜜的规格就有不同标准。

（四）蜡丸

作为剂型，蜡丸有一个演变历程。最初的蜡是天然蜂蜡，是蜂蜜的副产品。《神农本草经》中出现有"蜡蜜"，即不纯而含蜂蜡的蜜。《金匮要略》中治红白痢疾的调气饮方中的"蜂蜡"是一味药料。晋代葛洪《肘后备急方》卷三的治霍乱方，有记载以蜡为弹丸，一枚置酒中，消乃饮，这是用单味蜡制成的药丸剂，是最早的蜡丸。到了唐代，以蜂蜡为介质而成的药方丸剂出现。王焘在《外台秘要》载有五邪丸：丹砂等九味，捣下筛，别研雄黄、丹砂细绢筛，合诸药拌，令和调后，内蜡和之，大如弹丸。

五邪丸就是蜡丸，因为雄黄、丹砂炮制不当时有毒物流出，如用蜡调和，在胃肠中徐徐崩解，迟缓药料作用，可防止中毒。到宋代，蜡丸已经流行，《太平惠民和剂局方》中的蜡丸多达20余种。有人认为，受炼丹术的影响，砷汞化合物药料增多，同时乌头、附子、龙脑、麝香等很强的药料的药方，都需要蜡来调制它们以防止中毒。从保护丸剂药质量出发，在唐代出现了蜡纸裹药丸的情况。由于早期用蜡都是蜂蜡，用蜂蜡来雕蜡皮，易变形，难操作，而且蜂蜡温度稍高就软化，稍低就脆裂，所以早期把蜂蜡制成蜡纸来包裹药料来防潮防虫。如《外台秘要》中的吃力伽丸、五香丸、金牙散等，《太平惠民和剂局方》中的云母膏、苏合香丸等都采用蜡纸裹。大概到清代，由于木蜡、石蜡制作工艺成熟，蜡质量适合雕制，于是蜡皮丸药出现。南方由于天气湿热，而且香药盛行，蜡皮丸药首先产生于广东，民间称"蜡壳丸药"为"广丸"。

（五）丹药

关于丹剂的定义有很大分歧，如果从外部形式看，丹剂与丸剂有相似性，或者说是一种特殊的丸剂。我们看看有关资料对丹的定义。宋代《圣济总录》载："盖丹者，烹炼而成，有一阳在中之义……今以火炼及色赤者为丹，非炼者为丸。"日本《药治通义》则说："有名丹者，先君子曰，盖以方士多锻炼服饵，凡诸石锻炼之物，泛然称之丹。"如上意思可知，丹是由金石烧炼而成的药物。但是如果追溯宋代前的资料，我们可知丹又有新的含义。宋代以前，丹被定义为长生术，炼丹盛行，化学炼丹所用金石有雄黄、硫黄、汞、云母等。唐代因服化学外丹致死事故太多，宋代皇帝接受教训，吃丹长生受到冷落，化学炼丹开始衰落。由于宋代政府重视医药，把原来的化学炼丹中的有益发现大量引入医药领域，炼丹方士转业制药，宋代饮片和成药大量生成，使炮制方法多元化。由于炼丹术向医药转移，"丹"的意义也从炼丹术中泛化到一般医药中。由于丹是道教成仙用药，在本草书中唐代前很少有丹药，唯一例外的是《千金要方》中的"太乙神精丹"，这确是唐代以前的仙药，但孙思邈不是用它长生，而是治疟及神经衰弱。宋代以后由于炼丹术被医药化，才有丹剂药出现。宋代医方中的丹剂大部分源于道教炼丹工艺，在丹药制作中加入大量动植物药，尽管如此，其中汞、砷、铅、金、银和硫的成分仍不小。所以，宋代丹药常有使用后中毒事件发生。随着时代变化，丹剂的重金属化合物比例逐渐减少。现代中药中丹剂，与炼丹术已无关系，大多无金石丹砂烧炼工艺，如"紫雪丹""孔圣枕中丹""仁丹"的制作工艺。还有一些从古方中开发出的丸药，也称为"丹"，如"大活络丹""女金丹"等，更多不过是用来显示它的治病灵验而已。

四、膏剂

膏剂分外用"膏药"和内服"药膏"两种。内服药膏在汉代已有之，先是粗膏，后来逐渐改进，并用水、酒、醋等不同溶媒来浓缩成膏。内服"药膏"是汤剂的浓缩剂型，即"去渣再煎"。其工艺包括药料选择、破碎、煎煮、过滤、浓缩、加辅料等。外用"膏药"在我国历史悠久，战国时的《五十二病方》已载40多种外敷软膏药。南北朝《刘涓子鬼遗方》作为我国最早外科书，有79种膏剂。外用膏药有软膏和硬膏两类。最初的软膏多为猪油软膏，《五十二病方》中40种软膏中有25种是猪油软膏，《刘涓子鬼遗方》中76种软膏中有65种是猪油。到了晋代，葛洪发明了水银软膏，他在《肘后备急方》中提到用水银软膏治疗皮肤病，并具体提到水银软膏的制法。外用硬膏药，也称铅膏药或黑膏药，这一发明是我国对外科用药的一大贡献。

铅膏药是以植物油与铅丹熬炼皂化成油酸铅，并加入配药而成。整个工艺包括熬油、下丹、去火毒、配药、摊涂等工艺。葛洪《肘后备急方》中已有铅膏药工艺记载"麻油铅丹置铁锅内火煎，搅不停，烟断绝尽，渐稠膏成"，并有了外敷"去脓生肌"的认识。唐代《千金翼方》记载有赤膏，是因为油与铅丹未能充分皂化，铅膏呈红色。宋明之间，由于成药得到重视，铅膏药制作较多。《圣济总录》《太平惠民合剂局方》和明代的《外科正宗》《本草纲目》都对铅膏药工艺、配方有研究。尤其是李时珍对铅膏药药料配伍、熬制方法和内治之效做了一定程度总结。但整体上看来，那个时代由于中医外科内治思维盛行，外科普遍不受医界重视。另一个原因是熬制铅膏药的铅丹纯度不高，熬制的膏药疗效不高。现在研究得知，只有优质铅丹，其纯度一般不低于80%～85%，才能保证铅膏药的质量，可是宋明时期不可能达到这个水平。1950年，日本人对珍存的唐代铅丹的纯度进行研究，其纯度在26.2%，宋明时代在制铅丹时加入一些硝石、硫黄等氧化剂同炒，纯度有提高也难达到80%。[①] 清代中期，有外科医师吴师机著《外治医说》大力宣传外治与内服的殊途同归价值，并广告宣传铅膏药的经济、方便和适用，尤其是清代铅丹工艺得到改进，铅丹纯度可达90%以上，膏药质量得到提升，铅膏药在广大城乡得到传播。铅膏药早期使用时是随用随摊在粗纸、布、皮上贴敷，但清代中期铅膏药流行后常摊在狗皮上，"狗皮膏药"的名称出现于明代外科大家陈文治《疡科选粹》中。欧洲古代的铅膏药也常摊在羊或狗皮上。

第四节　传统药业演变

神农氏尝百草发现医药，医诞生之时就与药融为一体。古代医家既行医看病又自己采药、制药和用药，身兼三职。但随着社会发展，社会分工成为必然，医药分家慢慢发生。汉代，《神农本草经》的面世意味着医药分家的趋势，围绕药的种植、采集、性味、炮制和配伍已形成具体知识和技能。随着东汉张仲景《伤寒杂病论》的流行，临床医学知识和技能变得相当复杂。所以，医家同时兼顾医和药两种知识技能变得越

---

① 朱晟，何瑞生. 中药简史 [M]. 桂林：广西师范大学出版社，2007：127.

发展困难。药作为独立产业从东汉始就有游离于医的苗头，到南北朝和唐代时，药业开始独立，但药业规模不大，规范性不强。两宋时期，政府重视医药，积极规范和引导药业发展，成药大量涌现，民间药肆和官方药局盛行，药物生产和药物贸易繁荣，药业成为主要产业。明清时期，资本主义商品经济萌发，民间药业发展迅速，医药产业链集聚，出现大型医药商号和药都，药业发展达到空前水平。

一、 药业孕育

（一）汉代医家的亦医亦药

古代医生行医，就像当今偏远地区的草医医生，自采、自卖，并当场介绍药物功效及使用方法，医、药活动连成一体，医者医、药兼通。《后汉书》载汉代有一位卖药人韩康"常采药名山，卖于长安市，口不二价，三十余年"[①]。可以说，汉代至少东汉末，已经有了药物买卖的市场行为，卖药已成为谋生的一种职业。这时的药物多是简单处理的生药材。东汉以后，中国经历300多年的分分合合的动乱时期。直到唐代，张仲景《伤寒杂病论》的药方也未能得到广泛传播，但动乱的政局却使全国各地医药的发展得到加快，药物炮制理论的形成进一步加快了药业独立发展步伐。

（二）南北朝时期药业的独立趋势

南北朝时期，医药分家已经明显。北齐徐之才《药对·序》中说，古代好医生都是自己采药，现在做医生已经不自己采药，也不知道药物生长的季节、药性冷热消减、分两多少，"徒有疗病之名，永无必愈之效"[②] 就是说，这时的医生已不懂药物的采集、辨别，不参与药物制作和买卖，药物的制作和经营集中在药家和药商那里。梁代的陶弘景描述当时医药分家情况，指出："众医都不识药，唯听市人，市人又不辨究，皆委采送之家。采送之家，传习造作，真伪好恶，并皆莫测。"[③] 不懂药的医生只知道从药商那里进货，但药商又不能考究药物，就都委托采集、出售药物的人家。这些人靠家传之术加工处理药物，真伪好恶，一概不知。药物一旦成为商品在市场流通，就必须服从商品流通规律，在经济利益的驱动下，药物商品在使用价值基础上又被赋予诸多附加价值，使药物炮制术发展起来。药物为什么要炮制？炮制的主要目的有如下几个方面：第一，整洁修拣。即通过洁净，除去非药用部分。第二，除去"偏性"。即除去或降低与治疗无关的毒性或副作用。第三，改变某些性能，提高治疗效果。第四，适于配方、粉碎、配制成药剂储存。但是药物作为市场流通的商品，商家炮制药物也有以次充优、追求外形美观以牟取更高利润的目的。譬如，为使山药外观更白，用硫黄熏制山药，这不仅影响山药药效，还会引起毒害。南朝陶弘景《本草经集注》对《五

---

① 范晔. 后汉书：逸民列传第七十二 [M]. 北京：中华书局，1982：2770.
②③ 唐慎微. 重修政和经史证类备用本草 [M]. 北京：中医古籍出版社，2010.

十二病方》《伤寒杂病论》和《神农本草经》中有关药物炮制方法进行整理，形成较为完备的炮制理论，对当时药业独立发展意义重大。[①] 他首先确定统一的药物剂量单位，"十黍为一铢，六铢为一分，四分成一两，十六两为一斤"，规定刀圭、方寸匕、撮、勺、合、升等容量单位。其次主张药物的粉碎从捣制改为切制，他认为捣制产生粉尘，吹去粉尘势必损失药量，细切既无粉尘，又能"粒片调和"。接着，他提出"合药分剂料理法则"，对为什么要药物炮制给出具体解释，使药物"七情"理论和药物炮制结合起来。如"半夏有毒，用之必须生姜。此是取其相畏以相制也"。最后，他不仅对汤、丸、散、膏等不同剂型的制作法做出规定，还在某些药物下注明了炮制方法和理由。如大黄的用法则不必细切，水开之后才放入大黄，不能久煮，这样势力猛，易得快利。

（三）唐代药业状况

唐代国家一统，疆域辽阔，国力强大，四方朝拜，对外医药交流频繁，大量国外贵重香料药材输入国内。皇室设药藏局管理皇帝及宫廷用药，设药园种植和培育各类新药品种。唐显庆二年（657），政府下诏大臣苏敬对全国药物进行普查，"普颁天下，营求药物"，"征天下郡县所出药物，并书图之"，历经三年对陶弘景《本草经集注》进行补修，新增药物、药图与药图解说，著成《新修本草》。《新修本草》20 卷，比《本草经集注》增加 114 种新药。首次加入海外药物，如安息香、龙脑香、胡椒、诃黎勒等。皇室对药物知识高度重视，但整个药业的发展乃刚刚起步。孙思邈在《千金要方》中对当时市场药物炮制场面的描绘可见一斑：百姓在市场买到药物后，随便雇人"捣合"。制药人不按规矩加工药物，像石斛、菟丝子这样难捣碎的药物，很浪费人力时间，加工者就偷偷把这些药拿出丢掉。炮制场所环境很差，尘土秽气进入药中。过筛去杂质时，粉尘随风飞扬。众口尝药，众鼻嗅药，这样一来药物精气都散失光，和朽木有什么区别呢？由此可见在孙思邈时期，前店后厂式的药店出卖炮制好的药材，还不多见，所以人们购得生药后还要到制药那里加工。卖药人、制药人的专业化水平很低，有可能是一些业余人员，制药设配和环境很差。这些说明，唐代的药业规模和水平还停留在初级阶段。

有一种情况要说明，那就是唐代统治阶级贪图享乐，幻想"羽化登仙，点石成金"，推行炼丹术，把主要精力用在道家仙药的炮制和制作上。唐代皇帝姓李，自称李聃后代，有意识倡导道教，笼络人心，更希望通过炼丹术以求长生。史书记载，唐代皇帝几乎没有一个不与炼丹家有来往，文武官员亦然。被后人视为隋唐时代作品的《雷公炮灸论》盛行于唐代。该书虽是第一本炮制著作，但其内容却是医家、道家炮制法的融合体，其中金石药的炮制，以及用草木伏制金石药的方法成为主要内容。该书无论炮制什么样的药品，其程序繁复、忌讳多，复杂而神秘，与医家炮制只为减毒增

① 郑金生. 药林外史［M］. 桂林：广西师范大学出版社，2007：170－171.

效和讲求成本的原则相矛盾。即便在唐代，该书的炮制方法多局限于皇室的仙药炮制，对世俗药业贡献有限。但不可否认，该书体例的严谨，对操作工序、用水用火要求、制药环境、工具选择、精确的剂量和时间、辅料种类和干燥方式等的精细介绍对后世产生不少影响。

二、 药业发展

宋代是我国药业发展最快的时代。北宋实现国家统一后致力于经济与社会发展，发展海外贸易和医学文化事业。政府把药物贸易视为国家对外税收重要来源，征集民间医药图书，修订本草书，开办官方医学，有力地推动了药业发展。种植药材、炮制加工药材、经营药物和研究药物制作成为民风，官方药局和民间前店后场药铺已经盛行。

（一）官方药局

宋代政府成立官办药局经营和管理药业是我国历史上的首创。熙宁九年（1076），王安石变法，设市易法，以图政府在商业竞争中获利。政府在首都汴梁建立第一所熟药所制售成药。熟药所成立第一年，就因获利甚丰，受到宋神宗嘉奖。崇宁二年（1103），政府在熟药所基础上扩大为七个药局，其中五个是"出卖药所"（即卖药店），两个是"修和药所"（即制药工场）。政和四年（1114），政府把"出卖药所"改名"惠民局"，"修和药所"改名"医药和剂局"，合成为"惠民合剂局"。作为政府的药局，其规模建制不同于民间的前店后场式药店。药局不仅承担国家急需药品的制作，也负责供应民间药品，因此工场规模很大，并有一定的制度和规范。"制药有官，监造有官。"有和剂专知官、杂买务辨验药材官、和剂局修和官等。[1] 官方熟药所成立不久，政府颁布了《太平惠民合剂局方》一书，为药局成药配制提供标准，该书是官方集中翰林医官院和太医局精英编制的世界首部官方成药标准，它反映了当时世界药物炮制和制作的最高水平。[2]《太平惠民和剂局方》附的《指南总论》是药物炮制专篇，其中"论炮灸三品药石类例"节有药物炮制论述一百四十九条，仅少数药品炮制法引于《雷公炮灸论》并略加删减，大部分药品使用了全新的炮制程序。整体看来，该炮制法追求简捷实用，很难看到牟利的"无效炮制"现象。

（二）民间药铺

唐代，还未形成前店后场规模的药铺，人们在市场买到生药后，就地在市场里找制药人捣制加工，制药人多是无专业技能从事来料加工的农民。然而到了宋代，那些从事来料加工的业余农民，更多成为从事药材经营、药材加工和成药买卖的坐商。他

---

① 徐松辑. 宋会要辑稿：职官二十七 [M]. 北京：中华书局，1957：66.
② 郑金生. 药林外史 [M]. 桂林：广西师范大学出版社，2007：179.

们有自己的店铺，具备一定资产和药物经营技术。在众多各具特色的宋代药铺中，以生药铺和熟药铺最多。如北宋京城有宋家生药铺、潘节干熟药铺、张家生药铺、讷庵丹砂熟药铺、仁爱堂熟药铺、毛家熟药铺等①。生药是指没有加工过的药材，熟药则是经过加工制备的丸散膏丹等成药。因为所有汤剂和其他成药制备所需药材，都需要事先经过炮制。由于医家很难得到野外采集药物的机会，一般来说很愿意进入药房观察生药形态和药物炮制，所以医家与民间药铺关系非常亲密。这些药铺多数是前店出售药品，后场加工炮制药品，却也有一些药店老板坐堂行医，或者邀请医家来坐堂，以招引更多顾客。

（三）生药饮片化加速药业产业化

宋代初期盛行煮散，但不久《圣济总录》《宝庆本草折衷》等对以煮散代汤的做法提出质疑。如《圣济总录》批评"近世一切为散，逐忘记汤法"为流弊；《宝庆本草折衷》认为澄清的汤能"传远经络而无滞"。到南宋时，滥用煮散的风气渐渐平息，要求切片入药制汤的医家越来越多。南宋《武林旧事》记载，当时已经有"熟药丸散，生药饮片"的说法。南宋时期出现专门的切片锉刀，该锉刀易使用、省力，可切制比较坚硬的药材，同时能控制饮片厚度。煮散对病家有诸多不便：其一，煮散要求病家经常拨动袋装散末，以便不至煎煮中糊化巴锅；其二，药材一旦为散，外形都消失，难以鉴别原药种类和优劣；其三，煮散的散末在煎煮中易溢出，有效成分减少，且药渣等无效成分也被服用。饮片代替煮散则解决了如上问题。南宋饮片制作技术达到较高水平，从业人员很多。药业人员为显示自家药材质量，在饮片切制方面下功夫，出现直片、斜片、厚片、柳叶片、蝴蝶片等多个规格。饮片切制厚度可随药材性质改变。如淀粉多的淮山切成厚片，煎煮时不易糊化；硬槟榔可切成薄片，其有效成分就容易溶解。宋代从煮散到饮片看起来是简单的用药剂型改变，实际上它不仅实现了用药方式变革，而且拓展了药业领域，加快了药业产业化的进程。

三、 药业成熟： 药店、 药帮、 药市

药业到两宋时期已趋于成型，但受官方经营医药及其局方限制，民间药业经营规模和经营方式都受到影响。进入明清后，随着东南沿海地区商品经济的发展，官方对民间经营医药给予较大自由度，民间药业发展迅速。由单一的药铺走向生产经营一体化的连锁药店，不但服务于民间用药，甚至承揽政府用药；一些地方药物生产者和经营者凭借地方医药文化优势结盟成帮，行走于全国药业市场；一些地区借助特殊地理和医药文化资源，自发形成药市或药都，成为药物生产经营集散地。

---

① 马继兴. 宋代的民营药铺 ［J］. 中国药学杂志，1992：1－6.

（一）药店

明清时期，我国药业发展成熟的一个重要的标志是药店连锁开始成为药业经营模式。我们知道，两宋时期由于官方过分参与医药产业，民间药业发展缓慢，民间药铺多是生药铺，或熟药铺，经营内容和区域有限。明清时期，政府扩大民间经营药业权限，药物炮制、饮片加工、成药制备和药物经营得到发展，集药物炮制、成药制备和经营于一体的前店后场的药店成为时代主体。这些新式药店在药业竞争中不断创新，良好的经营理念擦亮店名招牌而不断向外连锁拓展，形成影响力，不少药店延续几百年，直到现在还在运行中。最为著名的有北京同仁堂和杭州胡庆余堂。

"同仁堂"是国内最负盛名的药店。康熙八年（1669），曾任太医院吏目的乐显扬创办同仁堂药室。康熙四十一年（1702），乐凤鸣将药店迁至前门大栅栏路南。康熙四十五年（1706），乐凤鸣在宫廷秘方、民间验方、祖传配方基础上总结前人制药经验，完成了《乐氏世代祖传丸散膏丹下料配方》一书，该书序言明确提出"炮制虽繁必不敢省人工，品味虽贵必不敢减物力"的训条，成为历代同仁堂人的制药原则。1723年，清朝雍正帝钦定同仁堂供奉清宫御药房。其后同仁堂独办官药188年，历经八代皇帝。自制名药有安宫牛黄丸、牛黄清心丸、乌鸡白凤丸等。杭州胡庆余堂是清末著名红顶商人胡雪岩耗白银三十万两，于1874年创立，整座建筑犹如仙鹤停驻在吴山脚下。胡庆余堂以宋代皇家药典《太平惠民和剂局方》为基础，收集各种古方、验方和秘方，并结合临床实践经验，精心调制庆余丸、散、膏、丹、胶、露、油、药酒方四百多种，著有专书《胡庆余堂丸散膏丹全集》传世。胡庆余堂门楼上现今还保留着创始人胡雪岩所立"是乃仁术"四个大字，它表达了胡庆余堂创办药业是为了济世、广济于人。胡庆余堂制药遵守祖训，"采办务真，修制务精"，所生产药品质量上乘，所以在竞争上提倡货真价实，"真不二价"。

（二）药帮

"帮"是一个区域性的松散管理组织，也是一个垄断型的经营组织，其目的是保护本区域内药商的利益，以便与其他地区药商竞争。只有当一个地区的药业繁荣，从业人员多，面对自身的一些利益纠纷，或遇到外部药业人员的挑战时，本地区药业人员才会思考自己的生存和发展，并在一定的地域文化价值要求下自发成立药帮。明清时期，药业繁荣，药业竞争加剧，形成药帮是水到渠成之事。

据河北安国药王庙内清同治四年（1865）《河南彰德府武安县合帮新立碑》记载："凡客商载货来售者各分以省，省自为帮，各省共得十三帮。"碑文中所记十三帮是关东帮、京通卫帮、山东帮、山西帮、西北口帮、古北口帮、陕西帮、怀帮、彰武帮、亳州帮、川帮、宁波帮、江西帮。各帮都有自己的帮首，还有一定的规约与习惯。除十三帮外，随着药市的发展，后来又增加广帮、禹州帮和安国本地以加工产品为主的黄芪帮等。帮的规模有大有小，实力也有强有弱，其中规模最大的是关东帮，它不仅包括了我国东北各省，还有高丽（今朝鲜）、俄罗斯的药商，总计不下四五百户，每次庙会来的镖车延绵数里，浩浩荡荡，络绎不绝，安国人称之为"关东大军"。实力最强的是京通卫邦，包括北京、通州、天津一带的药商，每逢庙会来安国的药商在 310 户左右，来货主要是北京同仁堂、同济堂的丸、散、膏、丹，天津转运香港来的广货木香、犀角、丁香等。

这里我们介绍一下在江南稍有名气的江西帮中的建昌药帮。建昌药帮兴于清朝后期，城区有 40 余家中药店及 18 家大药商。城内药工达 1 000 余人，用于药业的房屋有800 多处。建昌帮药业以中药饮片加工炮制和集散经营销售两方面著称。在饮片炮制方面，建昌帮在工具、辅料、工艺上有自己独特的风格，讲求"形、色、气、味"。片形以"斜、薄、大"为特征，色泽以鲜艳、有光泽等为特征，气味以药味纯正、香气浓郁为特征。建昌帮药业的经营有其体系，有药栈、药行、药店三大类，并以栈为主，栈多于行。药栈属批发部，分生药栈、生熟药栈，批发兼零售。生药栈专门经营生药材、原药材，一般不经营熟药（饮片）。生熟药栈兼顾药材、饮片，一般是前店后栈，以栈为主，以饮片店为辅。药行主要以接待外地行商、代客购销、存货为职，资金不多，行里的药材大都是过路货。药店则以门市零售各类中药饮片和丸、散、膏、丹为主，多以前店后坊或前店后堂的形式出现，坊即加工、炮制、制剂的场所，堂为医生坐堂行医的地方。栈、行以面向外地为主，店以面向本地为主。建昌帮的帮规戒律虽不见文字，但数百年以来自成规矩。如遇到在外落难或无业同乡，店号均有招待三天吃住、给工作或介绍工作的规矩，离店时还给些盘缠。师带徒一律口传心授，无本本相传，以防泄密。

（三）药市

药市是药物贸易的基本形式。悬壶济世故事中的壶翁在汉代时就在集市街头卖药。但围绕药材、饮片和成药形成专一集市，直到明清时期才出现。明清时期全国各地出现不少药帮，每个药帮事实上都集中于某地理区域，譬如江西药帮主要是集中围绕于建昌的盱江流域。每个药帮在该区域都会形成大小不同的药市，这些药市采取的形式有别，小的药市可能占据集市的一角，每次集会都会开市，通常都是周边乡村百姓；大的药市是专一市场，除定期开市外，每年都会举办大的药会，参会者多为本地和外地药商。大的药市经过发展，行商、坐商云集，药业吸引相关产业聚集，从业人员增多，会形成辐射范围广的药都。如明清时期在我国形成了河北安国、安徽亳州、江西樟树和河南禹州四大药都。

药都是药市逐步演变而来的药业集散地，是药业的王国。药市发展为辐射力极强的药都应具备一些条件。一般说来要满足如下要求：第一，该地区交通较为发达，水运、陆运畅通，距离大都市不太远；第二，该区域有药材种植传统，或者是地道药材种植地；第三，该地区有积淀深厚的医药文化氛围，有明显的医药人文标志。下面我们以河北安国药都为例谈一下明清时期的安国药市。

河北安国，古称祁州，位于华北平原腹地，京、津、石三角中心地带，汉高祖取

"安邦定国"之意为其定名。古祁州交通发达，水路可通过天津港通往海外，通过北京京杭运河直到江南，陆路可通过多条官道到达内陆腹地核心城镇。古祁州位于辽阔肥沃的华北平原中央，气候四季分明，雨水适中，适宜多种药材种植，有种植加工药材供应京城的优越条件，安国种植药材有 300 多个品种，其中尤以菊花、山药、紫菀、沙参、薏米、芥穗、白芷、花粉等八大品种出类拔萃。古祁州自古医药文化浓厚，《史记》记载医家扁鹊为渤海郡郑人（今河北任丘），与祁州相邻。两宋以降，该地区奉扁鹊为药王，建立多处药王庙，因疾患前来祈祷者络绎不绝。明清时，药王庙商业影响力得到发挥，以药业为主的庙会数量达到空前。乾隆《祁州志》载："每年清明即十月十五日，商贾辐辏，交易月余，盖大江以北发兑药材之总汇云。"乾隆以降，安国成为北方药业集散地，享有药都之美誉。

总之，中药产业历经唐代从中医中的独立，到宋代政府对药业特殊管理的规范化实践，再到明清时期随资本主义萌芽的自由发展，中药产业达到空前繁荣，成为政府重要经济支柱。

学习与思考

1. 简述《神农本草经》在中药理论体系化发展中的母体地位。
2. 简述李时珍《本草纲目》药学知识的体系结构。
3. 论述中药药理中法象药理的地位和价值。
4. 论述明清药都经济对今天中药产业发展的意义。

第九章
中医对外交流传播文化

中医对外传播，历史悠久，区域广博，形式多样。民间传播，官方往来，边缘播撒，庙堂延承，内容涉及理论、技术和制度多个层面，构筑一幅中医文化对外传播的多姿多彩画卷。尽管不同时期，传播的内容形式和深度广度呈现出差异性，但这个过程从来没有中断过。中医对外传播薪火相传，既呈现中医科学的强大的生命力和影响力，同时又显示出中医学精神的仁爱本质，凸显儒家"为天地立心，为生民立命"的责任担当。

第一节　中医在古代亚洲诸国的交流传播

中医学是中华文化瑰宝，中医学理论的生成和临床应用需要特有的文化支撑。同样，中医学理论传播也需要一定的中华文化氛围。中国是亚洲大国，中华文化影响力在亚洲举足轻重。作为保障人民生命及健康的中医学在亚洲国家的传播源远流长，最早可追溯到西周之初。由于特定地缘和历史渊源关系，古代中医尤其在朝鲜、日本和越南地区传播最为广泛，影响最为深远。

一、　中医在朝鲜的传播

中医对朝鲜的传播，最早可追溯到西周之初。公元前 11 世纪，武王封箕子于"朝鲜"，一曰"高丽"，"以商人五千从之。其医巫卜筮，百工技艺，礼乐诗书，皆从中国"（元代周致中《异域志》）。《史记》和《汉书》皆有相关记载。秦末，燕、赵、齐等地，有不堪战乱之民大量逃亡朝鲜，其间，不乏掌握农桑医药卜筮之士。汉武帝平定卫氏在朝鲜割据政权，在当地设立四郡。魏晋南北朝时期，朝鲜半岛分为北边高丽、西边百济和东边新罗三个国家。高丽国与我国南北接壤，我国医学先由高丽吸收，并通过新罗、百济传入日本，被日本称之为"韩方医"。百济人善于学习，在中国医学知识基础上很早编著有《百济新集方》。日本在南北朝时多次向百济求医，百济成为该时期中医传入日本的媒介。中医学在南北朝时也传到新罗，新罗也成为当时日本人学习中医的对象。如414年，日本允恭天皇患病，求医于新罗。[①] 唐代，中朝医药交流更为频繁，大量朝鲜医学生来到长安学习，中国先进的医药学和医事制度被朝鲜所接受。唐嗣圣十年（1693），新罗王室效仿唐朝办起医学，置医学博士二人，以《素问》《针灸甲乙经》《难经》等为教材教授学生。769年，唐政府颁行《贞元集要广利方》后，高丽、新罗当局立派使节向唐王索取。唐代雕版印刷得到发展，医药书的发行有所增加，不论是《黄帝内经》《伤寒论》等经典，还是唐人所著新书《千金要方》《外台秘要》和《新修本草》等，一旦发行，都会很快传到朝鲜。朝鲜学者善于吸收和创新，在医药理论和针灸方面很快取得突出成就，促成韩方医学萌发。

宋元时期，高丽王统一朝鲜半岛，中国与高丽关系友好，医药交流非常突出。高丽统一朝鲜后，设置仿宋的医事制度，如惠民药局、典药监等。在医药学术交流方面十分活跃。宋政府多次派遣医官去朝鲜帮助开展医学教育和医疗活动。崇宁二年（1103），派牟介、范之才等赴高丽设学馆充当教授和医生培养高丽医学生；政和八年（1118），又派翰林医官杨崇立、杜舜学等再赴高丽从事医学，培养高丽医药人才。中朝两国在11至12世纪医学交流十分活跃，特别是官方层面的医学典籍赠送被传为历史佳话。据记载：真宗时期宋真宗赠送高丽使者郭元和韩祚《太平圣惠方》各100卷，徽宗时期宋徽宗将《太平御览》1 000卷和《神医普救方》1 010卷赠送即将回国的朝鲜使节。[②] 民间途径传入朝鲜的中国医药学著作不计其数。同样，朝鲜官方也把宋代时已失传的中医经典回献给宋代朝廷。据记载：宋哲宗时期，高丽派使节黄宗懿携带中国所缺的医学典籍回献宋王朝，回献医书中尤以《黄帝针经》为众所瞩目。[③] 元代时期与朝鲜的医药交流也较频繁，最有意义的是元世祖、元成宗两代皇帝患病都曾邀朝鲜名医薛景成医治并取得良效，被传为佳话。

明清时期，朝鲜正值高丽王朝衰亡至李氏王朝兴起时代（1392—1910）。李朝之初，两国交流最为密切，医学发展显著。李氏王朝效仿中国医事制度，设惠民药局，于"六学"中设"医学"教育，于"济生院"培养宫廷女官。世宗主张"书册须赖中国而备"，广收中国医籍，提倡"乡药化"，即引进中医学，使之结合朝鲜固有或已引

① 孔健民. 中国医学史纲［M］. 北京：人民卫生出版社，1989：79.
② 王孝先. 丝绸之路医药学交流研究［M］. 乌鲁木齐：新疆人民出版社，1994：273.
③ 傅维康，等. 中国医学史［M］. 上海：上海中医学院出版社，1990：292.

进之医药知识，促其朝鲜化。1433 年，朝鲜编撰出版 85 卷《乡药集成方》，1445 年出版 365 卷《医方类聚》，1670 年出版 33 卷《东医宝鉴》，反映了 15 至 17 世纪朝鲜医学在学习中国医学基础上取得突破，韩方医学取得大发展。1799 年，韩国名医康命吉著《济众新编》8 卷，大量引用我国《本草纲目》《医学入门》《医学正传》《赤水悬珠》，使韩国汉方医学达到新的高度。除了医学理论的交流，在医学实践及药学方面，双方也有较多交流。明清皇帝多次应邀派遣医官为朝鲜统治者诊治疾病，并向御医传授医方，两国使节往来多以各自珍贵药品互赠，增强了两国的医药互信。

明清时期中朝医学交流的深度和广度超越前代，这种交流已上升到理论的系统研讨。除了医学家私下探讨外，中朝还进行有组织、有目的的国际学术交流研讨。有史可考的研讨会有两次。① 明朝万历四十五年（1617），朝鲜内医院教习御医崔顺利等经朝鲜皇室批准来中国，要求明太医院解答他们的医学问题。明朝廷组织人员与他们进行了学术讨论，后由太医院御医将讨论内容，以问答形式整理出来，汇编成《医学疑问》一书。这是朝鲜和我国举行的第一次国家级的医药学术讨论会。后于天启四年（1624），朝鲜尹知徽再次来明太医院进行学术讨论，太医院又将其内容辑为《答朝鲜医问》一书。这种国家间医学研讨会开创了历史先河，具有深远医学史意义。

二、 中医在日本的传播

中日两国是一衣带水的邻邦。自秦汉以来，就开始了文化交流。由于汉文化对日本的影响，因此，在日本明治维新以前，单就医药来说，一直以汉医药为主。据《太平御览·东夷》记载，中日医药学交流始于秦代，秦始皇曾派方士徐福携带童男、童女数千人，渡海东瀛寻求长生不死之药，无果而客居日本。唐代前，由于海上航行知识不足，中日医药交流通常以朝鲜的百济、新罗和高丽为中介，直接交流不多。不过据记载，南北朝时期已有日本人历经万险把葛洪的《肘后备急方》带到日本，成为中日医药直接交流之始。②

中日大规模医药交流始于唐朝。唐代开始，中医药理论、医事规范和医学教育制度等传到日本，推动了日本汉方医学发展。608 年，日本天皇派惠日、倭汉直福因二人来华学医，他们在中国学习 16 年才回国，开日本官派学医留学先例。在 7 至 9 世纪的 200 多年内，据记载日本官派遣唐使 19 次，计 5 000 人左右，不少人为学医而来。这些人在中国留学期间，手抄大批中华医药学典籍带回日本，一方面促进日本医学发展，另一方面为传播和保存中医药典籍做出贡献。大宝元年（701），日本文武天皇根据归国医学生建议，颁行《大宝律令》仿效中国医学制度开办医学，规定医学生习医 7 年方卒业，开设必修课《针灸甲乙经》《脉经》《新修本草》《小品方》《集验方》等。

① 王孝先. 丝绸之路医药学交流研究［M］. 乌鲁木齐：新疆人民出版社，1994：292 – 293.
② 王孝先. 丝绸之路医药学交流研究［M］. 乌鲁木齐：新疆人民出版社，1994：92.

显然，这些中医药经典书籍已在日本广泛流传。《新修本草》是我国政府主编的第一本中华药典，极具医药和史学价值。由于唐代雕版印刷技术尚未普及，该书印刷数量有限，主要靠手抄本流传。唐末、五代、两宋时期，战乱频繁，《新修本草》原本书在宋代元祐年间就已在国内散佚。但日本却保存了 731 年日本留学生的抄录本《新修本草》，到公元 1831 年，这部抄录本被日本汉学家发现。清末，我国驻日外交官陈矩才将其影抄传回国内。从《新修本草》在日本和中国流转的过程，可反映出中日医药交流的密切。日本除派遣唐使来中国学习医学外，日本政府还邀请中国名医赴日传授医药知识。最为著名的是唐天宝二年（743），著名佛学家兼医家鉴真和尚应日本邀请率师徒 21 人前往日本，但不果而还。此后，连续 6 次，直到天宝十二年，鉴真已 66 岁，且双目失明，率高徒 35 人携带大量中草药和医药书籍，东渡日本成功。鉴真在日本 10 年期间传授佛学和医药学知识，并积极开展医学活动，深受日本人民敬重，被誉为"日本的神农"和"日本汉方医药学始祖"，并于公元 763 年客死日本。中国医学传入日本后，在日本民族中产生许多以研究中国医学而著称的汉方医家，他们撰写不少医学著作，如 808 年日本在《素问》《针灸甲乙经》《脉经》《新修本草》基础上编成的《大同类聚方》100 卷，使中医学在日本得以发扬光大。

宋元时期，中日两国政府医药交流相对不足，民间医药交流却十分活跃。药物贸易快速发展，当时我国输出日本的主要是"香药"，如福州客商周文裔在 1028 年到日本献给右大臣藤原实资的方药中，就有"麝香二脐，丁香五十两，沉香五两，熏陆香二十两，诃黎勒十两"等。民间医生往来频繁。许多日本僧医入宋，不但学到医疗技术，而且带回许多中医古籍。如淳祐元年，圆尔辨园从宋带回医药典籍大千卷，藏于普门院书院，其中医药书籍 30 余部。[①] 宋太宗时期，日本著名医家丹波康赖根据晋唐近百医家医论，写成《医心方》30 卷，成为日本早期最具权威的医籍。丹波康赖医业世代相传，成为日本久负盛名的医学世家。宋代医家郎元房入日本，侨居镰仓达 30 余年，得到北条时赖和北条时宗的知遇，担任他们的侍医，为日本汉方医学发展做出贡献。

明清时期，随着日本汉方医学的发展，中日医药学术交往得到加强。明初期，1370 年，日本人竹田昌庆来中国拜道士金翁为师学医，学习 8 年，尽得其传，其间曾以高超技术，治愈明太祖皇后的难产病，被太祖加封为"安国公"。他 1378 年回国，带去大批中医典籍和针灸明堂图。明中期，中日医学学术交流更进一步。日本医僧月湖于 1453 年来华向明代医家虞抟学医，学有所成，著有《类证辨异全九集》和《大德济阴方》。1487 年日本医家田代三喜来中国留学，研读东垣、丹溪学说，著有《捷术大成印可集》《医案口诀》等，将丹溪学说等传入日本，建立"丹溪学社"成为日本医学"后世派"代表。1492—1500 年，日本学者坡净运来中国学习中医，当时中医伤寒学派得到推崇，他加入伤寒研究队伍，研读仲景学说，著书立说，将有关伤寒学派

---

① 王孝先. 丝绸之路医药学交流研究［M］. 乌鲁木齐：新疆人民出版社，1994：277.

最新成果介绍到日本。受其影响，永田德本、吉益东洞也崇尚仲景学说，形成日本伤寒"古方派"。还有被称为"考证学派"代表的丹波元简和丹波元胤，他们对中国古典医籍进行训诂学考证，做出突出成就。丹波元简著有《素问识》《灵枢识》等书；丹波元胤广泛收集历代中医书籍 3 000 余种，编成《医籍考》（现名《中国医籍考》）①，刊于 1831 年。

清代中后期的中国东南沿海地区医学人才辈出，中医理论和临床技术取得突破性进展。该地区医家与日本的医学交流频繁。如 1718 年，杭州名医陆文垒，苏州名医吴载南、朱来章、赵松阳、周岐来等相继前往日本传授中医学。李时珍《本草纲目》于 16 世纪末出版后，17 世纪初就有中国学者将其带到日本，并在日本产生巨大影响。17 世纪末，本草书《救荒本草》传到日本，也引起日本医药界关注。

从 5 到 17 世纪，中医在日本广泛传播，逐渐形成具有特色的日本汉方医学。但 18 世纪后期以来，汉方医学在日本的发展遇到挑战，由于西医的传入和政府对汉方医学合法性的否定而发生信任危机，中日中医药学交流不足。20 世纪 50 年代以来，汉方医学得到日本政府关注，中日中医药交流增多。下面我们简单介绍一下中医药在现代日本的发展情况。

20 世纪 50 年代，经过日本有志之士不断抗争，汉方医学得到一定程度发展。2004 年，"中医学概论"被政府规定为日本 80 所大学医学部的必修课程，2006 年起成为日本医生临床考试内容之一，2008 年纳入日本医生资格考试试题范围。法定的中药处方药近 500 个，纳入国民健康保险体系者近 300 种。日本在中医药应用开发和基础研究方面也取得突破性成就。日本政府制定了一系列中医药发展措施。首先，积极推动汉方医学基础研究。1975 年厚生省组织基础和临床的研究班为期 3 年；1979 年科技厅制定"证与穴的科学实证、确保生药资源"的综合研究 5 年计划，并组织调查局开展研究工作总结；1988 年，科技厅组织"关于科学阐明汉方医学的调查"，分 15 个领域、66 个项目全面调查汉方医学基础研究现状；1989 年科技厅据此调查报告组织"关于机体信息传递机制的解析、控制技术开发研究"。其次，成立研究机构，建立研究平台。1982 年，日本成立"全日本汉方医研究机构联络协议会"，在联络协议会工作下，提出建立东西医学融合新医学体系的思路；1983 年，东京召开"汉方医学进展"国际会议，日本学者提出创立融中西医于一体的"第三医学"主张。再次，重视基础研究的应用需要选题。国家统一规划对证、汉方医、生药资源的研究，对预防及治疗伴随增龄而增加的慢性病、老年病、免疫系统病围绕科学阐明汉方医学。日本制药企业重视办研究所，加强现代科学技术手段的汉药研究。最后，加快药物研究开发和市场一体化。20 世纪 90 年代以来，日本国内中药研究机构形成了可以迅速将中药科研成果转化为现实生产力的市场化运作体系。如富山医科药科大学的"和汉药研究所"拥有世界最大的中草药标本、中成药开发技术馆，对中草药遗传因子进行科学测试，从根本上为中草

---

① 傅维康，等. 中国医学史［M］. 上海：上海中医学院出版社，1990：477.

药免疫性提供科学依据，为制药厂开发对现代病有疗效的新药提供保证。目前，日本依据来源于我国的药材，采用现代科学技术开发中药制剂，占据了国际90%的中成药市场。2003年时的一个数据显示：中国中药材和中成药出口额为7.12亿美元，而日本一个小柴胡汤出口额即达7亿美元。

近年来，日本在仍未将汉医合法化的情况下，在基础研究和药物应用开发方面发力并取得巨大成就，获得良好社会效益和经济效益，这的确有我们这个中医药宗族国值得学习的地方。研究和借鉴日本发展中医药的经验，制定我国中医药发展策略，提升我国中医药发展水平迫在眉睫。

三、 中医在越南的传播

中国与越南的交往源远流长。传说公元前12世纪末周公辅佐成周时，越裳氏就曾经到过中国。公元前257年，中国医生崔伟曾治愈雍玄和任修的虚弱症，并还写下一部医书《公余集记》，在越南流布。这可能是中医和中药传入越南的开始。秦汉以来，中医和中药传入越南，形成了接受中医和中药的"北方学派"。[①] 三国时，名医董奉游交趾，士燮"气绝三日"，董奉进以丸药治愈。《三国志·吴书·士燮传》注引葛洪《神仙传》曰："燮尝病死，已三日，仙人董奉以一丸药与服，以水含之，捧其头摇之，食顷，即开目动手，颜色渐复，半日能起坐。四日复能语，遂复常，奉字君异，侯官人也。"南北朝时期，南朝阴铿的妻子患病，被当时到越南采药的苍梧道士以"温白丸"治愈。中国科学院自然科学史研究所的杜石然先生据此推断，"此方也可能在越南流传"[②]。

隋唐至宋元时期，中国医药在越南仍然保持着巨大的影响。《黄帝内经》《脉经》等中医药典籍，在隋唐时期已传入越南。唐朝一些精通医药的学者，如沈佺期、刘禹锡、高骈、樊绰等人都到过越南。《历代名医蒙求》曾引用《玉堂闲话》的记载：中国的申光逊曾以胡椒、干姜等辛辣药物，治愈了一位越南人的头痛症。《大越史记全书·本纪·陈记》"圣宗"条记载：陈朝圣宗宝符二年（1274）曾经以"缎子、药材等物，买卖为市"，四年（1276）圣宗陈晃"遣陶光往龙州，以买药探元人情状"。中国史籍对此也有记载。清代陆以湉的著作《冷庐医话》引《钱塘县志》说，南宋时期，由于越南人来临安（杭州）大量购买土茯苓，导致中国的土茯苓价格上涨。[③]

明清时期，中医药在越南仍然受到重视。明代李梴的《医学入门》、张介宾的《景岳全书》、李时珍的《本草纲目》等先后传入越南。1825年，阮朝模仿明清政府，修建先医庙，参照明清典籍，对古代名医进行祭祀，包括许多中国历代名医。越南不断从中国获取医药书籍和药材。《明史·安南传》记载，景泰元年（1450），越南曾"乞

① 冯汉镛. 中越两国医药文化的交流 [J]. 中医杂志，1958（8）：573－574.
②③ 杜石然. 历史上的中药在国外 [J]. 自然科学史研究，1990，9（1）：78－90.

以土物易书籍、药材，从之"，意思是请求以土物香料交换书籍、药材，获准。《明实录》第 279 卷"英宗天顺元年"条记载，天顺元年（1457）越南使臣黎文老上表："本国自古以来，每资中国书籍药材以明道义，以跻寿域。"

18 世纪末，越南出现一位著名医生黎有卓，号"海上懒翁"，著有《海上医宗心领全帙》和《懒翁心领》。《海上医宗心领全帙》，共计 28 集，66 卷，收有《药品汇要》2 卷，对以中药为主的各种药物的形态、功效等都有详尽描述。《懒翁心领》，是黎有卓积 30 年之功而完成的医学巨著，在越南"东医"史上留下璀璨一页。遗憾的是，这部医学著作长期未被中国医学界认识。1962 年，北京图书馆通过国际交换关系从越南河内国立中央图书馆获得这部著作的 37 册。尽管稍有残缺，但总体上得以略窥越南医书面貌之一斑。这是中越医学交流史上的一段佳话。

古代越南还仿照中国建立医疗制度和机构。越南陈朝时期，陈圣宗宝符二年（1274）仿照中国设立太医院，专门为王公贵族等上层人物治疗疾病；陈圣宗宝符四年（1276）建立管理老百姓医疗事务的机构"广济署"；通过学习、考试遴选医药人才，培养出一大批医生，著名的如郑仲子等。越南历朝政府也如中华皇帝一样，注重医药抚恤百姓。1362 年，陈裕宗到天长府，看到老百姓有疾病，就赐给他们官药和钱米，其中有"红玉相丸"，据说能包治百病。后黎朝时，成立太医院及济生堂。这种医疗制度一直延续到阮朝时期。

四、 中医在印度和阿拉伯国家的传播

在古代，中医药除对亚洲朝鲜、日本和越南等有较大影响外，对印度、阿拉伯国家医药学发展也颇有影响。

魏晋南北朝时期随中印佛学交流的高涨，两国医药学的交流也进入黄金时期。据记载，该阶段印度高僧 70 多人来到中国，而前往印度学习的中国僧人也达 90 人左右。这些僧人大多通晓本国医药学知识，他们在习佛过程中翻译印度医学书籍并带入中国，同时又把中医理论和医方介绍到印度。唐代中印医药交流达到新高度。据唐书记载，汉译印度医籍《龙树菩萨药方》《西域诸仙所说药方》等有 11 种之多，并有印度医生来华行医，相传鉴真和尚就请印度医生治过眼病。同时，中国高僧也把中医药带到印度，在印度引起不同凡响。唐代高僧义净在印度学习期间用自己掌握的中国医药技术治愈无数印度人疾病，著有医学著作《南海寄归内传法》。从书得知，他向印度人传授了中医本草学、针灸学、脉学和养生学知识，诸如人参、茯苓、当归、远志等十几种中药被印度人当作"神州上药"，引起印度不少寺院都对中医药知识进行专门研究。[①]

我国古代与阿拉伯国家的来往，早期主要是以西域中亚诸国为中介，后来海上丝绸之路开通，有了直接往来。唐代前，中国的炼丹术和中医麻醉术已传入阿拉伯国家，

---

① 王孝先. 丝绸之路医药学交流研究 ［M］. 乌鲁木齐：新疆人民出版社，1994：178.

推进了制药化学和阿拉伯医学发展。唐代后，唐宋元在一段很长的时期内，我国与阿拉伯国家的医药学交流都十分密切，相互影响，共同发展。唐代李珣是隋代来华波斯商人后裔，以贸易药物为主，后来随国姓改姓李。他是唐代著名文学家和本草学家，著有《海药本草》6卷收录药品124种，书中96种海外药材都标有外国产地。该书是我国最有价值的介绍和研究从国外输入药物的第一部本草著作。唐代商人杜环在大秦（东罗马）生活多年，回国后著书《经行记》记载了阿拉伯国家风俗，载有"大秦善医眼及痢，或未病先见，或开脑出虫"①。显然，阿拉伯医学在当时还是十分先进的。阿拉伯医学并非独创，它大量吸收了其他各民族医学精华。11世纪，阿拉伯大医学家阿维森纳著《医典》，对阿拉伯医学进行总结，书中吸收大量中国医学成分。该书记载有包括脉象、麻疹的预后、水蛭吸毒等在内的诸多中医知识和多种中药。元代是阿拉伯医学与中国医学交流最为频繁的时期。除大宗药材和药品的贸易外，有更多阿拉伯医生来到中国，并得到元代政府重用，他们建立起阿拉伯式医院。公元13世纪，元政府聘请阿拉伯名医爱雪为御医，掌管回回药物院，封为泰国公，死后被追封为太师。这在中国历史上是独此仅有。阿拉伯医学给元代医药注入一些生机，但这个过程也是双向的，这些阿拉伯医生也在研讨中医知识，并向阿拉伯世界传播。13世纪的阿拉伯医生拉什德主编《伊尔汗的中国科学宝藏》，书中记载许多中医内容，附有内脏解剖图、切脉部位图，还特别讲到王叔和等中国脉学家名字。这部书对中国医学在阿拉伯传播起到积极作用。

古代印度医学和阿拉伯医学，从整体看来与中国医学都有着较高的水平，都有着自己独特的理论体系和显著疗效。中医药学向印度和阿拉伯世界的传播和影响，不像朝鲜、日本和越南。中医药学从印度医学和阿拉伯医学那里吸收不少有益成分，尤其是印度医学知识给中医学发展贡献颇大，当然中医学也对它们的发展颇有影响。

第二节 中医在欧美主要国家的传播

一、 古代中医在欧洲主要国家的传播

在现代交通工具出现前的漫长岁月里，欧洲对东方中国来说似乎是一个遥不可及的世界，但作为东方的礼仪之邦，没有忽略交往地平线之外的世界。我国古代的"海上丝绸之路"和"陆上丝绸之路"即是明证。据确切史料记载，中国医药理论和药物至少在10世纪已通过阿拉伯国家传到欧洲。宋代开宝元年（968）设置舶市，于971

---

① 傅维康，等. 中国医学史［M］. 上海：上海中医学院出版社，1990：212.

年在广州设置市舶司。当时中国药物经过市舶司，由阿拉伯人运至西方的已达58种之多。著名旅游家马可·波罗（Marco Polo）于1271年经甘肃进入中国，在他的游记《马可波罗游记》中记述有中国药材外运情况：在马拉巴看到大批中国船只，装载着大宗中国产药材，同其他货物一起，被阿拉伯人运往亚丁港，再转运到亚历山大里亚等地。还考察到肃州（今酒泉）境内山中"出产一种质量非常好的大黄，别处的商人都来这里采购，然后行销世界各地"。书中还具体记载了姜、茶、胡椒、大黄、麝香、肉桂等药材传入阿拉伯诸国，同时大量中医药知识也被阿拉伯国家所接纳。阿拉伯国家对中医药知识的吸纳和传播作为一座桥梁，是欧洲国家获知中医药知识的主要途径。

明清之间，随着西方资本主义的兴起，通向中国的海陆通道得以打通，中国与欧洲国家间的直接医药交流频繁起来，中医的理论、脉学、药物学、针灸、人痘接种逐步传入欧洲，中医典籍相继被译成欧洲各国文字流到欧洲。到明末清初止，以传教士为主体的中西医药交流居多。但从雍正开始禁教后，传教士感到在华行医传教难以进行，他们便转而研究中医中药，并将这些知识介绍到欧洲。西方传教士在传播中医药文化中起到关键桥梁作用，清朝时期的英国东印度公司在中欧中医药贸易方面占据重要地位。

向欧美介绍中医药文化的西方人士，最为著名的当数明代来华传教的意大利教士利玛窦（1552—1610）。利玛窦在中国生活28个春秋，晚年撰写并出版《利玛窦中国札记》。该书介绍了中医脉学、中药的应用及中医的师承教育等。最早购回大量中医药书籍的西方人士，当是西班牙传教士拉达（1533—1578），他在万历三年（1575）受菲律宾殖民政府派遣，到福建沿海活动，购得大量有关中医药书籍。

最早介绍中国本草学到西方的人士，是波兰人卜弥格（1612—1659）。他任过波兰王的首席御医，在华期间留意中国药物学，用拉丁文写出《中国植物志》（Flora sinensis），实际是《本草纲目》的节本，清顺治十三年（1656）在维也纳出版。[①] 他还著有《医论》（Clavis medica），全书共六部分，译有王叔和《脉诀》、中医舌诊和望诊，收集了近300味中药，有木版图143幅，铜版图30幅。康熙十五年（1676），米兰出版了该书的意大利文译本。17世纪末，英国医生弗洛伊尔将卜弥格关于中医脉学的译述转译成英文，连同自己的著述合为《医生诊脉表》一书[②]，1707年在伦敦出版。弗洛伊尔是欧洲最早发明脉搏计数器者，他在书中谈到，中医脉学对他的发明曾起到一定启发作用。

最早向欧洲介绍中国针灸学的欧洲人是荷兰的布绍夫和德国的吉尔佛西斯。前者著有《痛风论文集》，后者著有《灸术》，这两本书均于1676年出版。1683年荷兰医生赖尼在伦敦出版了一本《论关节炎》，书内有一节为应用针刺治疗关节炎的内容，这是介绍中国针刺术传到欧洲最早期文献之一。同年，德国的哥荷马在汉堡出版了《用

---

① 傅维康，等. 中国医学史［M］. 上海：上海中医学院出版社，1990：478.
② 傅维康，等. 中国医学史［M］. 上海：上海中医学院出版社，1990：479.

中国灸术治疗痛风》一书，其中谈到中国灸术是当时治疗痛风的最优良、迅速、安全和合适的方法。1684 年，荷兰布兰特在荷兰阿姆斯特丹出版《痛风论》一书，介绍了中国针灸术治疗风湿病的效果。其后，我国的针灸术曾流传到意大利、西班牙、比利时等国家。18 世纪以后，欧洲人对针灸术认识渐多，出版介绍针灸的书约 50 种，德、法、英、瑞典、捷克等国均有介绍，爱尔兰出版了一本关于论述灸术生理作用的专书。法国从 1808 到 1821 年短短 13 年中，出版专门论述灸术书籍约 8 种。1929 年，法国人粟理氏（1878—1955）在中国亲眼看到针灸效果，于是致力针灸，著《中国针灸术与近代反射疗法》等，在法国产生较大影响。另一位法国人夫耶师从粟理氏，把中医针灸疗法和自己创立的顺势疗法结合，提出"中国式顺势疗法"，并于 1943 年发起成立法国针灸学会，1945 年组建法国针灸研究所，开展国际学术活动，在欧洲掀起针灸热潮。

清朝年间，向欧洲介绍中医中药的重要人物当推杜赫德（Du Halde），他根据传教士寄回欧洲的各种材料编写成四大卷《中华帝国全志》，雍正十三年（1735）在巴黎出版。该书的第三卷翻译了《脉诀》《本草纲目》《本草》《神农本草》《名医别录》《陶弘景本草》《医药汇录》等书，卷首为中医诊脉图，还撰有"中国医术"一文。书中介绍了阿胶、五倍子的用途，记述了人参、茶、海马、麝香、冬虫夏草以及云贵川的山茋、大黄、当归、白蜡虫、乌桕树等；第二卷介绍了若干中药。此书不久便被译成英文和德文，在西欧颇有影响。李时珍的《本草纲目》在 18 世纪先后被译成德、英、法文。1812 年，法国学者勒牡萨发表了以《本草纲目》为主要对象的论文，获得医学博士学位，以后不少西方国家学者先后介绍并研究《本草纲目》。达尔文在其关于物种变异的研究著述中，间接引述了《本草纲目》中关于金鱼变色的记述，并称之为中国的百科全书。

我国人痘接种法传说源于宋真宗时的四川峨眉山神医，该医生下山为丞相王旦之子王素种痘成功，被聘到开封府。到清代时，我国已逐步推广人痘接种术，且世代相传。欧洲 17 至 18 世纪天花猖獗，人痘接种法很快引起欧洲人注意。俄国于 1688 年派人到北京学习人痘接种法，人痘法又经俄国传到土耳其。[①] 1700 年约瑟夫·李斯特自中国厦门写信给英皇家学会马丁·李斯特报告人痘接种及其效果，当时还有其他人也做了报告。住在君士坦丁堡的欧洲人已于 1706 年天花流行时，学到此法。1713 年 12 月意大利医生蒂蒙尼向伦敦的伍德瓦尔德写信记述人痘接种法，后者于次年 4 月向皇家学会报告人痘法。1714 年，希腊医生皮拉瑞尼在威尼斯出版谈人痘法的文章，并在英皇家学会上宣谈。另有其他关于人痘法的报告送到欧洲，但皆未引起应有的重视。英驻君士坦丁堡使节夫人蒙塔古于 1718 年在当地天花流行时，用人痘法为其子接种，并于 1721 年返英时，带回此法。此后，人痘法在欧洲和美国逐渐得到应用。法国著名思想家伏尔泰提倡用人痘法，不止一次在信件及文章中提到此法，他说："我听说一百

---

① 傅维康，等. 中国医学史 [M]. 上海：上海中医学院出版社，1990：360.

年来中国人一直就有这种习惯，这是被认为全世界最聪明、最讲礼貌的一个民族伟大先例和榜样。"[①] 人痘接种法是詹纳牛痘接种预防天花的先声和启发，它甚至推动了医学统计学产生，是近代免疫的先驱。

1700 至 1840 年期间，西方出版的关于中医药书籍共有 60 余种，其中针灸方面 47 种（法 22 种、德 12 种、英 8 种、爱尔兰 1 种、捷克 2 种、瑞典 1 种、意大利 1 种）；脉学 5 种（法 3 种、意大利 1 种、英 1 种）；临床方面 2 种（法 1 种、俄 1 种），药学方面 1 种（法 1 种），医学史方面 2 种（Pemusat 著的法文版《关于中国医学史研究》和 Pearson 撰写的英文版《中国医学史》）。1840 至 1949 年间，欧洲人译述的中医书籍主要有：《黄帝内经》《难经》《濒湖脉学》《脉经》《达生篇》《产育宝庆集》《卫生要旨》《遵生八笺》《医林改错》《寿世编》《针灸大成》和《洗冤录》等。

二、 现代中医在欧美等国家的传播

到 20 世纪上半叶前的近千年时间里，中医药文化在欧洲的传播，主要以民间形式展开。20 世纪下半叶，以尼克松访华为转折点，中医药学首先以针灸为载体，在欧美的传播得到政府关注，政府主导成为中医药向欧美传播的主要形式。

（一）现代中医药在英国的传播

英国是近代科学的发祥地和实证主义的大本营，面对与其主流思维相异的中医药知识，英国社会和政府对中医药的态度，走过从审视、怀疑，到最后接受的过程。在 20 世纪 50 年代后期到 70 年代中期，中医针灸治疗得到英国认可，集中反映在世界卫生组织（WHO）认可的 34 种针灸适应证方面。到了 70 年代后期至 80 年代中期，中医药亦开始用于各种疾病治疗，气功、推拿和中药等参与到医疗保健市场。进入到 80 年代至 90 年代初，英国中医药治疗着力探索对现代难治病和身心疾病的治疗，如解毒、艾滋病、心脑血管疾病等。目前，中医中药和针灸的理论及疗效已初步得到英国民众认可，并有方兴未艾之势。

据目前资料可知，英国现主要有六家中医协会：英国中医药联合总会（GCTCM）会员 750 人，英国中医药协会（ATCM）会员约 200 人，英国中医注册协会（CMIR）会员 300 多家，中医从业者注册协会（RHMA）会员 500 家左右（主要是英国人），英国针灸协会（BAA）会员 1 000 多家，英国中医学会（BSCM）有 30 多个会员。还有一家中草药进口商协会，会员 15 家。根据英国中医药联合总会出版的简报报道：据估计现在英国有中医诊所 3 000 家，中药进口商 40 余家。

目前英国有两所大学开办了中医或针灸专业；4 所大学安排了针灸硕士学位课程，1 所研究生院培育中医（包括针灸和中药）研究生；现有 20 多所私立针灸学院，在校

---

① 傅维康，等. 中国医学史［M］. 上海：上海中医学院出版社，1990：360.

学生总数 1 500~2 000 人。

中医在英国的传播被提上立法日程。虽然一波三折，但前景乐观。中新网 2009 年 8 月 24 日电：据英国《英中时报》报道，目前，英国卫生部在针灸草药中医立法态度日趋明朗，并有进一步举动，面向社会发布了关于针灸草药中医立法咨文。本次立法咨询关系到整个中医及其他替代医疗行业的发展方向，中医业的发展问题再一次引起了英国华人特别是中医界的热烈讨论。2009 年 8 月公布的中医立法咨询草案还有另一实质性飞跃，即将中医立法放入最首位。文件内容明确表明，除开特例，中医在 2011 年 4 月之前，国家必须找到被纳入英国医疗系统的最佳方式。

（二）现代中医在法国的传播

法国有崇尚中国针灸术的传统，与中国针灸学界交流历史较长，但民间交流居多。20 世纪 80 年代以来，法国政府开始重视中医药和针灸医疗。1985 年，法国政府成立针灸专门委员会，1987 年法国卫生部实施针灸资格考试、证书制度，具体规定针灸从业人员要经过系统中医学教育，1989 年法国政府批准在公立医科大学开设针灸课程。随后，法国卫生部进一步制定了"针刺治疗医生资格的条件规定"。90 年代后，法国政府积极推进针灸教育和科学研究，相继开办针灸专门学校 15 所，针灸和中医研究机构 25 个，针灸期刊 9 家。2005 年的资料显示，法国注册针灸师 15 000 人。法国针灸研究机构对经络实质、针刺疗法、耳针疗法，以及针灸治疗肿瘤、结石、急腹症等方面进行研究并取得积极成果。在中医临床医院建设方面，法国政府积极与我国政府开展合作，取得进展，使欧洲中医治疗的个体行为局面有所改观。1996 年，在中法两国卫生部倡议下在巴黎开设了第一家中医医院，名称"欧洲第一医院"。目前该医院已办成集医疗、教学与科研为一体的欧洲中医药中心，中医传统各科及针灸、按摩、药物、气功及饮食学皆纳入医院诊疗内容。来该医院就诊，首先接待患者的是一位护士，护士将向他介绍中医基本知识，然后患者再去看医生，由医生确诊后建议他采用某种疗法。医院为每位患者建立病案，以便衡量治疗效果。在中医药科学研究方面，中法两国科学家在糖尿病、心血管病、癌症等中药治疗研究中开展合作，取得一定进展。

法国政府对中草药研究力度不如日本、美国和德国，没有如美国的草药研究基金会、草药产品协会那样的机构，但中草药受到医学界的支持，政府也无意识阻止其研究与使用。1996 年，法国卫生部同意在法中合办的中医医院使用中药制剂，法国医学会承认传统中医是合法医疗实践的组成部分，一些社会健康保险机构同意支付中医治疗费。

（三）现代中医在德国的传播

20 世纪 80 年代以来，德国政府对古老的针灸和中医普遍持欢迎态度。德国卫生部门统计显示，目前德国中医药组织有 50 多个，全国大约有 5 万名德国医生能运用中医手段治疗，占全德医生的 1/6 左右。一些大型医院如海德堡大学医院、莱比锡大学外科中心等都开展了针麻临床和基础研究工作。德国十分重视针灸研究和临床。德国针灸医生大多数为高等院校毕业的医生，经过一定西医实践后改学中医。他们一般通过参加由当地中国针灸医生执教的培训班学习，取得结业证书后申请开业。他们把针灸作为临床治疗的一种手段，以便争取更多的患者。德国针灸医师临床诊断有两种方法：其一是引用我国中医辨证之法，应用八纲辨证、病因证辨、六经辨证、卫气营血辨证等，有的放矢；其二则是西医诊断，中医治疗，医师在诊断病情后，像背中医方剂一样，什么病用什么穴位，治疗中比较机械地使用穴位，往往对针刺主穴选用还好，而忽视对辅穴的加减。德国针灸疗法涉及内科、外科、妇科、儿科等，针灸师全部使用一次性针具。近年来，中德医学交流频繁，每年都有一些医务工作者到中国中医院校、医院和科研机构学习。中国中医研究院针灸研究所国际针灸培训中心每年都有 5~6 批德国医生接受为期 3 周的针灸培训。德国企业家与北京中医药大学合作在德国巴伐利亚州创建了德国第一所中医院，并得到保险公司的认可。

但总体上看，中医药和针灸在德国还是替代医药，不属于法律意义上的"医疗行为"而不受法律保护。尽管针灸治疗为当地医院带来较好收益，但保险公司并不批准报销中医治疗的住院费用。如德国布拉姆舍市立医院与中国中医研究院合作建立的针灸培训中心，依附于该医院外科，日门诊量60人次，医院月收入20万马克以上。德国没有中药市场，中药进入德国药店还很困难，这在不同程度上影响中医在德国的传播。

除英国、法国和德国外，其他一些欧洲国家近年来对中医药学尤其是针灸疗法的接受程度越来越高。目前，针灸疗法在丹麦、挪威、瑞典等国家已经享有合法地位。资料显示，2004 年，荷兰有针灸师约 5 000 人，针灸学校 10 所。在芬兰约有 250 家地方卫生中心为患者提供针灸治疗。

（四）现代中医在美国的传播

中医在美国的推广史，可以说就是针灸普及史，其过程一波三折。第一轮美国"针灸热"始于 1971 年 7 月至 1987 年，由纽约时报名记者詹姆斯·罗斯顿以亲身经历撰写的纪实报道引发。1973 年，美国各州开始进行中医针灸立法。此年，黄天池等湾区 7 位中医师成立美国首个针灸中医师职业团体"加州中医药针灸学会"，发起针灸立法行动。1975 年 7 月 12 日，加州州长杰利·布朗签署了由马斯哥尼参议员提出的"针灸职业合法化提案"及之后的一系列法案，开创了中医在美国合法行医的新纪元，布朗州长也因此被誉为"加州针灸之父"，针灸在加州呈现一片兴盛景象。但 1989 年中医事业受挫折，针灸热退潮。1994 至 1998 年间，出现第二次"针灸热"。其间，美国联邦食品与药物管理局（FDA）将针灸针从"试验性器具"升级为"二级医疗器具"；美国医学会出版的《通用医疗程序编码》中首次加入 5 个针灸专用编码；国家卫生署在全国"针灸共识会议"上，首次对针灸医疗价值做出明确肯定；保险公司健保组织开始接受针灸。要取得中医针灸执照非常不易，正规学历获得后要经过 8 小时基础理论共 500 道题的考试，内容涉及中医经典和最新科研成就，70 分及格，及格者才可参加临床考试，合格者方能获得行医执照。由于主宰医疗大权的是西医师，他们从根本上敌视中医药，所以针灸在美国的发展还有不少障碍。美国 50 个州、1 个特区中只有 29 个州 1 个特区允许针灸师独立开业。即使在可独立开业的州，针灸师只要有人起诉往往败诉，很难得到法律保障。

中医药在美国属于补充与替代医学（CAM）范畴，CAM 正被越来越多的美国大众、医学团体、政府及媒体所关注和推崇。近年来则迅速在美国形成一股 CAM 热潮。CAM 统指那些未广泛在美国医学院校授课或医院提供的治疗方法和医学实践的总称。CAM 主要包括中医（针灸、中药、推拿、太极、气功）、同类疗法、自然疗法、美式整脊疗法、心身疗法和磁疗法等，其中中医为 CAM 最主要的组成部分。在过去 30 年尤其是近 10 年，CAM 在美国得到迅速发展。1992 年，美国国立卫生研究院（NIH）成立 CAM 办公室；1998 年，美国国会成立国家 CAM 中心（NCCAM），中医开始走进美国大医院和著名大学如哈佛大学、哥伦比亚大学和斯坦福大学等。2000 年，布什政府成立 CAM 政策咨询（顾问）委员会。

NIH 也相继成立了 17 个 CAM 研究中心。CAM 研究中心研究专科疾病包括疼痛、癌症、中风、衰老、儿科、妇科、心脏病等。目前主要集中在有效性和安全性方面的临床研究。目前 NIH 所资助的 CAM 研究大约有 200 个课题正在进行中。CAM 在美国的教育正系统化进行当中。主要可分为 5 部分：（1）CAM 学院。目前大约有 80 所 CAM 学院，开设的主要专业为针灸、中药和脊椎治疗术。中医学制一般为 3～4 年，几乎遍布美国各州，主要集中于加州、波士顿、佛罗里达和纽约等；脊椎治疗术学制一般为 4～5 年。（2）医学院中有 CAM 教育。有 64% 的美国医学院开设 CAM 课程，哈佛医学院已开设 9 年。美国医学院教育委员会成立 CAM 小组，并纳入每年年会讨论议题。（3）CAM 继续教育。CAM 越来越多地被纳入继续教育课程，并已成为美国医生继续教育最热门的课程。（4）CAM 博士后。1996 年 NIH 设立了 CAM 博士后项目，每年都吸引大量的医生前来申请。（5）西医师针灸教育。目前有加州大学和哈佛大学提供该课程教育。中国教育部所属中医院校的本科临床专业的毕业生都有资格参加美国中医的执照考试，而美国 80 所替代医学学院中仅有大约 30 所被承认。

我国和欧美国家在中医药层面的交流得到加强，中医药的优势得到欧美国家人民越来越多的认同。但由于文化的差别，中医药对欧美的传播还存在不少障碍。譬如，有科学依据的高质量中医药论文在美国刊物上登载较少，使美国人对中医药的科学性易产生疑虑；还有中医界对部分中医疗法和部分中草药的毒性和副作用认识不够，或缺乏认识，在使用时造成中毒或死亡，给中医药传播带来负面影响。所以，加强对中医药的科学研究，深化与欧美国家的科研合作，扩大对欧美国家的中医药文化传播，才能使中医药这一民族瑰宝为人类做出更大贡献。

第三节　中医文化传播事例

在中医药文化向其他民族传播的历史长河中，留下诸多历史故事和美好回忆。这些故事和回忆激励着一代又一代传播使者担负起传播的责任和使命，向我们的国民和下一代讲述这些故事，我们应铭记其中的人物和情节，理解其中的历史价值和意义。

一、古代中医药文化传播举例

（一）鉴真：日本汉方医药之祖

鉴真俗姓淳于，唐代扬州江阳县（今江苏扬州）人。晚年受日僧礼请，东渡传律，履险犯难，双目失明，终抵奈良，在向日本传播佛教及中医方面，有着不可磨灭的历史功绩。

天宝元年（742），日本僧人荣睿、普照受日本佛教界和政府委托，延请他去日传戒，鉴真欣然应允，从当年开始至天宝十二年前，先后已五次率众东渡，由于海上风浪、触礁、沉船以及某些地方官员的阻挠而失败。尤其是第五次遭到恶风怒涛袭击，在海上漂了14天，最后漂到海南岛的振州（今崖县）。返途经过端州时，日本弟子荣睿病故，鉴真哀恸悲切，加上炎热，突发眼疾，导致双目失明。但他东渡弘法之志弥坚，从未动摇。天宝十二年（1753），他率弟子第六次东渡，终于到达日本九州，次年二月至平城京（今奈良）。

鉴真在日本受到朝野盛大欢迎。他为日本天皇、皇后、太子等人授菩萨戒，为沙弥证修等440余人受戒，为80余僧舍旧戒授新戒。鉴真被尊为日本律宗初祖。756年，孝谦天皇任命他为大僧都，统理日本僧佛事务。759年，鉴真及其弟子们苦心经营，设计修建了唐招提寺，此后即在那里传律受戒。在营造、塑像、壁画等方面，他与弟子采用唐代最先进的工艺，为日本天平时代艺术高潮的形成，增添了异彩。如唐招提寺建筑群，即为鉴真及其弟子留下的杰作。整个结构和装饰，都体现了唐代建筑的特色，是日本现存天平时代最大最美的建筑。鉴真去世前，弟子们还采用干漆夹苎这一最新技艺，为他制作了一座写真坐像，被日本奉为国宝。1980年2月，日中友好团体为了增进两国人民世代友好延续的情谊，曾将坐像送回北京、扬州两地供中国人民和佛教徒瞻礼。鉴真及其弟子大都擅长书法，去日时携带王羲之、王献之父子真迹，影响所及，至今日本人民犹热爱中国书法艺术。当时日本佛典，多从朝鲜传入，为口授、手抄，错误在所难免。据《续日本纪》记载，天皇曾为此委托鉴真校正经疏。日本豆腐业、饮食业、酿造业等也认为其行业技艺均为鉴真所授。鉴真对日本人民最突出的贡献，是中医药学知识的传授，被日本人民奉为医药始祖。

鉴真熟识医方，当年光明皇太后病危之时，唯有鉴真所开药方有效验。当时中国医药学知识和典籍虽传到日本，但日本人民缺乏鉴别中药材真伪、优劣的经验。鉴真虽然双目失明，但据日本《本草医谈》记载，鉴真只需用鼻子闻、舌头舔、手指触，就可以辨别药草种类和真假，他将这些经验传授给日本医药人员，纠正了诸多错误，他还把药物收集、储存、炮炙、使用和配伍应用等方面的经验传给日本医药人员。鉴真历次东渡日本都携带大量药材和香料。据《东征记》记载："天宝二载十二月东下时，出用物法器外，带麝香二十脐，沉香、甲香、甘松香、龙脑香、安息香、檀香……等六百斤，又有胡椒、蜂蜜、石蜜、蔗糖……等五百斤。"①他大力传播张仲景的《伤寒杂病论》的知识，留有《鉴上人秘方》一卷，记载了他的治疗经验和秘方，可惜早已失传。日本医史学家日富士川游在《日本医学史》中称："日本古代名医虽多，得祀象者，仅鉴真与田代三喜二人而已。"②因此，鉴真被日本人称为"日本的神农"和"日本汉方医药之始祖"。

（二）宋代中朝医药"三送"：送书、送医、送药

宋代时中朝两国的医药交流达到一个新的高峰，政府层面的医药"三送"即是证明。

一是送书。宋真宗大中祥符九年（1016）和天禧五年（1021）曾两次赠送《太平圣惠方》给高丽。1091年，宋哲宗诏令抄录一批医药书目交予当时回国的高丽使者李资义，要求能够带回中国，其中有《古今录验方》《张仲景方》《深师方》《黄帝针经》《黄帝九虚经》《陈延之小品方》《陶隐居效验方》《名医别录》《桐君药录》《黄帝太素》等。这些在中国已经散佚的大批书籍，在高丽却存有许多善本，说明中国医书传入朝鲜之多之广。1101年5月，高丽使臣回国，徽宗赐予《神医普救方》。通过政府和民间的渠道，大量中医药书籍传到朝鲜，到11世纪中叶，高丽刊刻了许多中国医书，如《黄帝八十一难经》《川玉集》《伤寒论》《本草括要》《小儿巢氏病源》（即《诸病源候论》小儿部分）《备急肘后方》《疑狱集》等书，并在学习的基础上建立起韩医学。

二是送医。1074年11月，扬州医助教马世安等8人奉宋政府使命赴高丽进行医学援助。1078年高丽文帝60岁，病中风，宋派王舜封率医疗团赴高丽，重要成员有翰林医官邢恺、朱道能、沈绅、邵化等。1103年6月，宋徽宗应高丽之请求，派遣医官牟介等赴高丽，设学馆于兴盛宫，充当医生与教授。徽宗重和元年（1118），宋王朝再一

---

① 傅维康，等. 中国医学史［M］. 上海：上海中医药大学出版社，1990：204.
② 傅维康，等. 中国医学史［M］. 上海：上海中医药大学出版社，1990：205.

次派遣翰林医官杨崇立、杜舜华、董成湘、陈宗仁等人去高丽分科教授医术长达 3 年，有力地推动了高丽医药与临床技术发展。

三是送药。送药活动比较频繁，每次往来都有相互赠送，但最大规模的、最有价值的一次是 1079 年，朝廷代表团赴高丽带去 100 多种药材，其中还有牛黄、朱砂、麝香等珍贵名药。

中国汉代以降，战乱不断，到宋元时期不少医药经典已失传，但这些典籍在朝鲜得以完好保存。宋哲宗时期，高丽派使节黄宗懿携带中国所缺的医学典籍回献宋王朝，回献医书中尤以《黄帝针经》为众所瞩目。

二、 现代中医文化传播事例

（一）罗斯顿"无心插柳，柳成荫"

第一轮美国"针灸热"始于 1971 年 7 月至 1987 年。纽约时报名记者詹姆斯·罗斯顿以亲身经历和尼克松总统访华事实而撰写的纪实报道，引发了美国的针灸热。1971 年 7 月 9 日，罗斯顿与美国前国务卿基辛格从不同地点进入中国会见总理周恩来。罗斯顿在北京患上急性阑尾炎，在周总理的安排下，罗斯顿在北京协和医院做了阑尾切除手术。手术次日罗斯顿腹胀不适，中国医生特为他施行针灸治疗，从此再未复发。罗斯顿住院期间信手写下"现在让我告诉你我在北京的阑尾炎手术"的纪实报道。《纽约时报》于次日在头版全文刊登了他的文章，与"阿波罗 15 号发射成功"并列为当天要闻。

罗斯顿最没想到的是，他"无心插柳"之举引发了美国"针灸热"，发展到今天，针灸医师已遍布全美，成为一项医疗职业和产业，使千千万万的患者受益，也成为中医进入美国主流社会的尖兵。

（二）针灸草药中医在英国的立法路

中新网 2009 年 8 月 24 日电：据英国《英中时报》报道，日前英国卫生部在针灸草药中医立法方面态度日趋明朗，并有进一步举动，面向社会发布了关于针灸草药中医立法咨文。本次立法咨询关系到整个中医及其他替代医疗行业发展方向，中医业发展问题再一次引起英国华人特别是中医人士的热烈讨论。

英国的医疗体系是全民医疗制（NHS），最早可追溯到 19 世纪中叶，经过 150 多年的发展，由最初对医生的立法规范，现已扩展至 25 个医疗行业。NHS 最终于 1948 年正式确立。整个 NHS 基本上可分成三个系统：英国 NHS 拨电话服务系统，NHS 初级医疗系统以及英国二级医疗系统等。此方案造成极大浪费，每年都因无故取消预约而造成庞大损失。

NHS 代表着主流传统西医，其他与之并存的都属于补充和替代医疗。随着补充和替代医疗在英国的长足发展，使用这些医疗被提上立法议程。为此 2000 年上议院科学技术特别委员会做出《补充和替代医疗》报告予以发表。此报告将补充和替代医疗分为三大类，其中传统中医被划归为"疗效差、无科学依据，不值得推广和研究"的第三类，成为不被推荐立法规范的范畴，而第一类共有 5 个行业（又称"Big 5"），指针灸、脊椎指压治疗法、草药、同种疗法和整骨疗法。而且其中的脊椎指压治疗法和整骨疗法现都已经完成了立法过程。此报告明确指出草药和针灸应被列入立法进行管理，草药和针灸的立法进程最早发端于此。可异在该报告中，传统中医受到了贬低。

政府同意了特别委员会的立法建议，于 2001 年 3 月回复了《补充和替代医疗》报告，并表示尽快将草药和针灸纳入立法规划。而后，2002 年 1 月由卫生部成立草药工作组。2002 年 7 月由卫生部又成立了针灸工作组。两个工作组分别进行调研，分别于 2003 年 9 月 19 日和 26 日公布了各自的立法建议报告。而此时，传统中医依然被打入冷门，不受认可。2004 年 3 月 2 日，英国卫生部公布了《草药与针灸立法管理议案》，并于当月进行了为期 3 个月的立法咨询。此方案因缺乏民众基础，遭到英国中医界的全面反抗，许多团体和斗士，包括 ATCM、FTCM、众多的中医大夫、华人社会、中国驻英使馆官员，还有中医企业的老板都出力或出钱，团结一致反对此方案推行。经过 2 年努力，最终使此方案流产。卫生部官员最终宣布考虑将中医纳入立法规划。

2006 年 6 月，英国卫生部成立了针灸立法工作组、草药和中医联合立法工作组，下设草药、针灸和中医 3 个行业工作组。英国政府官员首次考虑确立中医的合法地位，这在欧美地区还是第一次，也再次显示了中医影响力，英国政府开始承认并予以认可。

2008 年 6 月 16 日，一份关于"针灸、草药、中医和其他传统医学"的立法建议报告正式由卫生部立法工作小组提交给英国政府。这已经是该工作组第三次就传统医学的立法问题向政府提出书面建议报告。与以往不同的是，此次中医不再作为针灸医师或草药医师的附属，而是以独立的"名号"出现在了提案中。这是中医业向英国政界施加压力取得的第二大胜利，也是在英华人团结努力的成果。

2009 年 8 月公布的中医立法咨询草案还有另一实质性飞跃，那就是将中医立法放入首位。文件内容明确表明，除开特例，在 2011 年 4 月之前，国家必须找到最佳方式，把中医纳入英国医疗系统。同时还可以看出，草案已将最早因安全为由为中医立法，转变为保护国家和公共利益，与 NHS 共同服务于大众。也就是说若不合理管理中医，立法时限一过，随着欧盟传统药物法实施，将损害英国现有中医行业。这种损害表现为使不合欧盟法要求的英国中医行业关门。一旦英国人因此购买不到中医中药，最终必将寻求 NHS，这更增加了 NHS 的负担。在这种大环境下，英国政府才迫不及待地下决心寻找与中医的合作之路，而非对抗。

政府急迫推出中医立法纲要，除上文归结的各种原因之外，更重要的是现存的国家健康服务体系已经面临很大的经营困境，如何降低管理成本已是民意焦点。各政党不想在此问题上受到选民质疑。作为另类医疗和辅助医疗的一部分的中医，在这个问题上已经做出了积极的贡献。而且，市场对替代医疗的需求也广泛存在。这一点在咨文中已充分予以肯定。

学习与思考

1. 简述中医药在朝鲜传播的历史进程及其对朝鲜汉方医学形成和发展的意义。

2. 简述唐代鉴真和尚对日本汉方医学体系形成的历史贡献。

3. 你认为针灸术比中医疗法和草药在欧美的传播更易接受的原因是什么？中医药要走出国门的有效途径有哪些？

第十章
近代中医图存发展文化

　　鸦片战争后，我国紧锁的国门逐步开启，西方学术文化随资本东渐我国。中华传统学术文化已不再是唯一的存在，中西学术文化在中华大地开始一场比对较量，经历了一个此消彼长的历程。中西医学术的比对较量是中西学术文化较量的缩影，我们把这个过程分成三个阶段。第一阶段，鸦片战争到20世纪前，西医学在中国势力很弱，中西医之间接触范围、程度和规模有限，尽管医学界认识到西医的一些长处，主张学习之，但西医远未形成一股独立力量动摇中医学的主体地位。第二阶段，清末民初，甲午战败和庚子国难，维新思想在中国占据有利地位，医学界受社会政治"改良"之风影响和鉴于中国医学之现状，大兴医学改良之风，主张大力引进西医和改造中医，中医的主体地位遇到挑战。第三阶段，20世纪20年代以后，先后爆发五四新文化运动和中国科学化运动，科学主义蔓延，医学界对中医的态度发生变化，废除中医的呼声日盛，中医自保图存运动兴起。回望近代中西医学术比对较量历程，体谅和反思近代中医图存发展的艰辛是颇有意义的。

第一节　晚清时期的中西医学观

　　清末洋务运动，中西医开始初步接触，中医在中国医界的一统局面出现松动。中国医生通过传教士医生翻译的西医书籍研读西医学，并以自己的知识背景来解读和评判西医学，比对中西医，形成了最初的中西医学观。由于当时特殊的中国历史背景，中国医界在比对中西医学时不由自主地受到当时文化思潮影响。洋务人士对中西文化的基本主张是"中体西用"，即以中学为主，兼合中西；当时中国医界对中西医学的基本态度是中西医"汇参"，即以中医为主体，吸收西医，以西医补中医之不足，显然这与洋务人士主张的中体西用不谋而合。

一、 西学东渐与医学一元结构的破缺

鸦片战争后，西方文化开始有秩序地传入中国的现象被我国学术界称为西学东渐。从洋务运动开始，我国政府由被动转主动引进西方文化。其直接目的是救亡图存，首先引进学习的是军事工业、自然科学，而医学还未能得到应有的重视，官方主持引进西医的措施是较少的。这有两方面的原因：其一，医学在实现洋务运动救亡图强的目标上远不如军事、实业急切和关键；其二，人们还未能发现西洋医药的长处。当时，西医传入的主要途径是通过西方教会在中国设立医院，兴办学校，发行中文医学报刊，翻译西医书籍。梁启超在《西学书目表》中收录有当时已刊行的医书 39 种，这些书多由传教士所译。最有名的传教士医书翻译者有嘉约翰、合信、德贞，尤其为学者们认可的是嘉约翰，翻译西医书籍 20 多种，并于 1880 年创办了《西医新报》。

西方传教士和教会团体的努力扩大了西医学在中国的影响，不仅西医医疗方式为越来越多的中国患者所接受，而且西医学的知识、方法也逐渐为中国文化界、医学界所了解。譬如西医院干净的病房、敬业的护理，对疫情的有效防治等是中医学自叹不如的。教会学校培养的西医学者成为新一代的中国西医学者，他们向国人积极传播西医，自发创办西医报刊。到清末时国人办的西医报刊已达 10 余种，以尹端模于 1886 年创办的《医学报》最为著名。

西学东渐导致中国文化结构和社会思潮改变，中国医学的文化环境发生异质化，中医赖以生存的社会文化出现分化。西医东渐使国人看病问医的对象不再只是唯一的中医，医学界的人员结构、知识结构也发生改变。医疗卫生和医药生产，原本中医独尊的一元结构已转变成中西医共存的二元结构。二者的竞争局面，以及由此形成的复杂关系成为不争的事实。

二、 洋务派的中西医学态度

洋务运动是中国上层发起的一场不触及清廷政治权利的自强运动，尽管这场运动以 1895 年甲午海战中国的战败而告终，但这场运动在中国历史上的积极作用是毋庸置疑的。洋务运动的理论基础是"中体西用"，主张以中国传统文化为主体，或者说行动指南，吸收西方文化内容作为手段来实现传统文化的效用。洋务派在对待中西医的态度上忠实地履行了"中体西用"的思想。

洋务派的代表人物李鸿章于 1890 年为《万国药方》作序比较中西医学思想，指

出：中医以意进逻病机，凭虚构象，非实测而得其真也，西医则于藏真府俞悉由考验，汤液酒醴更极精翔。意思是说中医方法是虚构，西医方法是实测。显然，这种评价与当时维新人士的中西学评价是一致的。李鸿章还明确主张"和中西之说而会其通"，认为中西医之间是相通的。洋务运动的理论权威、维新派人士郑观应在《盛世危言》中列举五个方面指出西医强于中医。他认为：西医的医事制度优于中医；西医明脏腑而中医不知脏为何形；西医把人的智慧归于脑而中医无此说；西医治法及药物研制优于中医治法及药物炮制；西医论证详，器械精，长于外科。但郑观应并未得出西医全面优于中医的结论。他说："窃谓中西医各有所长。中医失诸虚，西医泥诸实；中医逞其效，西医贵其功。"① 在临床上要内证主以中法，外证参以西法。在教学上"不分中外，学习数载"。在议事制度上"要参用西法"。另有一位维新人士陈次亮著《庸书内外篇》，在"西医"篇中指出："窃尝取彼国医书读之，固亦各有短长也。西人病死则剖视之，故全体脉络考验最详，然所见者，已死之筋骸脏腑也。至于生气之流行，化机之运动，尚有非耳目所见者，……故西医常泥与实而中医常失于虚。"② 洋务派比较中西医学之间差异，承认中西各有所长，内容涉及中西医理论、方法和制度。这种中西医比较观明显与当时的中西文化比较观相一致。

洋务派在中医学一统天下的情况下，敢于大胆地比类中西医学，并指出西医学的优势和中医学的短板，确实有时代之风和求实之象，对医学发展有进步作用。洋务派看到西医学的长处，指出要引进西医，取长补短，参而用之，但其医学主体仍是中医学。

三、 中医学者的中西医学参合论

洋务派人士作为政治活动家和文化名人对中西医的态度，推动了西医在中国的传播，为我国医学发展提供了导向。那么，作为当时医学主体的中医生又是如何看待中西医的？下面我们列举几位当时的著名中医人士的言论探讨之。

中医学者罗定昌于1887年著书《中西医士脏腑图说》，对传教士医师合信的《全体新论》与中国医家王清任著的《医林改错》进行比较，指出："王勋臣所绘脏腑不及合信氏之详，合信氏所论病情不及王勋臣之正。然皆各有所得，亦即各有所偏。"③ 他提倡采中西医士之说而立论。然而"立论"中主要是维护中医。他说，西医论形不论理，终逊中国一筹。尽管承认王清任所论有不及合信氏的地方，但他对《黄帝内经》绝不怀疑，"天下之医，当以《内经》为准则"。这种以《黄帝内经》为标准来评判中西医的观念显然是不客观的。这与传教士医师以西医标准评判中西医没什么两样。罗

① 郑观应. 盛世危言：上 [M]. 北京：学苑音像出版社，2005：43.
② 李经纬，张志斌. 中医思想史 [M]. 长沙：湖南教育出版社，2006：662.
③ 李经纬，张志斌. 中医思想史 [M]. 长沙：湖南教育出版社，2006：663.

定昌生活在西学影响较小的四川，是一位纯中医学家。他仅通过一部合信氏遗属的《全体新论》就了解到西医的解剖学知识，并未深入了解西医学全部，是中医学界初步接触西医知识的人士，还是没有客观看待西医。

唐容川于1892年著《医经精义》比较中西医学，对中西医的认识与其同胞相似，但所涉及范围较广，也更具体些。他在该书中说："今泰西各国，通于中土，不但机器矜能，即于医学亦诋中国为非。岂知中国宋、元后医诚可訾议，若秦、汉三代所传《内经》仲景之书，极为精确，迥非西医所及。中医沿讹，率多误差……因摘《灵》、《素》诸经，录其要义，兼中西之说解之，不存疆域异同之见，但求折中于一是。"① 唐容川认为，经典中医是绝对优于西医，宋元后的中医由于讹传，才沦为与西医互有优劣的地步。在他看来，古代圣人已有解剖和药物试验，西医今天所为在我国古代已经做过。他在《本草问答》卷上中说："乃近出西洋医法，全凭剖视，谓中国古人，未见脏腑，托空配复，不足为凭。然欤？否欤？答曰：不然。西人初创医法，故必剖割，方知脏腑。中国古圣，定出五脏六腑诸名目，皎然朗著，何必今日再用剖割之法。当神农时，创立医药，或经剖视，或果圣人洞见脏腑，均不必论。"② 他力图证明中国早进行了人体解剖和药物试验，我们今天的工作就是阐发经典中医的"精义"。"不存疆域异同之见，但求折中于一是"就是兼中西医之说来"解"《素问》《灵枢》诸经的"要义"，而不是平等对待中西医。他在该书中除指明中西医之理的相通之处，还每每强调中医优于西医，以《黄帝内经》标准评判西医。他不主张排斥西医，尽管西医略于气化，但毕竟详于行迹，加之今世中医已失"真传"，要阐发医经精义可借西医来发明经旨。但唐容川极力反对西医和一些外国人对中医的"非议"，力图论证经典中医高于西医，所以他的辩争意识明显，是开启中西医论争的先驱。

朱沛文是与罗定昌、唐容川同时期的中医家。他于1892年发表《华洋脏象约纂》，这是一部"华洋诸医之说合而参之"的著作，对中西医脏腑学说进行比较研究。由于受西医影响较大，他对中西医的态度较为平和，基本上反映了那些对西医学有较深了解，又执着于中医信念的中医人士的中西医观念。他说："因见脏腑体用，华洋著说不尽相同。窃意各有是非，不能偏主。有宜从华者，有宜从洋者。大约中华儒者，精于穷理，而拙于格物；西洋智士，长于格物，而短于穷理。华医未悉脏腑之形状，而但测脏腑之营运，故信理太过，而或涉于虚。如以五色五声配五脏，虽医门之至理，乃或泥而不化，则徒障于理，而立论转增流弊也。洋医但据剖验脏腑之形状，未尽达生人脏腑之运用，故逐物太过，而或流于固。"③ 他认为中西医各有所长，应该吸收所长，不能偏向任何一方。有宜从华者，有宜从洋者。属于"形"的，即有关脏腑官骸形态，要学习西医；属于"理"的，即有关脏腑功用、脏腑与体表及外界事物关系的理论性

---

① 唐荣川. 医经精义·医易通说·医学见能·本草问答 [M]. 北京：学苑出版社，2012：3.
② 李经纬，张志斌. 中医思想史 [M]. 长沙：湖南教育出版社，2006：666.
③ 朱沛文. 华洋脏象约纂 [M]. 广州：广东科技出版社，2014：2.

叙述，要学习中医。朱沛文对人体形态的描述肯定来自于西医的实测方法，而对中医人体生理的功能描述的肯定主要出自于对中医的信念，因为中医脏腑经络功用难以实测。作为中医名家，他认为首先信服《黄帝内经》才能进一步谈论中医。他以中医理论为标准检验中医，其结论只能肯定中医。显然，尽管他认可中西医各有是非，不能偏主，有宜从华者，有宜从洋者，但总体看来，他仍摆脱不了以西医补充、阐发中医，以中医理论为本位的框架。

洋务时期的中医人士虽然没明确提出"中体西用"口号，然他们的"参合中西医"主张与"中体西用"论本质是一样的。"中体西用"是承认中西学互有长短，中学长于道，西学长于器下提出的以西学之长补中学之短，达到道器兼备状态的一种主张。"参合中西医"是比较中西医后得出中医长于论"理"，西医长于论"形"，提出以西医之长补中医之短，达到形理兼备状态的一种主张。参合中西医的前提是中医的主体地位不能变。洋务时期的文化界人士和医学界人士在对中西医的认识和态度上是一致的，"参合中西医学"是他们的共同思想，体现了当时中国医学发展的潮流。

第二节　清末民初时期的医学改良运动

如果说鸦片战争后的洋务运动开始了在政府支持下的学习西方活动，那么1895年甲午海战的失败，国家的危亡再一次引发了全国上下的救亡图强运动。严复翻译的《天演论》在思想界引起波澜，"优胜劣败，天演公例"成为救亡的理论依据。学界反思洋务运动未能使中国崛起的教训，全面学习西方的欧化思潮成为思想界之新潮，西学势力和影响咄咄逼人。新学的猛烈冲击使旧学人士深感危急，一种强烈的民族主义心理生起，"保存国粹"的国粹主义成为欧化新潮的对立者。实际上，国粹主义并不是排斥西学，只是强烈主张保存国学的独立性，反对放弃国学。面对国内社会形势的变化，目睹医学界的诸多弊端以及西方医学的进步，医学界以西医为参照，"天演""竞争"意识油生，改良中国医学的主张成为共识。

在《天演论》物竞天择思想的启发下，社会要改良，医学也要改良。但采取什么途径改良，成为当时争论的焦点。文化上的欧化派和国粹派都认同社会改良。与之一致的是，医学上的欧化派和国粹派也坚持医学改良，欧化派提出改良医学就是大力引进和发展西医，用先进的西医代替中医，或者把中医方药纳入西医体系，实现中国医学西医化，这种医学改良是中医人士不能接受的；国粹派提出要保存中医，积极弘扬其精华，但要对中医学术、中医制度和中医界的陋习和短处进行革新，要学习和接纳西医学术、制度和规范中的长处，来提升中医。显然，国粹派中对如何保存中医方面又形成不同的观念。所以，当时的医学改良运动在两大派基础上，有诸多具体改良思想生成。分析当时医学改良思潮的具体观念，我们可分为：医学改良论、中体西用论、中西折中论、欧化论和国粹论。医学改良论吹起中国医学创新号角，提出从整体上优化中国医学，光大中医学，属于保存论范畴。中体西用论、国粹论有共通之处，也可归为保存论。中西折中论是一种中间状态，不以中医也不以西医为主体，只讲唯用。欧化论坚持中国医学的西化改良方向。这五种改良走向，都对旧中医学进行了批判，对西医学进行了不同程度的吸收。

一、 医学改良论

清末时期，中国医学界没形成明显的中西医界限，原因是中医人士是大多数，而且他们也不排斥接受西医学，他们并未感觉到这些少量的西医生对中医的威胁，西医生也认为庞大的中国不可能摒弃中医全用西医。当时医界的学术团体也愿意接纳西医人士参加，国人创办的医刊也无中西医区分。改良医学是针对当时中国医学及医界的种种弊端而提出的口号，是当时的医家们在对比中西医学术和制度基础上，反思当时医界的诸多问题而发出的振兴中国医学的呼声。当时的医界把医学弊端称为"腐败"，主要包括中国医学学术、医界陋习和风气以及医事制度等多个方面。当时最具影响力的《医学报》发刊词提出"爱创办《医学报》，为群学之胚胎，改良之起点"。1907年"中国医学会"成立，其宗旨是"改良医学，博采东西国医理，发明新理新法，取集思广益之效"。就中国医学要改良的原因，当时有不少论述。如医家周雪樵发表《论中国医学急宜改良》，其中对中国历代医学拘泥古经、保守退化的陋习和学理上的玄虚进行批判，对当时不少中医人士沽名沽誉和保名为心的医风进行揭露。医家何廉臣在《绍兴医药学报》发刊词中指出中国医界之腐败重在中医人士知识贫乏和迷信。他说："我国医界之腐败也，以不士、不农、不工、不商之废人，降而学医，以五色、五运、五行之说奉为名言。物理不解，化学不知，生理不明，病理不精，唯凭诊脉以断症，徒诵汤头之歌诀。"[1] 改良就是进化。西洋医学的诸多优势，是面对中医学的某些"腐败"来讲的，事实上，改良论者对中医学的优势也是十分清楚的。中医学要保护和弘扬优势，革除其中"腐败"再吸收西洋医学优势因素，将使中国医学更能适应时代要求。对中医学理中存在的谬误进行清除，改变中医学术中的玄虚和守旧风气，从时代需要出发建立新的医事制度和医学教育方式，构成当时医学改良的基本内容。显然，改良论者是希望中医学继续存在的，只不过要经过吐故纳新后，以更有生命力的方式存在。

二、 中体西用论

实际上，洋务运动时期开明的中医认识、接受、学习西医学就持这个主张，只是他们尚未明确形成"中体西用"对待中西医学的态度，他们只提出参合中西医。医学

---

① 李经纬，张志斌. 中医思想史 ［M］. 长沙：湖南教育出版社，2006：679.

界明确提出用"中体西用"态度研究中西医学是在庚子后的清末时期。

1904 年，周雪樵在上海发起中国医学会，他在会章上提出以中学为体，以西学为辅。1910 年，中国医学会附设的医学讲习所，在简章中指明"本所为中国医学会所设，讲习中西医学之学理及技术，以中学为体，西学为用，补助旧学不足为宗旨"①。中医学界开始有组织地发出声音，积极引进西医，学习西医，来补中医之短。以后不少中医人士撰文，支持中国医学会"中体西用"医学改良主张。上海名医梅咏仙在《中国医学急宜整顿》一文说："今我中国诚能以医学一科，速为整顿，设法改良，以中学为基础，以西学为藩篱，且以历代名医之著述，融会而贯通之。"这里的"以中学为基础，以西学为藩篱"与"以中学为体，以西学为用"的意义是一致的。王懋吉在宣统元年（1909）《医学报·己酉春季课艺》中就中西医学互有短长问题，提出"中西医学互有短长，中医长于理想，西医长于实验，当今谈医者类能言之。愚以为治内症当以中医为主，治外症当以西医为长……若专以内科言，中医长于伤寒，西医长于杂症……缠绵久疾，中医所长；危急暴病，西医所长……"②。他向医学界提议：业医者苟能保守固有之长而扩张国粹，兼取西人之长而启迪新知，庶几绝尘驰，干霄上，独树一帜，以与西医相抗，而权利亦可收回也。王懋吉的中西医观在当时中医界颇有代表性。当时的中国医学会会长蔡小香认同王懋吉的观点，给其所著的中西医比对文章高度评价：学贯中西，持平立论，宏文卓识，足为诸卷之冠。

中体西用的医学改良观主张以中医学为基础或主体吸收西医学，以西医之长补中医之短，实现中医的自我完善和进步。持中体西用医学改良观的学者基本上是开明的中医人士，他们着眼于引进西医，补充中医，提升中医，代表了当时以中医人士占绝大多数的中国医学界积极接纳西医学的态度。

三、 全面欧化论

医学改良运动中的欧化论基本主张是：西医远胜于中医，西医正确，中医错误，要大力引进西医学，用西医学取代中医学，或者以西医学为主体把中医学纳入西医学，否定中医学存在的必要性。持欧化论的人把西医作为评判中西医的标准，他们基本都是西医人士。欧化论医学观言论集中发表在当时医学刊物《中西医学报》上。这里我们列举当时三个知名人士在该杂志上发表的医学欧化论言论。首先，张织孙在《中西医学报》第七期发表《医学改良说》一文，提出三条医学改良途径：其一，编辑中西医汇通医籍，以为改良先导也。其编辑方法是以西学为经，以中学为纬，把《黄帝内经》《难经》纳入解剖、生理、诊断、病理之范围；把伤寒、杂病、本草之方药，纳入内外各科药物之范围。其二，改造医事机关，实行研究也。把中医的自由、自发状态

---

① 李经纬，张志斌. 中医思想史 [M]. 长沙：湖南教育出版社，2006：680.

② 李经纬，张志斌. 中医思想史 [M]. 长沙：湖南教育出版社，2006：682.

纳入规范的制度之下，形成治防、研究、教育的体系。其三，严定医生之规律，免滥用方术之弊也。张织孙主张的汇通，显然就是把中医纳入到西医体系中，使中医成为西医的补充物。

第二是朱笏云发表于《中西医学报》第十二期的文章《中国急宜改良医学说》，朱氏对中医学的生理、病因、病机、药性等学说完全持否定态度。他在文中说："综观古书所论之内脏及药性及病原类多附会，而一孔之儒，方且拘守陈编，罔知变通，其为害苍生，岂浅鲜哉！呜呼，今日欲强种强国，举吾二十省之众，一切举诸寿域，则改良医学诚为当务之急矣。"他所肯定的，只有中医方剂和药物的功效，"我国古医书所载谬误破多，染亦有极效之方足补西医所不逮者，且本草所载药品可以代西医者亦复不少"。他于是提出改良中医六条措施，包括：开办西医速成班，办西医院，办西医学校，派遣中学毕业生出国学西医，办医学白话报，对古书中可采用的方药保留。这六条措施的本质就是在中国以西医体系代替中医体系。

第三是毕寅谷在《中西医学报》第十四期撰写的《敬告青年之有志学医者》，他在文中对中西医进行比较，言及西医之是中医之非，欧化之意十分明显。他说："吾观西洋医学之举一病名，列一病症，其原因，其病候，其经过，其疗法，不知经若干之实地研究，互相讨论，殆垂为定论；安有如中医之凭空想、臆想，永古千秋，奉数人颠倒错乱慌谬诞幻之谈以为圭臬而不思所变计哉。是由西医与中医之根本上言之，固已优劣判然。"他从理论、方法出发给出了中非西是的判断，自然在他那里医学改良要走西化的道路。

欧化派要求对中医进行全面改造，不但从理论、方法等方面以西医代替中医，实现医学体系的西化，而且从体制上要求全面接受西方医学制度。

四、 国粹保存论

国粹保存论的基本主张是保存固有中医学体系，抵制欧化论者对中医的诽谤。持国粹保存论的学者均为中医人士。国粹保存论兴起有社会政治原因和学术原因。洋务运动以来，西学的传入得到政府的支持，西学讲求实效、实功，具有重法治、讲规范的优点，很快得到中国上层社会和有志之士的追捧。到了清末，随着国力的衰微，崇尚西学的人士增加，西化之风盛行。西化人士排斥中学，攻击中学，认为中学乃是旧学，旧学就应放弃。在这种情况下，抢救中学，改良中学，保存国粹，成为一些富有民族主义意识的有志之士的抗争目标，这些人被称为国粹主义者。在医学领域，中医人士面对强劲的医界欧化之风，担心中医学被西医学取代之嫌，力主保存中医，避免淘汰，抵抗欧化。社会文化领域的国粹主义思想与医学界的中医国粹保存论是紧密相关的，可以说中医国粹保存论是社会文化思想领域国粹主义在医学界的反映。

中医国粹保存论在思维上遵守这样一个线路：整顿中医，抵制西医，保存中医。保存中医是目的。整顿、改良中医是内在地加强中医效用，以此抵制西医对中医的诋毁，避免中医被西医异化则是外在地保护中医。这都是实现保存中医的手段。在如何保存中医国粹方面，前面有中体西用之说，但二学说主要区别在时间先后上。国粹保存论是中医处于危机时的时代总回应；中体西用之说发生在前，中医遇到的挑战不明显，中医当时还有很大优势。国粹论者尽管对中医腐败进行鞭打，但对中医之本体还是认同的，还是以中医为主来改良中医的。

1906 年在上海成立上海医务总会，首届总董事们都是上海著名中医，他们订立总会宗旨：中医凌夷腐败极应整顿，外医风樯阵马极应抵制。谈到中医的腐败，李啸云于宣统元年（1909）五月《医学报》中撰文："夫中医之腐败，非古本腐败也，腐败于今日不善学者也，腐败于视为小道而学者少通才也，腐败于卖技者之唯知谋食而胸无点墨也。其腐败之原因，则由于无学堂为之造就，无考试之为甄别，故无论何项人民皆得混于医谋食，浸至古圣之精义扫地无闻而现为今日之恶象，此中医腐败之实在情形也。"[①] 面对中医之腐败，国粹保存论者提出整顿、改良之方案。上海医务总会第一次议员会提出改良方案：第一，编辑中医教科书；第二，开办医科学校；第三，提请工部兴办卫生事宜；第四，筹备医院。

国粹保存论者对西医持一种温和的抵制态度，因为他们的目的是发展中医，他们对有利于中医发展的措施也是积极采纳的。他们反对西医反客为主的态度，认为中医尽管有不完善的地方但仍是医学的主体，我们可以吸收西医之法补充中医之不足，但不可取替中医，尽用西医。国粹保存论者李啸云在《论太医院不宜改用西医》一文中说：凡所以奔走呼号，舌敝唇焦者，无非为发明医学，慎重生命，保存国粹而已。故采取西法以表彰中学则可，尽弃中学而唯学西学则不可，而况于用西医乎？

保存国粹的最有效办法不是一味地坚持中医，反对西医，而是去西医之长而化为中医之长。只有这样才能在与西医的竞争中有效保存中医。著名国粹保存论者上海名医蔡小香在宣统二年（1910）《医学报》发刊词中呼吁医界吸取西医之长，补中医之短，保存中医国粹："今吾国当新旧交替之际，诚宜淬砺精神，冒险进取，纳西方之鸿宝，保东国之粹言，讵能固步自封，漠然置之耶？"

五、 中西折中论

中西医折中论是介于保存国粹论和欧化论之间的一种医学改良思潮。持折中论者多为受西医影响的中医人士，或受中医影响较深的西医人士。折中论者在中西医学观上认为中西医各有所长，对中西医要择善而从，唯效求是。对中医，要保存中医有价值的内容，不强调中医为主，西医为客。对西医，要肯定其理论的正确性和诊疗方法上的先进性，也不抹杀中医的长处，而弃中医从西医，或让西医反客为主。折中论者避开门户之见，视中医、西医都是可为中国人选用的医学。

---

① 李经纬，张志斌. 中医思想史［M］. 长沙：湖南教育出版社，2006：686.

中西医折中论者以"中学西"者居多。出身中医世家的医家吴翘云在《医学报·己酉春季课艺》中言：善学医者，无论中西，唯求实效，凡经络脏腑骨骼皮肤血气以及用药，一一为之精验，有时以中之长益西之短，如是岂不极医事之能而尽造化之量乎。医家吴鹤龄在《中西医学报》第四年第九期中撰文《论中西医学之互有关系》：吾愿吾国医界有识之士，发愤振作，既研求实学，势必融会中西，上稽古代，旁及欧西，取其说而相互考证，理法并重，其精粹者存之，其粗泛者去之，熔炼中西医学于一炉。著名西医人士俞凤宾也提出折中中西医的主张，他于1916年1月《中华医学杂志》上发表《保存古学之商榷》，指出：欲废旧医者，泰半为浅尝之西医士，此辈徒学西医皮毛，学识经验两不足取，而骤然曰中医陈腐当废除之，而将有价值处一概抹杀也。他主张去旧医之短，采西医之长，折中至当，则我国医学行将雄飞于世界也。

折中论者着意于中国医学之进步，但在他们那里，中国医学变成了中医与西医合作、折中的共同体。既没有中体西用论者的以中医为体，以西医为辅，也不像国粹论者以中医为主，以西医为客，更反对欧化论者以西医学取代中医学。折中论者坚持中医、西医不分主客本辅的共存，以此为基础，唯效是求，择善而从，建立一个新的中国医学体系。在医学改良思潮中，中西医折中论者能冷静地看待中西医，从而以一种实用主义态度做出中间道路选择，颇为明智。

第三节　20世纪20至30年代的医学科学化思潮

20世纪20年代后，经过新文化运动，新学在与旧学的论争中取得决定性胜利。科学和民主的观念在思想界得到广泛传播，人们的观念发生重大改变。科学化之风不断从学术领域向文化、思想、经济和生活领域延伸。20年代后的中国医学思潮承延清末民初医学思潮，同时又受科学化之风影响。这时的中西医比较评判和取舍抉择问题的论争比以前更加激烈和深入。由此产生的观点和主张也更加复杂，但这些观点都基于科学化运动背景，都绕不过对医学的科学解释。总结这些观点，我们可把20世纪20至30年代的医学思潮归为中医科学化论、废止中医论和保存中医论三大取向。

一、中医科学化论

20世纪20年代，"中国科学化"运动兴起带动"中医科学化"思潮。"中医科学化"是清末民初中医改良思潮的延续，是"改良中医"的途径或方式之一。"中医科学化"论者和"改良中医"论者，多为中医界开明人士，但由于时代不同，他们的中西医观念也发生变化。医家张赞臣在1932年《医界春秋》的第81期，撰文《统一病名与改进中医》指出：方今欧美各国换其科学之潮流，澎湃奔腾而演进，国医若不努力本身而创化，适应环境而进化，处此竞优角胜之世界，其能免于自然淘汰之例乎？预创化，则须应用科学方法以立新说；预进化，则应批指古书之错误以改旧说，舍此别无途径也。张赞臣明确提出以科学方法改进中医才是正途。"中医科学化"的提出意味着对中医科学性的否定，要实现中医的科学改造。"中医科学化"论者的代表人物陆渊雷的言论颇具代表性，他提出以科学尺度考量中医：科学这东西，又来得结实，一步步踏实实地，铁案如山……不容你不信。心上信了科学，再看中医的说理，觉得没有一桩合于科学的。显然，与"中医改良"论者相比，"中医科学化"论者对中医改良的思路更为清晰，那就是以科学方法作为改良中医的途径和手段。

中医科学化的含义是什么？是用科学方法整理研究中医学。医家朱松于1931年撰写《中医科学化是什么》发表于《医界春秋》第66期，指出："中医科学化系用科学方法研究中国固有医学之谓。"国民党政府唯一官办中医学术机构——中央国医馆，其组织章程规定了中医科学化的任务，"本馆以采用科学整理中国医药，改善疗病及制药方法为宗旨"。中央国医馆成立后做的第一件工作，是以西医病名为标准统一中医病名。给出的理由是：国医原有之病名，向来不合科学，一旦欲纳入科学方式，殊非少数整理委员于短时期内所能为力。藉曰能之，然天下事物，只有一个真是，西医病名既立于科学基础上，今若新造病名，必不能异于西医。能异于西医，即不能合于科学。不然，科学将有两可之"是"也。中医科学化论者认为中医学不是科学，要用科学方法加以改造，使之成为科学，改造的标准是西医，中医中与西医相符的是科学的，不符的要改造之。中医科学化论者的著名人物陆渊雷在《生理补证·绪言》中从学理上阐述中医科学化的原因，认为："国医所以欲科学化，并非逐潮流，趋时髦也。国医有实效，而科学是实理。天下无不合实理之实效，而国医之理乃不合实理。……今用科学以研求其实效，解释其已知者，进而发明其未知者。然后不信国医者可以信，不知国医者可以知；然后国医之特长，可以公布于世界医学界，而世界医学界可以得此而有长足进步。"[1] 中医科学化论者把西医与事实、科学等同起来，把中医与假想、非科学归在一起。中央国医馆的学者们把中医病名科学化归结于西医化，用西医病名来统一中医病名，最终将导致中医理论统一于西医，中医西医化，中医独立体系的丧失。

20世纪20年代的中医科学化思潮尽管承认中医的疗效，力争从实践上用科学方法研究中医的实效，对中医疗效机制给出科学解释，保存中医这一行业，但是对中医理论的改造和西医化取向，最终将使中医理论消融在西医体系中。所以，中央国医馆关于统一病名的建议公布后便遭到许多中医人士的反对。中医科学化思潮是20年代以来中医界最为盛行的观念，直到今天，尽管在理解中医科学化方面有不同意见，但科学化的前提仍是人们固守的。

---

① 李经纬，张志斌. 中医思想史［M］. 长沙：湖南教育出版社，2006：695.

二、　废止中医论

近代中医改良运动进入到 20 世纪 20 年代时，随着中医科学化思潮的兴起，原来的欧化论者进一步演变为中医废止论者。中医废止论的始作俑者是清末著名学者俞樾。俞樾（1821—1906），字荫甫，号曲园居士，清末国学大师。1879 年，俞樾撰写《废医论》，他从考据出发，指出《灵枢》《素问》并非真正的医学著作，不过是与"《容成阴道》、《风后孤虚》、长柳占梦之方、随曲射匿之法同类"的占卜星象之书，从而否定了中医经典著作《黄帝内经》的科学性。俞樾又提出，在中医文化中，医与卜相通并重，而占卜久已废弃。"卜可废，医不可废乎？"医与巫亦相通同。"古之医巫一也，今之医巫亦一也，吾未见医之胜于巫也"，"巫可废而医亦可废"。此后俞樾又撰写《医药说》，提出中医的疗效在药，要保留、研究中药方剂，"医可废，药不可尽废"，这即是近代中国"废医存药"思想的滥觞。

章炳麟，号太炎，系俞樾得意门生，亦精通医学，有不少医学论著传世。清末流亡日本期间，章炳麟通过研习大量宋、明医书，指出近世诸医多遵《黄帝内经》《难经》之五行六气学说，这是造成中医迂腐、良医甚少的主要原因。1926 年，章氏撰成《论五脏附五行无定说》，提出："五行之说，昔人或以为符号，久之妄言生克，遂若人之五脏，无不相孳乳，亦无不相贼害者。晚世庸医藉为口诀，则实验可以尽废，此必当改革者也。"

20 世纪 20 年代中国废止中医论的领军人物是医学家余云岫。1905 年及 1913 年，余云岫两次赴日公费留学，毕业于大阪医科大学。1916 年，余氏发表《灵素商兑》一文，对《黄帝内经》阴阳五行脏腑经络学说发起全面攻击。1920 年，他在《学艺》第二卷第五期上发表《科学的国产药物研究之第一步（续）》一文，指出"要晓得阴阳、五行、十二经脉等话都是谎话，是绝对不合事实的，没有凭据的……"[1]。1922 年，他又发表文章提出："新旧医学，其本末颠倒如此，尚得谓有可通之路哉？"1928 年，余氏整理自己的医学言论，编成《医学革命》文集，成为"废止中医"论的经典之作。

余云岫是位彻底的废止中医论者。他对中医理论持完全否定态度，并从人类知识的历史进程角度论证废除中医的合理性。他把人类医学的发展规划为空想哲学和近现代科学两个阶段，认为西方医学已完成了从空想哲学进入自然科学的阶段，而中医学则仍停留在哲学阶段。于是他用新医、旧医称谓西医和中医，并断言中医是未进化的非科学，西医则是进化了的科学。既然中医是旧医，就应该废止，而用科学的西医来取缔。他在《医学革命之真伪》中说："医学革命扼要之点，在于保真而取伪。阴阳五行，伪说也；寸口诊脉，伪法也；十二经脉、五脏六腑，伪学也。"[2] 他不仅认为中医

---

① 余云岫. 科学的国产药物研究之第一步（续）[J]. 学艺，1920，2（5）：26.
② 余云岫. 医学革命之真伪 [J]. 中西医药，1936，2（3）：18.

没必要存在，而且认为二者没必要沟通，他极力反对中西医汇通，认为中西医之间无沟通的可能，认为中西医沟通是一种历史倒退行为，斥责中西医汇通人士是倒行逆施者。

余云岫对中医理论的否定要面对中医疗效的解释，过去的欧化论者都因不能解释这一问题，而对中医临床持肯定态度。余云岫对此做了自己的回答。他在《研究国产药物刍议》中提到：今日旧医之所以能治疗病者，全恃太古医学发端之治疗法，是盖由经验而生与后起中医理论毫无关系。他在《科学的国产药物研究之第一步》中指出："中医的理论和中医治病的有效，是完全两回事。他们的事实，也有从经验得来的，也有从侥幸得来的，也有从错误得来的。他们的理论，并不从这点事实上细细综合起来，抽住一个真实可信的系统来。"[①] 他在《研究国产药物刍议》中明确提出废医存药观点，认为中医经验的有效性在于中药的疗效机制，主张可从科学方法研究中药疗效机制。他提出：知道中医的学问，理论是理论，事实是事实，毫不相干，他的理论差了，我就不去听他；他的事实是了，我就专从事实上研究他；诚以国产药物，虽经数千年之沿革，只乃人类本能所发明之旧贯，有经验而无研究，故其理不明。欲凭两千年经验之事实，本乎科学方法，而进行实验工夫，以阐明其作用所在。

废止中医论者基本上是西医人士，除余云岫外还有不少著名人士，他们的观点大同小异，基本思想与余文岫是一致的。废止中医论是清末民初欧化论思潮的继续和恶化，是一学术思潮，但由于该思潮关键人物多在政府中任职，或有一定的政治地位，所以对政府医药卫生政策有重大影响，对中医事业的发展带来负面效应。譬如，余云岫曾任国民政府内政部卫生专门委员会委员。

三、 保存中医论

废除中医论和中医科学化运动两种观念在对待中医的态度上有一定区别。前者力争否定中医，以西医取代中医；后者则认可中医临床价值，倡导以科学方法研究中医，改造中医理论成科学理论，实际上是以西医替代中医。二者目的是一致的，即西医化，但带给中医的危害却有不同。废除中医论者直接否定中医，攻击猛烈，引起中医界的不满和抗争，激起中医界的团结和自保，增强了中医界的凝聚力和向心力。相反，中医科学化论者借"科学化"的旗帜，在不反对中医的情况下让中医界以科学方法解读中医，肢解中医，使中医融入西医，实现西医在不动声色中取代中医。在和平的方式下，中医界和社会各界会乐于接受中医科学化。显然，中医科学化论者比废除中医论者对中医的危害性更大。面对两种势力对中医的夹击，一些中医人士从维护中医体系的完整性出发，对来自中医废除论和中医科学化论的观念进行认真的分析，在新的形势下提出诸多令人信服的观念，形成保存中医论的核心思想，有效地维护了中医的独立地位。

---

① 余云岫. 科学的国产药物研究之第一步［J］. 学艺，1920，2（4）：20.

1933 年，中央国医馆发出"中央国医馆学术整理委员会统一病名建议书"（以下简称"建议书"），大力倡导中医科学化思想，引起中医界保存中医论者的强烈反对。保存中医论者夏应堂、王仲寄等人在《医界春秋》第 81 期发表文章《对于中央国医馆统一病名建议之意见》，指出："国医病名之不统一，实为不可不整理之重要工作。唯目的在于求国医界之统一，非求与西医相统一。建议书之主张，以为与西医相合，即为合于科学……今名词既从西医，势至国医之病名亡，而国医之实际也亡。此根本上之差误，万不能贸然公布者也。"① 他们强调中医学术统一在于自身的统一，而不在于与西医的统一，极力维护中医的独立性。

恽铁樵是力主保存中医的领袖人物，他对中央国医馆统一病名的建议进行颇有见地的批判。他在《医界春秋》第 81 期发表论文《对于统一病名建议书之商榷》，驳斥建议书中的核心观点，指出：统一病名当以中名为主。中西医学基础不同，外国以病灶定名、以细菌定名，中国则以脏腑定名、以气候定名。此因中西文化不同之故。并坚持统一病名当以中名为主。他从四个方面回答：第一，科学是进步的，不断修正的，作为科学的西医也有诸多与事实不符的地方。第二，天下至真是只有一个，但究此真的方法，则殊途同归，方法却不是一个。第三，若以西医名为主，不废中医学说，则名实不相符；如废中医学说，则中学即破产。不于此则于彼，更无回旋余地。第四，先有事实，而后有名。定名之时要注重学说本身，学说是主，名是宾。若不顾一切，唯名是胜，则有宾而无主。恽铁樵以中名为主统一中医病名的主张，以医学哲学的高度加以理论解读，恰中要害。

恽铁樵坚信中医学中阴阳五行学说的核心地位，并对中医和西医两个不同医学体系给予论述。他在近代中医史上第一次提出中医学的脏腑概念并不是西医学的形态学脏器，而是代表人体四时的功能状态，揭示了中医脏腑学说的实质，对于科学地理解中医理论具有十分重要的意义。他在《群经见智录》中说道："《内经》以肝属之春，以心属之夏，脾属之长夏，肺属之秋，肾属之冬……《内经》之五脏，非血肉之五脏，乃四时的五脏。不明此理则触处荆棘，《内经》无一语可通矣。"② 恽铁樵认为五行的实质是代表五季，五行的生克表示五季气候的常与变。由此出发，他认为中西医文化基础不同，才产生了不同的有相对独立的两个医学体系。他说，中西医间不存在孰是孰非关系，也不存在孰存孰亡的选择问题，二者应该并存，独立发展。由于恽铁樵等人的坚决反对，"中央国医馆学术整理委员会统一病名建议书"公布后不久，该馆不得不通电全国中医团体收回建议书，再一次表明在当时的中国社会中医保存派的突出地位，废止中医论和中医科学化论还不能一手遮天。

陆渊雷、余云岫和恽铁樵是中国 20 世纪初期的著名医学家，他们都对中医学发展问题投入更多的精力进行思考，并分别代表中医科学化论、废止中医论和保存中医论

---

① 李经纬，张志斌. 中医思想史 [M]. 长沙：湖南教育出版社，2006：699.
② 李经纬，张志斌. 中医思想史 [M]. 长沙：湖南教育出版社，2006：701.

三大学派进行了激烈争论。他们的争论构成20世纪20年代到抗战前中国医学思想界的生动画面，对以后我国医学发展产生不小影响。

第四节　民国时期我国中医界的几次抗争活动

尽管鸦片战争以来，我国医学界中西医论争已经开始，但很长时期内论争仅限于学术领域，政府对此并没有太多干预，不论西医还是中医从业人员都在为国人健康做出贡献。可是民国以降不论北洋政府还是国民党政府对中医事业都设法进行限制，取缔中医代之西医成为他们觊觎的目标，中医界及其广大民众与之进行了坚决斗争，并在一定程度上阻止了该目标的实现。

一、"教育系统漏列中医案"——中医药界的首次抗争活动

1912年11月，北洋政府以中西医"致难兼采"为由，在教育部第一届临时教育会议上通过了《中华民国教育新法令》（以下简称《法令》）。该《法令》前后两次颁布（1912年11月和1913年1月），都没有把"中医药"列为教育学科，而是只提倡专门的西医学校。这就是近代史上著名的"教育系统漏列中医案"。《法令》的颁布在当时引起轩然大波，中医界纷纷抗议。扬州中西医学研究会创始人袁桂生首先发出抗议：教育部定章，于中医学校之课程，删中医科目，是可忍，孰不可忍。当时京师医学会的代表们曾冲进教育部，要求教育部解释并为"北京医学会"立案，被时任北洋政府教育总长的汪大燮明确拒绝。1913年颁布的第二个《法令》依然把中医排斥在教育体系之外。同年10月，上海神州医药总会会长余伯陶等联合全国19个省市中医界和同仁堂、西鹤年堂等药业人士，组织了"医药救亡请愿团"，推举代表赴京请愿，要求提倡中医中药、教育部准予另设中医药专门学校，并提出提倡中医的五点理由和发展中医的八条措施。请愿书送教育部长汪大燮，汪氏不但拒绝接受，随后还公开表示"余今后决意废除中医，不用中药。所请立案一节，难以照准"。中医药界对汪大燮的态度极为愤慨。

各地也连日集会、通电，抗议政府扬西弃中。如广东九善堂七十二行商、香港"九八药材商行"等。北洋政府教育部和国务院在舆论压力下，于1914年1月分别批复了余伯陶等人的请愿书，基本同意了全国医药救亡团的八点请愿要求。虽然对中医学校课程暂缓议定，但原则上已表示准许，并肯定了中国医药在历史上的贡献。医药救亡请愿活动取得了初步胜利。

二、 江苏中医界反抗北洋政府 《管理医士暂行规则》

1922 年 3 月北洋政府内务部颁布《管理医士暂行规则》（以下简称《规则》）。该规则规定《规则》发布 2 年后，必须经各省警察厅考试及格领有证明文件者或在中医学校、中医传习所肄业 3 年以上领有毕业文凭者，方可获得具有医士开业执照的资格。《规则》还规定医士诊病必须开设二联单，汇存备查。如有药方不符合或医治错误，经查实"亦相当处分"等。这些条款遭到中医界的强烈反对，认为这些条例摧残医生和束缚医学发展。当时上海隶属江苏省，上海中医学会迅速行动起来，六月间与中华医药联合会召集全埠医界联合大会，与会代表 170 余人，丁仲英任主席，要求内务部收回成命并撤销条例，通知全部医士拒领执照，并定期召开全国中医大会。上海中医学会通电全国各地区医学会，发表宣言，有力批驳了《规则》，并建议医士资格审查应交给医会或推出各地名医主试，而不是由警察厅主试，各地纷纷响应。江苏省由上海三个学术团体（神州医药总会、中华医药联合会、上海中医学会）发起，筹备成立了江苏省中医联合会，派李平书为代表赴江苏省署南京请愿，并致电内务部要求取消《规则》。在一片反对声中内务部被迫于同年八月宣布暂缓实施《规则》。1925 年北洋政府又公布了新的《医士管理规则》，对当时中国医界现状采取比较现实态度，承认了未经立案中医药学校的合法地位，制定了较实际的医师资格条款。

三、 反对"废止中医案" 的斗争

1929 年 2 月 23 日至 26 日，国民政府中央卫生部在南京召开第一届中央卫生委员会。会上一致通过了余云岫的《废止旧医以扫除医事卫生之障碍》提案（以下简称"废止中医案"）。会议还将余云岫提案与上海市卫生局局长胡鸿基、北平市卫生局长黄子方、梧州市卫生局长李达潮等限制中医发展提案合并，制定了"规定旧医登记案原则"：①处置现有旧医。由卫生部施行旧医登记，给予执照，许其行业，登记期限至民国十九年（1930）底止。②设立医事卫生训练处，限五年为期（至 1933 年底），对已登记的旧医进行补充教育，训练终结后给予证书，无此项证书者停止营业。③自民国十八年（1929）为止，旧医满五十岁以上，在国内营业 20 年以上者，得免受补充教育，给特种营业执照，但不准治法定传染病及发给死亡诊断书。此项特种营业执照有效期为 15 年，期满即不能使用。④取缔宣传旧医，禁止登报介绍旧医。⑤检查新闻杂志，禁止非科学医学之宣传。⑥禁止成立旧医学校。按照这个提案，当时的中医已被作为末代中医处置，最终将被取缔。这是一个彻底的消灭中医提案。

该提案通过的消息传出后，全国中医药界人士马上行动起来。上海中医协会常务委员夏应堂、殷受田、朱少坡等人立即致电南京卫生部表示坚决反对，并于 1929 年 2 月 27 日在《新闻报》刊登告全国中医同志书，对提案表示抗议，同时又召集全上海的医药团体组织讨论，研究下一步对策。会上张赞臣首倡在上海召集全国医药团体代表大会，得到与会者一致赞同。3月2日，余云岫主编的《社会医报》出版中央卫生委员会特刊，刊登"废止中医案"，使气氛益加紧张，数日之内全国中医药团体质问南京政府的函件如雪片飞来。各界人士对中医药界的要求多表同情和理解，全国商会联合会、中华国货维持会、医药新闻报馆，以及南洋华侨代表等电请中央保存国医。

1929年3月17日，全国医药团体代表大会如期在上海举行，出席大会的有江苏、浙江、安徽、山东、河南、广东、福建等15个省市132个团体和262位代表。上海医药界休息半天，并提供全部交通工具，全力支持大会。大会进行了3天。会议期间收到提案193条，最后形成并通过3项决议：①定三月十七日为中医中药团结斗争纪念日。②成立"全国医药团体总联合会"。③组织赴京请愿团。大会根据决议组织了全国性中医药团体联合会，推选夏应堂、顾渭川、薛文元等54人为理监事，并授权理监事推选医药界代表谢利恒、蒋文芳等5人组成进京请愿团。请愿团在大会闭幕当天晚上出发，向正在召开的国民党第三次全国代表大会请愿，随后赴行政院、卫生部、工商部呈文请愿。南京政府暂缓执行"废止中医案"，但对请愿的其余要求均未答复。请愿代表返回后1月，南京政府教育部又布告中医学校一律改称传习所。不久，卫生部通令禁止中医参用西药西械，将中医医院改为医室等。对此，中医界十分愤慨，全国医药团体代表12月在上海召开"全国医药团体临时代表大会"。到会者有17省代表及南洋、菲律宾等医药团体代表，达457位人士，规模和声势较前次更大。会上提出要求让中医人士参加卫生行政等提案，会后推选23位代表赴南京请愿，但由于蒋介石采取两面派手法，这次大会最终一事无成。

四、20世纪30年代中医药界的三次抗争活动

1929年国民党政府的"废止中医案"，经全国中医药界强烈抗议被迫撤销。为了缓和中医药界的情绪，仿照国术馆之例，1931年3月成立了中央国医馆。这是当时政府控制的一个半学术半行政性的机构。由于中医药界的积极推动，它在保存和发扬中医药学方面也起到一定作用。国医馆馆长、国民党中央委员、立法委员焦易堂成为20世纪30年代中医界在上层的主要代言人。

（一）1934年初的抗争活动

1933年6月，国民党中央政治会议上，石瑛等29人提议制定国医条例。行政院长汪精卫反对，主张从根本上废除国医国药，"凡属中医不许执业，全国中药店限令歇业"，并称"国医言阴阳五行，不重解剖，在科学上实无根据，至国药全无分析，治病效能殊为渺茫，本人患病经验，深受国医国药之误"。1934年初全国医师公会第三次代表大会上，汪精卫又发表了反中医的长篇演说，指责中医不科学，如果谁有中西医对立存在的观念，便会使医学"陷入非科学的歧途"。针对汪精卫的这些言论，上海市国

医公会等提出抗议，分别致电国民党四中全会、国民政府和立法院，要求提高国医国药地位，中西医待遇一律平等，颁布立法院已通过的《中医条例》等，并派代表赴京参加请愿。中央国医馆焦易堂在国民党第四次执行委员会上以中委资格拟提案二则，要求"重设中央国医馆，直属行政院"，"设立中医学校、中医院、中药厂"，并通知各地医药团体派代表向中央请愿。1934年1月22日，国民党四中全会开会期间，全国医药代表方富健等54人及南京全体医药界人士2 600余人赴中央党部请愿，并分别至国民政府、行政院、立法院等处陈述理由。途中高呼口号，慷慨激昂而秩序井然，南京、南昌、镇江中医药界当日停业一天，次日发表宣言。1月24日，代表们又向会议第二次请愿。结果会议决定将焦易堂提案交内政、教育两部参考，余案均被审查保留。中西医平等待遇目的未能达到。

（二）1936—1937年的两次请愿

为了阻止《中医条例》公布实施，汪精卫于1935年8月5日致函立法院院长孙科，认为"此时不但有关国内人民性命，亦有关国际体面，若授国医以行政权力，恐非中国之福"，并嘱孙科"设法补救"。1935年9月《医界春秋》105期公开揭露此事，并发表短评《鸣鼓而攻》，使《中医条例》拖延两年不得实行的真相大白，中医界十分气愤，给予有力批驳。这些义正词严的言论，得到各界人士支持。1935年11月，正值国民党召开五届代表大会，中央委员冯玉祥和各地代表、海外华侨81人联名提出"政府对中西医应平等待遇，以宏学术而利民生案"。其中第一条就是"前立法院决议通过之《中医条例》迅予公布实施"。在此情形下，《中医条例》被迫于1936年1月22日公布。《中医条例》颁布不久，行政院会议通过一项"中医审查规则"，并于同年7月6日由卫生署颁布施行，这个规定名义上是《中医条例》的具体执行办法，实质上是从根本上推翻《中医条例》，如《中医条例》第一条第三款资格项内有"中医学校毕业得有证书者"，而规则的解释为"中医条例所称的中医学校，指经教育部备案或各地教育主管机关立案者"。而教育部并未把中医学校列入学系，这就几乎把当时所有中医学校毕业的中医资格全否定了。各地中医药界为此提出强烈抗议。由于中医审查规则由卫生署管理，而卫生署纯粹是西医，故1936年12月3日，上海市医药团体邀集全国18省市医药团体120余人到南京，向国民政府立法院请愿，要求卫生署组织法案内增设主管中医的副署长一人，由深明中医学识，素负声望，并明悉政治者充任，以体现中西医平等待遇原则。但12月4日立法院讨论时，发生了一场中西医优劣的争论，结果设副署长要求未获通过。接着，上海市国医公会第七届会员大会上通过了朱寿朋、张赞臣等两个重要提案：联合全国医药团体力争中西医平等待遇案；要求全国医药团体组织代表赴京请愿。适值国民党五届三中全会即将召开，于是由湖南省中医药界发起，通电全国各地医药团体组织请愿，请愿书重申五届代表大会中冯玉祥等的提案。1937年2月17日，请愿团人员30余人从中央国医馆出发，前往五届三中全会会议地点。据焦易堂次日向中医代表报告五届三中全会讨论情况，会上教育部长王世杰称中医不合科学，中委张傅全起立驳斥，会场气氛颇为紧张，结果通过了中委焦易堂等 53 人及李宗黄等 38 人报送的《请责成教育部明令制定中医教学规程编入教育学制系统以便兴办学校而符法令案》。同年 7 月，由于日寇侵华，全面抗战爆发，国家民族均遭受深重灾难，中医药界争取合法权利的斗争也就搁置下来了。

20 世纪 30 年代，中医界三次向国民党政府限制中医发展的抗争，是有组织的合法的保护中医生存权利的斗争：一方面，表明中医人士保护中医国粹和弘扬中医精神的决心和信心；另一方面，也向人们表明中医在全国民众中有着崇高地位，不能因为某些方面的不足而就全盘否定和废弃，而应该在尊重其价值的基础上发展和完善它，使其跟上时代发展的步伐。

学习与思考

1. 简述清末民初中医改良运动的思想文化背景，以及其对该运动中产生的主要改良观点的影响。

2. 评析中医科学化论的主要观点，为什么说它对中医发展的负面影响甚于中医废止论。

参 考 文 献

[1] 黄海波. 中国传统文化与中医［M］. 北京：人民卫生出版社，2007.

[2] 中医学术流派研究课题组. 争鸣与创新：中医学术流派研究［M］. 北京：华夏出版社，2011.

[3] 李经纬，张志斌. 中医学思想史［M］. 长沙：湖南教育出版社，2006.

[4] 郑金生. 药林外史［M］. 桂林：广西师范大学出版社，2007.

[5] 朱晟，何瑞生. 中药简史［M］. 桂林：广西师范大学出版社，2007.

[6] 马百平，周雪莉，李云昌. 中医文化面面观［M］. 北京：军事医学科学出版社，2007.

[7] 曲黎敏. 中医与传统文化［M］. 北京：人民卫生出版社，2007.

[8] 刘霁堂. 哲思中医［M］. 广州：暨南大学出版社，2020.

[9] 张其成. 中医哲学基础［M］. 北京：中国中医药出版社，2004.

[10] 湖南中医学院. 中国医学发展简史［M］. 长沙：湖南科学技术出版社，1979.

[11] 俞慎初. 中国医学简史［M］. 福州：福建科学技术出版社，1983.

[12] 陕西中医学院. 中国医学史［M］. 贵阳：贵州人民出版社，1988.

[14] 区结成. 当中医遇上西医：历史与省思［M］. 北京：生活·读书·新知三联书店，2005.

[15] 赵文. 宗教与中医学发微［M］. 北京：宗教文化出版社，2008.

[16] 胡新生. 中国古代巫术［M］. 济南：山东人民出版社，2005.

[17] 王家佑，冯广宏. 道教之源［M］. 重庆：巴蜀书社，2005.

[18] 杨金长，李艳，张会萍. 中医哲学概论［M］. 北京：人民军医出版社，2007.

［19］何裕民. 中医学方法论：兼作中西医学比较研究［M］. 北京：中国协和医科大学出版社，2005.

［20］张效霞. 无知与偏见：中医存废百年之争［M］. 济南：山东科学技术出版社，2007.

［21］王泽应. 自然与道德：道家伦理道德精粹［M］. 长沙：湖南大学出版社，1999.

［22］陈帮贤. 中国医学史［M］. 上海：商务印书馆，1937.

［23］范行准. 中国医学史略［M］. 北京：中医古籍出版社，1985.

［24］孔键民. 中国医学史纲［M］. 北京：人民卫生出版社，1989.

［25］王孝先. 丝绸之路医药学交流研究［M］. 乌鲁木齐：新疆人民出版社，1994.

［26］傅维康. 中国医学史［M］. 上海：上海中医学院出版社，1990.

［27］郑观应. 盛世危言：上［M］. 北京：学苑音像出版社，2005.

［28］梁峻. 中国古代医政史略［M］. 呼和浩特：内蒙古科技出版社，1999.

［29］李延寿. 南史·梁本纪第六上［M］. 北京：中华书局，1975.

［30］周一谋. 历代名医论医德［M］. 长沙：湖南科学技术出版社，1983.

［31］何兆雄. 中国医德史［M］. 上海：上海医科大学出版社，1988.

［32］高利. 黄帝内经与现代养生保健［M］. 北京：民主与建设出版社，2007.

［33］赵洪钧. 近代中西医论争史［M］. 合肥：安徽科学技术出版社，1989.

［34］王治民. 历代医德论述选译［M］. 天津：天津大学出版社，1990.

［35］周一谋. 历代明医论医德［M］. 长沙：湖南科学技术出版社，1983.

［36］沈洪瑞，梁秀清. 中国历代名医医话大观［M］. 太原：山西科技出版社，1991.

［37］司马迁，史记·始皇本纪［M］. 北京：中华书局，1959.

［38］陶弘景. 本草经集注［M］. 北京：人民卫生出版社，1994.

［39］孙思邈. 备急千金要方［M］. 北京：人民卫生出版社，1955.

［40］王冰注. 黄帝内经［M］. 北京：人民卫生出版社，1963.

［41］唐慎微. 重修整合经史证类备用本草［M］. 北京：人民卫生出版社，1955.

［42］赵佶. 圣济经［M］. 北京：人民卫生出版社，1990.

［43］太平惠民和剂局. 太平惠民和剂局方［M］. 北京：人民卫生出版社，1985.

［44］张杲. 医说［M］. 上海：上海科学技术出版社，1984.

［45］王怀隐. 太平圣惠方［M］. 北京：人民卫生出版社，1958.

［46］成无己. 注解伤寒论［M］. 北京：人民卫生出版社，1963.

［47］刘完素. 河间全书［M］. 北京：人民卫生出版社，1963.

［48］张子和. 儒门事亲［M］. 上海：第二军医大学出版社，2008.

［49］张元素. 医学启源［M］. 北京：人民卫生出版社，1978.

［50］王好古. 汤液本草［M］. 北京：人民卫生出版社，1987.

［51］朱震亨. 丹溪医集［M］. 北京：人民卫生出版社，1993.

［52］王伦. 明医杂著［M］. 南京：江苏科学技术出版社，1985.

［53］高濂. 尊生八笺［M］. 北京：人民卫生出版社，1994.

［54］李时珍. 本草纲目［M］. 北京：人民卫生出版社，1982.

［55］李盛春. 医学研悦［M］. 北京：中国中医药出版社，1991.

［56］吴昆. 医方考［M］. 南京：江苏科技出版社，1985.

［57］龚廷贤. 万病回春［M］. 北京：中国中医药出版社，1999.

［58］张景岳. 景岳全书［M］. 北京：中国中医药出版社，1999.

［59］缪希雍. 神农本草经疏［M］. 北京：中国古籍出版社，1999.

［60］李中梓. 医宗必读［M］. 北京：中国中医药出版社，1999.

［61］陈梦雷. 古今图书集成医部全录·卷五百二［M］. 北京：人民卫生出版社，1959.

［62］王士雄. 四科简效方［M］. 北京：中医古籍出版社，1991.

［63］尤怡. 医学读书记［M］. 北京：人民出版社，1991.

［64］王清任. 医林改错［M］. 上海：上海科技出版社，1966.

［65］陈修园. 长沙方歌括［M］. 福州：福建人民出版社，1988.

［66］陈士铎. 本草新编［M］. 北京：中国中医药出版社，1997.

［67］夏鼎. 幼科铁镜［M］. 上海：上海卫生出版社，1958.

［68］陈修园. 医学三字经［M］. 上海：上海卫生出版社，1956.

［69］陈修园. 长沙方歌括［M］. 福州：福建人民出版社，1988.

［70］沈金鳌. 沈氏尊生书［M］. 上海：上海卫生出版社，1957.

［71］唐荣川. 医经精义·医易通说·医学见能·本草问答［M］. 北京：学苑出版社，2012.

［72］吴瑭. 温病条辨［M］. 北京：人民卫生出版社，2012.

［73］朱沛文. 华洋脏象约纂［M］. 广州：广东科技出版社，2014.

［74］唐容川. 唐容川中西汇通医学文集［M］. 北京：学苑出版社，2012.

［75］张锡纯. 医学衷中参西录［M］. 北京：人民卫生出版社，2006.

［76］恽铁樵. 群经见智录［M］. 福州：福建科学技术出版社，2006.

［77］张锡纯. 医学衷中参西录［M］. 石家庄：河北科学技术出版社，1985.

［78］陆渊雷. 陆氏论医集［M］. 上海：上海民兴印刷公司，1933.

［79］唐宗海. 血证论［M］. 北京：人民卫生出版社，1980.

后　记

近年来，我们在文化强国战略思想指导下加强了对中医文化的研究和教学工作，并取得一些成绩。即将出版的《中医文化导论》既是我们近年来中医文化研究的学术成果，也是开展中医文化教育的教学成果。作为学术成果，它拓展了中医文化研究的范围，提出一些创新性观点。作为教学成果，它拓宽了中医生的知识视野，更好服务于中医生的专业学习。

中医文化根植于中医医事活动，是对中华先民对医事的基本态度和行为方式的总概括。医事活动是人类最古老而又接地气的现实活动。医事如何发生，围绕医事的医生、医学、医术、医药和医政如何形成和运行，古人和古代政府对待医事活动的态度、观念和行为如何，中华医学对世界其他民族的贡献，等等，这些需要我们去研究、去回答，也更需要让中医院校的学生去了解、去知晓。基于此，我们在《中医文化导论》编写中贯彻了如下几个原则：第一，重视中医经典人文知识的解读。中医文化是中医医事活动中的人文现象，不了解中医经典人文知识就无法进一步了解中医文化。所以，我们开篇阐述了中医四大经典和中医传统学派。第二，重视从中医医事中解读中医文化。不少中医文化学著作把中医文化讲成了文化中医，从传统文化中解读中医，偏离了中医主体地位。我们则根植于中医医事把握临床医疗实践文化内容。如我们整理了中医食疗气功养生文化、中医医事道德文化等。第三，重视从中医发展的历史逻辑中把握中医文化精神。从历史活动中宏观把握中医理论演变和传播过程，才能辩证地看待中医的精神流动，以生动直观的方式感知中医人守护精神家园的坚守和执着。如我们探究了中医对外传播交流的历史文化、近代中医图存抗争的历史文化。第四，重视中医文化核心价值讲解。中医文化核心价值是中医精髓，是中医不断创新发展基因所

后　记

　　近年来，我们在文化强国战略思想指导下加强了对中医文化的研究和教学工作，并取得一些成绩。即将出版的《中医文化导论》既是我们近年来中医文化研究的学术成果，也是开展中医文化教育的教学成果。作为学术成果，它拓展了中医文化研究的范围，提出一些创新性观点。作为教学成果，它拓宽了中医生的知识视野，更好服务于中医生的专业学习。

　　中医文化根植于中医医事活动，是对中华先民对医事的基本态度和行为方式的总概括。医事活动是人类最古老而又接地气的现实活动。医事如何发生，围绕医事的医生、医学、医术、医药和医政如何形成和运行，古人和古代政府对待医事活动的态度、观念和行为如何，中华医学对世界其他民族的贡献，等等，这些需要我们去研究、去回答，也更需要让中医院校的学生去了解、去知晓。基于此，我们在《中医文化导论》编写中贯彻了如下几个原则：第一，重视中医经典人文知识的解读。中医文化是中医医事活动中的人文现象，不了解中医经典人文知识就无法进一步了解中医文化。所以，我们开篇阐述了中医四大经典和中医传统学派。第二，重视从中医医事中解读中医文化。不少中医文化学著作把中医文化讲成了文化中医，从传统文化中解读中医，偏离了中医主体地位。我们则根植于中医医事把握临床医疗实践文化内容。如我们整理了中医食疗气功养生文化、中医医事道德文化等。第三，重视从中医发展的历史逻辑中把握中医文化精神。从历史活动中宏观把握中医理论演变和传播过程，才能辩证地看待中医的精神流动，以生动直观的方式感知中医人守护精神家园的坚守和执着。如我们探究了中医对外传播交流的历史文化、近代中医图存抗争的历史文化。第四，重视中医文化核心价值讲解。中医文化核心价值是中医精髓，是中医不断创新发展基因所在。中医文化核心价值就是中医思维方式和中医价值观。我们在每个章节都积极注入中医文化核心价值，努力发掘其表现形式。如我们在中医中的儒家文化、中医中的神话宗教文化两章中，从马克思主义唯物史观出发分析中医从儒、道、佛文化中汲取的精华，指出正是中华先祖们与时俱进地把这些精华内化成中医思维才保证了中医的先进性。第五，重视中医与中药的特殊历史关系，在中医文化中把握中药文化。中医不同于西医的一个重要方面是它的综合性，医理药理不分，药理是医理的一部分，药是医的内在要素。近代以来废除中医论者提出废医存药是无视中医发展历史的。我们在本书中单列阐述中医本草文化，展现中医文化的多态性。第六，坚持研究与普及统一、学术与教育相融原则。在各章节内容安排上，注重学生对中医基础知识、基本中医人文要素的认识，注入中医学术和中医人文研究的新观点，在引导学生领悟中医文化精髓的同时激发其学术热情和文化自信。

《中医文化导论》是我近年来对中医文化研究和教学智慧的结晶。全书由我精心设计和组织编写。该书包括绪论共有十一部分，我撰写了绪论、第一章中医经典和中医传统学派、第二章中医中的儒家文化、第五章中医医事道德文化、第六章中国古代医事管理文化、第八章中医本草文化。其他部分是我与其他老师合作完成：与李开文老师合作完成第三章中医中的神话宗教文化，与智广元老师合作完成第四章中医语言艺术文化，与曾俊敏、甄葭老师合作完成第七章中医食疗气功养生文化，与何红斌老师合作完成第九章中医对外交流传播文化，与樊学庆、王一帆老师合作完成第十章近代中医图存发展文化。各章节脱稿后，我对每章内容再次进行认真阅读，对不少章节内容又进行补充、调整和完善，最终定稿。基于中医医事活动本体的文化研究，内容繁多，有实物的、过程的、制度的和观念的，要系统而全面地总结给出概论的确是一个挑战。本书以中医文化导论命名不过是给大家研习中医文化以引导而已。由于目标读者主要是中医药院校学生，所以难免对其他爱好者来说多有不适，加之作者学术水平和视野有限，书中内容难免存在一些缺陷和不足，请大家多多指正。

在该书将要出版之时，作为作者，我深谙整个过程的艰难和不易，一项工作的完成需要集体的力量。在这里，我真诚地感谢参与该项工作的每位同仁，感谢学院领导的大力支持，尤其是陈霖书记的鼓励，也感谢广东高等教育出版社的鼎力相助。

刘霁堂

2021 年 10 月 9 日于广州中医药大学人文楼